동양의학 강좌 제3권

비장 · 폐장 · 신장

-『동의보감』으로 배우는 脾·肺·腎 계통의 기능과 상관-

동양의학 강좌 제 3 권

비장 · 폐장 · 신장

-『동의보감』으로 배우는 脾·肺·腎 계통의 기능과 상관 -

고바야시 산고 지음 / 조기호 · 김형규 · 곽영 옮김

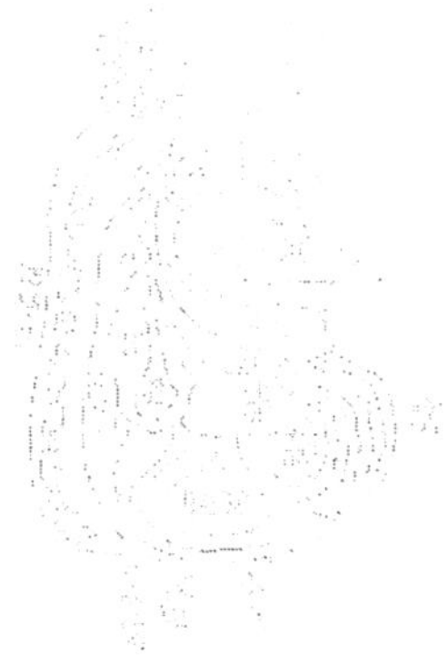

집문당

번역에 즈음하여

우리들은 고바야시 산고(小林三剛) 선생의 동양의학 강좌를 번역하면서 비장・폐장・신장편을 마지막으로 이 시리즈를 마치게 되었다. 시작한 지 근 8년, 저자인 고바야시 산고 선생은 운명을 달리하였고, 전세계는 그 어느 때보다 전통의학에 대한 반성과 더불어 재조명이 활발해지고 있는 실정이다.

특히 의학에서는 근거중심의학이 주류를 형성하고 있는 시점에서 원형을 찾고자 하는 이런 움직임은 시대 조류에 맞지 않는 것 같지만, 한편으로는 法古創新의 정신을 되새길 때가 아닌가 하고 생각해 본다. 이런 의미에서 우리들은 동양의학의 원류를 생각하는데 있어서 조그마한 일조를 하였다고 다소나마 자부해 보기도 한다.

1권에서 우주와 인체의 생성원리에 대하여, 2권에서는 간장과 심장편을, 이번 3권에서는 비장・폐장・신장편을 엮으면서 적어도 우리들이 고민하고 있는 문제에 대하여 하나의 방향을 제시하였다고 생각한다. 2권의 서문에서도 밝혔듯이 특히 본 저서들은 우리 한의학도들이 기본 텍스트북으로 삼고 있는 『黃帝內經』과 『東醫寶鑑』을 근거로 하여 많은 인용을 하고 있으며, 이번 작업을 통하여 재차 이들 原典의 진수를 알게 되었고, 임상에도 그대로 활용할 수 있는 계기가 되리라고 생각한다.

일련의 작업을 마치면서 가슴 뿌듯함과 후련함, 한편으로는 강호제현들의 질정이 무섭기도 하다. 특히 이 책은 강의용 대화체이기 때문에 – 저자의 강의를 녹음하여 받아쓰고 이를 저자에게 확인 – 중간에 생략된 말이 많이 있어 문장구조에서 문법적으로 맞지 않는 면이 있고, 더구나 현대 일본어에서 사라진 용어들도 사용되어 번역에 꽤 어려움이 있었다. 우리들은 수차례 강독하면서 저자의 뜻을 될 수 있는 한 살리고자 축자번역을 기본으로 하고 의미가 통하면 한자용어를 그대로 사용하면서 문맥을 다듬었다. 일본어 자문에는 현재 일본 富山醫藥大學 後藤博三 교수에게 신세를 많이 졌으며, 이 자리를 빌려 감사드린다.

그리고 이 책을 읽다 보면 저자의 논리비약이나 견강부회, 또는 현대 의학적인 측면에서 전혀 맞지 않는 말도 더러는 보인다. 이런 점에서 비판의 여지는 있으나, 어디까지나 기본적인 동양철학 사고를 外延하는데 一考의 가치가 있다고 생각한다. 이런 단점을 보완하고자 『內經』과 『東醫寶鑑』에서 필요한 인용부분을 전부 찾아 註를 달아 놓음으로써 독자들에게 논리의 근거를 제공하는 편의를 도모하였다. 혹시 오류가 있다면 여러분들의 가차없는 질책을 바란다.

아울러 서양의학 부분에서는 해부학 용어의 이해를 위해서 영어를 병기하였는데, 이것은 2권과의 차이라고 하겠다. 졸역에 대한 모든 책임은 우리 세 사람의 몫으로 남게 되며, 앞으로 여러 독자분들의 많은 가르침을 기다린다.

한편 이 동양의학 강좌시리즈는 1, 2, 3권이 한 묶음이 되므로 반드시 이 3권을 전부 통독해 주길 바라며, 특히 기초편인 1권 『우주와 인체의 생성원리』를 완전히 이해하는 것이 그 무엇보다 중요하다.

끝으로 이 3권의 번역일을 도와 준 경희의료원 한방병원 2내과 의국의 金泰圳 선생, 집문당의 임경환 사장님, 편집부의 권은희 님의 노고를 잊지 않는다. 끝으로 후학들을 위하여 몸을 아끼지 않으신 고바야시 산고 선생님의 명복을 빈다.

2003년 10월 仲秋에
세 사람이 같이 모여 글을 쓰다

책머리에

서양의학을 공부하는 분과 그에 대한 조예가 깊은 분들은 본 강좌를 과학적이지 못하고, 천박한 내용이라고 느끼실지 모르겠다. 저자도 어느 정도 서양의학적 지식을 가지고 있기 때문에 이와 같이 느끼는 분들의 심리를 어느 정도는 이해하고 있다.

그렇지만 순수하게 동양적인 것은 자연의 활동 속에서 평소의 사회생활을 살펴 가는 사고방식에서 출발해야만 한다. 그리고 그 전개가 말초에 이르렀을 때에 비로소 서양의학적인 이론이 나오게 되는 것이다. 현대처럼 가지와 줄기를 보지 않고 뿌리와 잎을 비교하는 듯한 편협한 사고방식으로는 동양과 서양을 연결할 수 없다. 동서양의 의학을 묶어 "제3의 의학"을 정립하기 위해서는 원론을 기초로 하고, 이 뿌리로부터 줄기・가지・잎의 말초를 향해서 순서대로 전개되지 않으면 안 된다.

그래서 저자는 經絡・經穴과 漢方藥에 관해서 기초의 기초부터 다시 한 번 공부하려고 생각한다. 현재까지 출판되어 있는 經絡・經穴에 관한 저서와는 다른 관점에서 쓰고자 하기 때문이다. 선배님들의 귀중한 문헌을 참고로 삼아서 지금까지 저술되지 않은 원론적인 면을 중심으로 파헤쳐 보고 싶다. 또한 한방약도 기초가 되는 食藥부터 연구하여 체질과 병의 상태와의 밀접한 관계를 규명하여 체질 즉 질병의 상태에 맞는 약을 적절하게 처방할 수 있기를 간절히 바라고 있다. 생명이 계속되는 한 도전해 볼 생각이다.

이 책도 海老原謙治・岡部紀子・後藤惠康・福田惠美子 등 여러

분을 비롯하여 文研 유니온의 鶴田顯三·市原一幸의 두 분에게 지대한 도움을 받았다. 이 지면을 빌려서 모두에게 감사의 말씀을 드리는 바이다.

著 者

차 례

제 1 장 脾계통의 구성과 기능

제 2 장 脾계통의 상관

제 3 장 肺계통의 구성과 기능

제 4 장 肺계통의 상관

제 5 장 腎계통의 구성과 기능

제 6 장 腎계통의 상관

제 1 장 脾계통의 구성과 기능

-현대의학적 고찰*-

1. 비장의 구성

［위치］ 복강의 左季肋部이고 胃底(胃의 상부, 분문보다 위쪽을 胃底라고 한다)의 왼쪽 뒤에 있고 뒷면은 횡격막, 앞면은 胃底에 접해 있다.

［형상］ 달걀을 편평하게 펴놓은 듯한 卵円扁平形이고 적자색을 띠고 있다.

무게: 약 150g

길이: 약 10cm

폭: 약 6~7cm

두께: 약 3cm

前緣의 안쪽의 움푹 들어간 부분을 「脾門」이라고 한다. 비장동맥과 비장정맥이 들어갔다 나왔다 한다.

［구조］ 비낭, 비장지주, 脾髓, 血管系로 이루어진다.

역주: *) 원저가 이미 20년 전에 나왔기 때문에 서양의학적인 고찰에서 약간의 수정이 필요한 부분이 있어 역자들이 최신지견을 참고하여 원저의 내용을 훼손하지 않는 범위에서 첨삭하였다. 아울러 해부용어의 이해를 위하여 영어를 병기하였다.

(1) 비낭(external coat)

비장의 표면을 둘러싸는 결합조직성의 두꺼운 피막을 말한다.

<비장의 구조>

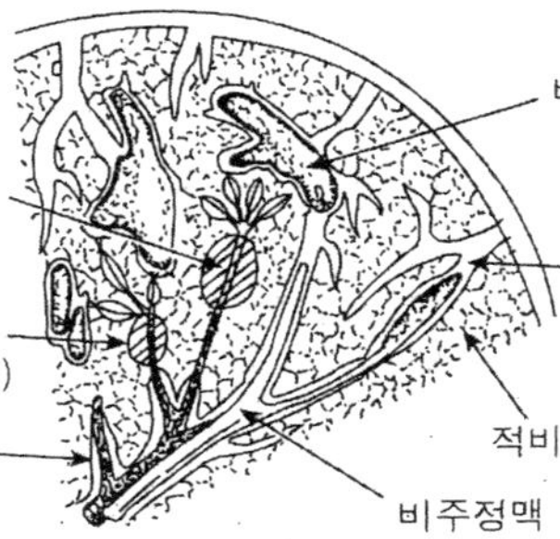

(2) 비장지주(trabeculae)

비낭의 일부분이 내부에까지 들어가서 索狀·突起狀으로 된 것으로, 비장은 이것에 의해서 불완전한 소엽(小葉)으로 나누어진다.

(3) 脾髓(splenic pulp)

각 소엽은 細網조직(areolae)으로 이루어지고, 해면 모양의 脾髓를 만든다. 이 속에는 적혈구가 가득하여 암적색을 띠는 「赤脾髓」(red-blood corpuscle or red pulp)와 림프구의 집합체인 「白脾髓」(lymph corpuscle or white pulp)가 있다.

(4) 血管系

비장의 혈관계는 특징적이어서 脾門(hilum)에서 들어간 비장동맥(splenic artery)은 소혈관으로 나뉘어져 비장지주 속을 달리고(지주동맥), 결국에 脾髓에 들어간다(중심동맥). 그 다음으로 赤脾髓 안에서 여러 개의 소동맥으로 나누어지고(붓털소동맥)(pulp arteriole), 그 다음은 「타원소동맥」(sheathed arteriole)이 되고 일부분은 모세혈관을 거쳐서 靜脈性의 「洞脾」(sinus)로 열리고 일부분은 세망조직(areolae) 속으로 나온다. 세망조직 속으로 나온 혈액은 脾洞의 벽으로부터 脾洞 안으로 들어간다. 마지막으로 脾洞속의 혈액은 지주정맥을 거쳐서 비장정맥이 되어 脾門을 나온다.

(脾門) (脾柱) (白脾髓) (赤脾髓)
비장動脈 → 지주動脈 → 中心動脈 → 붓털소동맥 → 타원소동맥 ─┬→ 毛細血管 ─┬─ 脾洞 →
└→ 細網組織 ─┘

(脾柱) (脾門)
지주靜脈 → 비장靜脈

2. 비장의 생리작용과 병리

▶ 비장의 활동

(1) 적혈구의 파괴

비장은 태생기에는 적혈구를 생산하지만 생후에는 적혈구의 파괴장소가 된다. 적혈구 속의 헤모글로빈은 철과 헤마틴으로 분해된다. 헤마틴은 혈중으로 보내어져 간장에서 처분되지만 철은 세망내피계의 세포 안에 저장된다.

(2) 림프구, 단구의 생성과 저장

비장은 림프구의 생성장소이면서 동시에 이것을 저장하여 혈중으로 내보내고 있다.

(3) 면역체의 생산과 항균 · 항이물작용

비장은 혈장 속의 γ-글로블린(면역항체)을 만듦과 동시에 체내에 침입한 여러 가지 병원체를 여기에서 박멸하고 생체의 방어작용을 하고 있다. 이때 비장이 크게 부어오르는 경우가 있다(脾腫).

(4) 혈액의 저장

비장은 해면처럼 혈액을 저장함과 동시에 필요에 따라서는 수축하여 이것을 방출한다. 출혈을 많이 한 후에는 비장은 그 4분의 1로 축소되는 경우가 있다. 이렇게 해서 순환혈액량을 조절하는 데에 관여하고 있다(급성 전염병과 고열질환일 때 심한 비장종대를 일으키는 것은 혈액조절이 과중하기 때문이다).

(5) 造血에 대한 영향

비장으로부터 어떤 종류의 물질이 분비되어 그것이 골수의 조혈작용을 억제한다고 한다(비장기능항진증 등에서 肥大를 일으키면 적혈구, 백혈구, 혈소판이 축소되는 것으로부터 추측하더라도 脾는 조혈에 관여하고 있는 것을 알 수 있다).

(6) 기 타

門脈壓의 조정 등

▶ 비장의 병리

비장은 전신에 산재하는 림프성, 골수성, 세망내피계조직의 일부를 구성하고 이들 조직의 병변에 대해서 변화를 가져온다. 또 조혈기계통의 질환일 때에도 변화를 초래하기 쉽다.

비장의 단독질환도 비교적 많다. 비장은 병변이 있을 때에는 자주 심하게 붓는데 이것을 「脾腫」(splenomegaly)이라고 한다.

(1) 脾腫을 일으키는 혈액질환

- 백혈병
- 빈혈
- 적혈구증가증
- 혈소판감소증

(2) 脾腫을 일으키는 급성 전염병

A: 경과중의 일정기간만 脾腫
B: 원래의 병 치유와 함께 소실되는 脾腫
C: 장기간 남는 脾腫
D: 복부의 왼쪽 전체를 차지할 정도의 거대한 脾腫

- 장티푸스 B
- 파라티푸스 B
- 회귀열 C
- 말라리아 C
- 성홍열 A
- 痲疹 A
- 발진티푸스 A
- 연쇄구균 A
- 포도구균 A

(3) 脾腫을 일으키는 만성 전염병

- 만성 말라리아 D
- 일본住血吸蟲 D

· 비장의 고립성 결핵
· 만성 패혈증성 질환(亞급성 심내막염)
· 소아의 선천성 매독

(4) 代償不全을 일으키고, 울혈 脾腫이 되는 것

· 심장판막증
· 門脈血栓(충수염, 간염, 결핵, 매독 등에 의한 門脈域의 염증에 의한다)
· 肝硬變

(5) 물질침착에 의한 脾腫

· 유사전분비종: 아미로이드변성은 대부분 비장을 침입하고 또 脾에서 시작되는 경우가 많다. 아미로드변성은 만성의 단백질 붕괴가 중요한 원인이고, 그 때문에 단백질, 함수탄소, 지방이 혼합된 것, 즉 유사전분이 분해가 되지 않는 그대로 침착을 일으킨다. 폐결핵, 나병, 골수염, 기관지 확장증, 매독의 제3기, 암, 육아종 등에 나타난다.
· 類脂肪沈着에 의한 脾腫: 이것은 혈액과 조직액으로부터 침입한 지방 과유지방이 세망내피계세포, 脾柱, 비낭, 섬유사이, 결합조직세포 내에 침착한 것. 고도의 비만증과 선천성 대사장애 등에 나타난다.
· 글리코겐 침착증: 이것은 글리코겐이 전신의 세망내피계세포에 침착하는 것으로 주로 간장에 일어나기 쉽고 비장에는 적다. 간은 고도로 비대해지고 경직, 무통, 황달증상을 띤다. 혈당치는 낮고 혈당저하성 허탈에 빠지는 경우가 있다. 글리코겐 침착증은 당대사 이상의 상태이고 소아에게만 침투하고 3~4세까지는 사망하지만 어른이라도 비만체형인 사람은 이 체질에 상당히

가깝다고 볼 수 있다.

3. 췌장의 구성

[위치] 胃의 後下部이고 제1요추의 높이에 해당. 복막 밖에 있고 後腹壁에 유착해 있다.

[형상] 가늘고 긴 實質器官으로 약간 S자모양을 하고 있으며 활처럼 굽어 있다.

두부(頭部)는 십이지장의 ㄷ자형 고리에 들어 있으며, 두부에서 좌측으로 가면서 폭이 가늘어지는데, 이 끝부분을 미부(尾部)라고 한다.

길이: 약 15~20cm

폭: 약 4cm

두께: 약 2cm

무게: 약 70~100g

색: 분홍색이 강한 황색

[구조] 췌장은 소화액인 췌액(膵液, pancreatic juice)을 분비하는 선세포가 대부분을 차지하고 있으며 그 조직 사이에 insulin을 분비하는 세포가 집단을 이루어 섬처럼 산재해 있다. 이것을 Langerhans섬이라고 한다. 그리고 insulin은 탄수화물대사에 큰 영향을 미치는 호르몬이다.

4. 췌장의 생리작용과 병리

▶ 췌장의 기능

(1) 외분비의 기능

췌장의 외분비 부분은 배 안에 있는 타액선으로 간주될 수 있다. 즉 하루에 1.5~2.0 l의 췌장액을 생산한다. 소화 중에 분비되는 췌장액은 혈장과 등장성이고, pH 8~8.5 정도의 알칼리성이다. 췌장액 내 효소들은 단백질, 지방 및 탄수화물 소화에 결정적으로 중요하다. 이들은 불활성 전구물질로서 분비되고, 정상적으로 소장 내로 나올 때까지 활성화되지 아니한다.

췌장액 분비는 위액 분비의 뇌상 중에 이미 시작되는데 이것은 미주신경의 반사기전 때문이다. 그러나 췌장액의 대부분은 미즙이 십이지장에 들어와 secretin과 CCK가 유리된 후에 생산된다.

췌장의 가장 중요한 질환으로는 급성 혹은 만성 췌장염이 있다. 이 병에서는 췌장 효소들이 미리 활성화되어 췌장 자체를 소화시켜 버리므로 염증이 발생하게 되는 것이다. 췌장 전체를 통채로 제거하더라도, 외부로부터 췌장이 생산하는 외분비 및 내분비 물질들을 공급해 주기만 하면 생명은 유지될 수 있다.

소화효소의 종류와 활동에는,

- Amylopsin(아밀라제): 전분분해효소로서, 전분을 맥아당으로까지 분해한다.
- Trypsin: 단백질분해효소로서, 췌장에서 분비될 때에는 trypsinogen의 형태이다. 단백질을 폴리펩티드로 분해한다.
- Steapsin: 지방분해효소로서, 담즙에 의해서 乳化된 지방을 지방산과 글리세린으로 분해한다.

(2) 내분비의 활동

Langerhans섬은 세 가지 세포로 이루어져 있는데 염색성을 가지는 과립을 함유하고 각각 당대사에 관계되는 호르몬을 분비한다.

세포	분포	분비 호르몬	작 용
α세포	20%	glucopen	혈당치 상승
β세포	75%	insulin	혈당치 저하
δ세포	5%	somatostatin, gastrin	성장호르몬의 분비억제, α β세포의 분비억제

▶ 췌장의 병리

(1) 췌장암

췌장은 암이 발생하기 쉬운 부위로서 특히 膵頭가 침투당하기 쉽다. 膵頭에는 담관이 들어와 있기 때문에 담관이 침투당해서 집요하게 황달을 일으킨다. 그 밖에 門脈을 눌러서 복수를 초래하기도 하고 위를 눌러서 유문폐색을 일으키는 경우가 많다. 일반적인 증상으로서는 복통, 체중감소, 황달이 흔하다.

(2) 급성 췌장염

급성 췌장염과 만성 췌장염의 가장 명백한 차이점은 급성 췌장염에서는 정상기능으로 회복하나 만성 췌장염에서는 췌장 손상이 영구적으로 남아 있다는 것이다. 급성 췌장염의 빈도는 나라마다 또한 술, 담석, 대사성 요소, 약물 등 췌장염을 일으키는 원인에 따라 다르다. 복통은 급성 췌장염의 주된 증상이다. 위장관의 운동성 저하나 화학적 복막염으로 인한 오심, 구토, 복부팽만 등이 흔히 동반된다.

(3) 만성 췌장염

췌장의 만성 염증성 질환은 이전부터 손상이 있었던 췌장에 병발된 급성 염증의 형태로 발현되거나, 지속적인 동통이나 흡수장애를 나타내는 만성적인 손상으로 발현된다. 재발성 만성 췌장염은 급성 췌장염의 원인과 유사하나 대부분 실제로는 그 원인을 정확하게 파악할 수가 없다. 만성 췌장염 환자는 급성 췌장염 환자에서와 같은 임상 양상을 나타낼 수 있으나, 통증은 지속적 또는 간헐적일 수 있으며 통증이 없을 수도 있다. 통증은 종종 음주나 과식에 의해 심해지며 흔히 마약을 자주 사용하여야 할 정도로 심할 수도 있다. 그 외에 체중 감소, 비정상적인 변, 그리고 흡수장애의 징후가 흔히 나타난다.

(4) 췌장낭종

그렇게 많지는 않지만, 통증이 적고, 압박감·鈍重感이 있다. 30~50대에 많다.

(5) 당뇨병

당뇨병은 인슐린이 부족할 때 일어나는 증상이다. 인슐린 부족으로 포도당이 세포 내로 들어가지 못하게 되므로 혈중에 포도당이 쌓여서 혈당량이 심히 상승하며 세포는 기아상태에 놓이게 된다. 다만 당이용에 인슐린을 필요치 아니하는 뇌조직 등만이 기아를 면할 수 있다. 뇌조직 가운데에서 시상하부의 특정부위는 포도당이용에 인슐린을 필요로 하는 것으로 보인다. 당뇨병 환자가 다식증세가 생기는 것은 시상하부의 섭식 중추인 복내측핵이 포도당 이용제한으로 흥분하여 공복감을 야기하기 때문인 것으로 추정된다. 포도당을 이용하지 못하는 세포들은 에너지를 단백질과 지방의 대사에서 얻어 쓸 수밖에 없다. 그러므로 인슐린이 부족한 조직세포들은 단백질의 이화대사가 촉진되어 아미노산에서 에너지를 얻어 쓰게 되고 종국에는 음성 질소수지(negative nitrogen balance)에 이르게 된다. 췌장 질환, 특히 알콜성 만성 췌장염이 가장 흔한 원인으로 베타세포의 파괴가 원인기전이다.

▶ 인슐린 부족의 병인

① 만성 췌장염 등으로 췌장의 기능이 현저하게 저하되고 인슐린의 분비량이 줄어드는 경우
② 음식물이 체내에 들어가면 인슐린이 많이 분비되고, 또 많이 소비되기 때문에 과식습관이 있는 사람은 그만큼 인슐린이 많이 필요하고 膵에 부담을 많이 주게 된다. 이것이 결국에는 인슐린분비를 부족하게 만든다.
③ 선천적으로 인슐린 생산능력이 나쁜 경우
④ 인슐린의 분비는 정상이지만 인슐린의 활동을 방해하는 물질(알부민과 遊離지방산)이 혈중에 대량 존재하는 경우
⑤ 췌장으로부터 방출된 인슐린이 간장을 지나갈 때, 혈중의 어느 특수한 단백질과 결합하여 본래의 활동을 하지 않는 불활성형의 인슐린으로 변성하는 경우
⑥ 인슐린과는 반대로 혈당치를 높이는 역할을 하는 호르몬(하수체 전엽 호르몬, 부신피질 호르몬, 아드레날린, 사이록신, 글루카곤)이 비정상적으로 증가하는 경우. 대부분은 이들의 호르몬을 분비하는 腺의 기능항진증에 의한다.

▶ 原發症狀

(1) 당뇨

尿중에 흡수가 안 된 포도당이 나오는 것. 체내의 포도당은 혈액

속에 일정량 유지되고, 필요에 따라서 에너지로 바뀌지만 인슐린이 부족하면 에너지로 바뀌지 못하고 요가 되어 몸 밖으로 배설된다.

또한 당뇨는 당뇨병뿐만이 아니고 포도당 주사, 정신적 긴장, 임신, 스테로이드 호르몬과 고혈압 약인 사이아자이드제의 복용, 선천적인 腎性 당뇨일 때에도 나타난다.

(2) 고혈당

혈액 속에 포함되어 있는 포도당을 혈당이라고 하고 정상일 때에는 0.1% 농도로 유지된다. 그러나 인슐린이 부족하면 포도당을 에너지로 바꿀 수 없기 때문에 고혈당으로 된다. 본래, 혈중의 포도당은 간장에 저장되어 있던 글리코겐이 분해되어 혈중으로 방출된 것으로 전신의 세포 에너지원으로서 사용되고 있다. 손발을 움직이거나 말을 하는데 필요한 에너지는 포도당의 에너지화에 의해서 만들어진다.

따라서, 당뇨병에 걸려 포도당을 에너지화할 수 없으면 그 代償으로서 지방조직 중의 지방과 근육조직의 단백질이 분해하여 에너지를 만들려고 하기 때문에 체중이 줄고 심하게 마르게 된다.

▶ 당뇨병의 일반적 증상

(1) 口渴

(2) 多尿

밤중에 오줌을 누고 나서 목이 말라 물을 마시고, 또 화장실을 가는 행동을 되풀이한다.

· 정상 요량: 하루 1~1.5 *l*

· 당뇨병: 하루 2~5 *l*

요에 악취와 끈기가 있고 거품이 많다.

(3) 피로와 권태감

뚱뚱한 사람이 자주 피로와 권태감을 느끼면 당뇨병을 의심해 볼 것.

(4) 공복감과 多食

먹어도 바로 공복감을 느끼고 또 먹고 싶어진다. 특히 단것을 원하게 된다.

(5) 체중의 격감

당뇨병은 일반적으로 비만형인 사람에게 일어나기 쉽고, 당뇨병이 되기 몇 년 전부터 갑자기 살이 쪄서 체중이 늘었다고 하는 예가 많지만 당뇨병이 진행되기 시작하면 반대로 아무리 먹어도 마르게 된다.

(6) 피부질환(소양감, 습진)

감염증에 대한 저항력이 쇠약해지기 때문에 세균에 감염되면 화농하기 쉽고 잘 낫지를 않는다. 또 종기가 잘 생기고 칼에 잘 베인다. 습진도 잘 생긴다. 피부가 가려운 증상을 노인성 현상이라고 잘못 생각하기 쉽다. 여자의 음부 등에 생기는 경향이 있고 항문, 음부에 심한 가려움증을 느낀다.

(7) 시력장애

오랫동안 당뇨병을 앓고 있는 사람 중에는 안저에 출혈이 생기고 또한 망막증도 함께 일으키는 경우가 많다. 망막증이 생기면 망막에 백반이 나타나고 시력장애가 발생한다. 심해지면 망막박리를 일으켜서 실명한다. 백내장도 많다. 그 밖에 홍채염, 안근마비, 근시, 원시, 눈의 굴절이상도 일어난다.

(8) 치아질환

혈액에 순환장해가 발생해서 잇몸에 염증이 생기거나 출혈이 있어 이가 흔들려 빠지기도 한다. 치조농루 등

(9) 신경증

· 손발의 마비
· 하지근육의 경련, 양발의 좌골신경통, 수영할 때 장딴지에 일어나는 쥐, 비골신경마비
· 눈의 운동신경마비: 물건이 두 개로 보인다.
· 자율신경장애: 위장의 기능저하, 계속되는 설사와 변비, 發汗에 이상이 발생, 손바닥이 빨갛게 되고, 陰萎, 잔뇨감 등
· 건반사의 소실

(10) 병발질환

· 고혈압: 혈관장해, 동맥경화, 호르몬 실조 등에 의한다.
· 신장병: 급성 및 만성 신염, 신우염, 신경화증, 위축신 등. 대부분은 당뇨병에 의한 신동맥의 경화에 의한다. 또한 안저의 변화, 망막증 등의 증상을 보인다.
· 심장병: 세소동맥경화가 원인인 고혈압으로 인해 심장의 활동이 나빠지는 심부전과 관상동맥경화에 의한 심근경색 및 협심증 등
· 뇌졸중: 뇌의 동맥경화와 고혈압에 의한다.
· 폐결핵: 당뇨병은 세균에 대항하는 저항력을 약화시키기 때문에 폐결핵에 걸리기 쉽다.

(11) 동맥경화증

당뇨병에 걸리면 동맥경화가 현저하게 빠른 속도로 일어난다. 이것에 의해서 망막증, 뇌졸중, 심근경색, 협심증 등이 일어난다.

(12) 구강, 입술의 질환

당뇨병성의 신경염이 있는 경우, 혀가 타는 듯한 통증을 느끼고 심할 때에는 혀가 새빨갛게 되거나 짓무르고 口角에 균열을 일으킨다. 또 구강출혈이 생기는 경우가 있고 드물게는 자색의 반점이 생긴다. 이상은 전부 모세혈관의 이상에 의해서 일어난다.

(13) 피부의 괴사

50세 이상의 당뇨병 환자에게 자주 나타나고 하지에 생기기 쉽다. 염증과 수포, 궤양 등을 일으키기 쉽고 고열이 난다.

(14) 자주 골절을 일으킨다

체내의 칼슘, 인등 뼈의 발육강화에 필요한 물질대사의 이상이 원인으로, 뼈의 발육이 불완전하기 때문에 일어난다.

제 2 장 脾계통의 상관

-동양의학적 고찰-

1. 脾계통에 관해서

脾는 크게는 肌肉전체를 말하는데, 이 주된 부분으로는 脾·膵의 기능으로서, 음식의 五味를 소화·흡수·저장·배분 등 五味의 化生과 조절을 하여 오장의 氣를 비롯해 전신을 부양하고 있다. 즉, 脾는 五味를 化生시켜서 영양원을 생성 배분하고 있는 기관이다.1)

입에 들어간 五味음식물은 咬筋으로 씹어(咀嚼) 타액과 섞이면서 인후·식도의 연동운동에 의해서 胃로 보내어진다.

위에서는 위액과 섞이면서 胃化연동을 하고 粥汁과 胃氣로 나누어져, 胃氣는 올라가서 脾로 들어가고 粥汁은 소장으로 보내진다.

脾에 들어간 胃氣는 脾氣가 되고 이것이 原氣로서 각 장기로 흘러들어가서 각 장기의 原氣가 된다. 각 장기에 흘러들어간 原氣는 각자의 본래의 氣(元氣)와 섞여서 五原氣가 되고, 이것이 몸의 원동력이 된다.2)

한편 粥汁은 소장에서 다시 한번 소화·흡수되고 영양소는 간에, 찌꺼기는 대장으로 보내진다. 이 소장연동에 의해서 腸氣가 발생하고 이것은 心氣를 보조하는 힘이 된다. 또 대연동에 의한 발열, 정맥

---

1) <內經 六節臟象論篇 第九> "五味入口 藏於腸胃 味有所藏 以養五氣 氣和而生津液相成 神乃自生."

2) <內經 五味 第五十六> "『伯高』曰 穀始入于胃 其精微者 先出于胃之兩焦 以溉五藏 別出兩行 榮衛之道."

환원 등의 활동도 일으킨다.

간에 들어간 영양은 肝化되어 정맥을 지나서 心으로 보내지고, 나아가 이것이 폐에 들어가 肺化되고 다시 心에 되돌려져서 각 세포로 보내어진다.

<삼초의 발생 상상도>

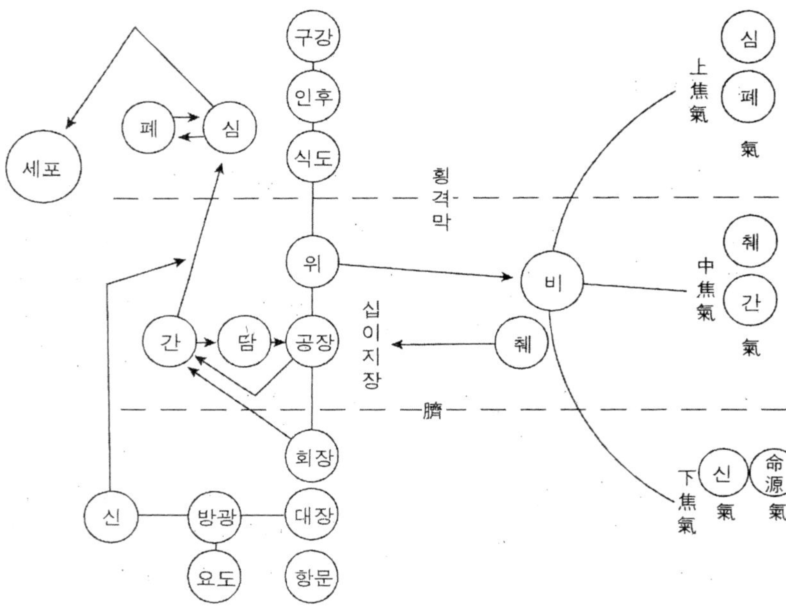

대장으로 보내진 食粕은 다시 한 번 수분과 지게미로 나뉘어지고 수분은 방광으로, 지게미는 변으로서 배설된다. 단, 분리·소화·흡수될 때의 화학적 변화에 의해서 氣化된 대장의 氣는 폐를 보완하는 氣로서 작용한다.3)

脾는 중앙에 위치하여 팔방으로 榮氣를 보내고, 五臟·四肢·體

---

3) <東醫寶鑑 小腸門> [小腸傳受] 凡胃中 腐熟水穀 其滓穢 自胃之下口 傳入於小腸上口 泌別淸濁 水液 入膀胱上口 滓穢 入大腸上口.

幹 등 전신을 활발히 영양하고 있다. 손발의 중앙에는 三焦·心包·脾·胃의 經이 달리고 他經의 基體가 된다.

<발의 단면도>

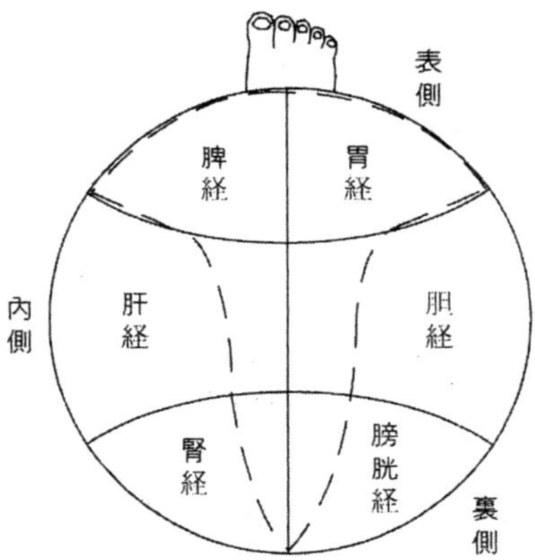

<前腕 단면도>>

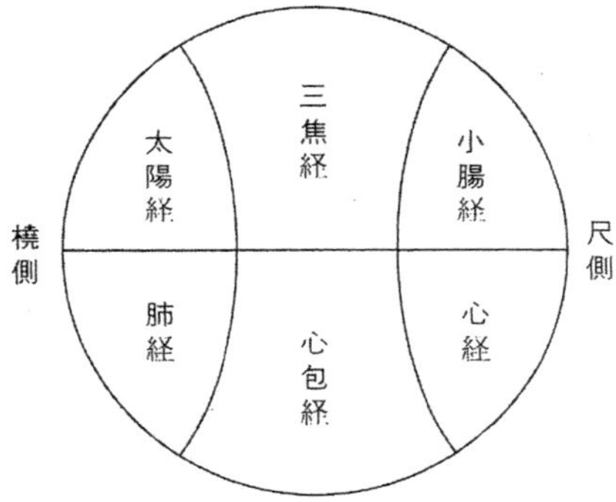

<天理와 人体五系의 배당도>

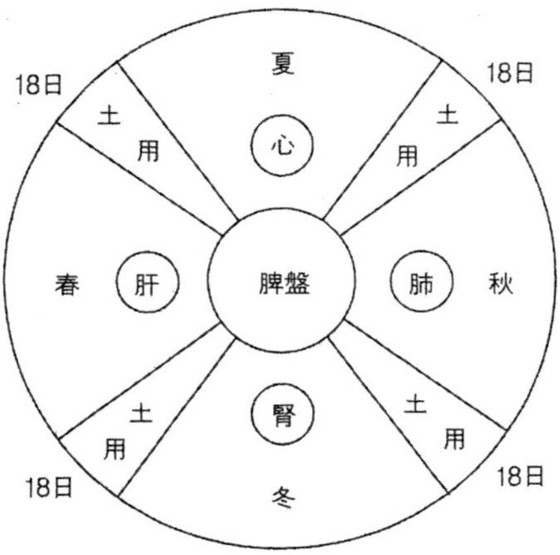

「脾病은 전신이 나른하고 사지를 움직이기 힘들다. 胃에 津液을 보내지 못하고 사지에 病變을 일으킨다」[4]라고 옛 사람들은 말하고 있다. 즉, 脾의 활동은 전신에 관여하는데, 특히 사지와 관련되어 있음을 설명하고, 이것은 한편 胃와 한몸을 이루고 있음을 시사하고 있다.

또 이것을 근거로 보면 脾와 胃는 밀접한 부부길항 관계에 있기 때문에 脾病을 앓는다는 것은 腎系도 剋傷당해서 脾와 함께 腎系도 기능이 저하된다.

〈강의〉 脾에는 어떠한 기능이 있을까

脾에 관해서는 춘하추동의 사계 중, 土用이라는 활동의 복잡성을 생각해 보면 잘 알 수 있습니다. 土用은 네 개로 나뉘어져서 춘하추동을 조절하고 있습니다.[5]

지구라고 하는 토대의 土氣 위에서 춘하추동의 사계절이 활동하고 있으며, 이 土氣와 天氣라는 五氣가 협력하여 우리들 생물은 만들어져 있습니다. 따라서 자연계의 근원을 이루는 구성을 생각해 보면 脾의 문제도 그렇게 어렵지는 않습니다. 다시 말해서, 脾를 생각하기 이전에 우리들은 대지라고 하는 토질의 그라운드 위에 있다는 것을 생각하면 됩니다.

▶ 脾의 활동과 土氣

土用의 氣가 강하게 활동하는 것은 크게 나누어서 네 가지 면이

4) <內經 本神 第八> 脾藏營, 營舍意, 脾氣虛則四肢不用, 五藏不安, 實則腹脹, 經溲不利.

5) <內經 藏氣法時論篇 第二十二> 脾屬土 主長夏 及四季.

있습니다. 이것은 사계의 木火金水의 四氣와 土用의 네 개의 土氣로서 이들을 합하면 八氣가 됩니다. 이것이 일반적으로 말하는 "모든 방향에 운수가 꽉 막힌다"는 八氣方입니다.

易에서 말하는 九星이라는 것은 이 八氣에 토대인 土氣를 합하여 九氣라고 한 것입니다. 易은 經의 활동, 즉 상하로 움직이는 縱의 활동이고 이것에 대지의 활동을 합한 것이 九星입니다. 九星은 토대 위에 八氣가 활동하고 이 토대로부터 생겨나는 土氣를 합하고 있기 때문에 복잡하게 되어 있습니다.

九星에서는 土의 활동을 세 가지 부여하고 있습니다. 五黃土星의 中宮은 全土盤으로서 전체의 줄기이고, 二黑土星과 八白土星은 四土氣의 대표적인 활동으로서 활용되고 있습니다.

脾라는 것은 서양의학에서 말하는 비장만을 가리키는 것이 아니고 脾系統 전부입니다. 다시 말해서 土가 활동하는 모든 것을 가리킵니다.

脾를 넓게 보면 인체로서 肌肉전체를 생각하여야 합니다. 인체에서 형태가 있는 것, 육안으로 보이는 것은 전부 土系의 활동에 의해서 만들어지고, 그 중에서 木火金水의 肝氣·心氣·肺氣·腎氣가 활동하고 있습니다.

陰陽의 관점에서 말하면 「相氣相關」에서 서술한 것처럼 형태가 있는 것은 모두 陰의 활동이고, 이 형태를 만들고 있는 활동, 그리고 이 형태로부터 발산되는 氣가 陽의 기능입니다. 그러면서 이 음양의 활동은 서로 길항하고 있습니다.

양의 활동이라는 것은 이 경우 肝(木)의 활동, 心(火)의 활동, 肺(金)의 활동, 腎(水)의 활동이고 土性이 넓은 의미에서 陰의 활동에 속한다고 할 수 있습니다.

간을 예로 들면 형태를 이루고 있는 장기로서의 간장은 土性이고, 이 土性이 "집주인"이며, 이곳에 활동하는 간장의 기능이 肝氣입니다. 이렇기 때문에 肝氣라고 하는 것은 기능은 있어도 형태는 없습니다. 다시 말해서 土性과 서로 협력함으로써 비로소 간장이라는 것이 성립되는 것입니다.

이와 같은 관점에서 보면 육체전체가 脾系라는 것을 알 수 있습니다. 이와 같은 사고방식은 陰陽觀을 잘 알고, 또한 五行이 어떻게 짝이 이루어져 있는가를 모르면 이해할 수 없습니다.

어쨌든 여기에서는 몸을 형성하고 있는, 형태가 있는 것은 모두 "脾體"라는 것을 알아 두십시오.

脾에 관해서 자세하게 분석해 가면 주된 활동으로서는 비장과 췌장계통의 기능이 있습니다. 脾氣의 활동을 넓게 분류할 경우, 心系와 강하게 연결되어 陽的으로 활동하고 있는 면과 腎系와 강하게 연결되어 陰的으로 활동하고 있는 양면이 있습니다. 이 음적으로 활동하고 있는 부분이 췌장계입니다.

脾는 음식의 五味를 소화·흡수·저장·배분하는 이른바 소화기계의 기능을 하고 있습니다. 다시 말해서 脾系의 활동을 하고 있는 것입니다. 그리고 음식물인 五味의 化生과 배분조절을 하여 오장의 氣를 부양하고 있습니다.

한마디로 말하자면 脾는 오장계통의 영양원을 조절하고 五味를 化生하여 배분시키고 있는 기관이며, 육체를 만들고 있는 근원이 됩니다. 즉, 脾氣는 肝·心·肺·腎의 氣와 서로 협력하면서 인체 肌肉의 형태를 만들고 또 이 五臟氣의 에너지원도 되고 있는 것입니다.

이와 같이 인체는 脾系를 중심으로 五氣가 서로 길항·협력관계를 이루면서 하나가 되어 활동하고 있습니다.

▶ 소화작용의 구조

입으로 들어간 五味·음식물은 구강에서 잘 씹혀져서 타액과 섞여져 소화됩니다. 위장이 약하기 때문에 또는 약해져 있기 때문에 자주 죽을 먹는 사람이 있습니다만, 이 생각은 잘못된 것입니다. 타액 속에는 α아밀라제라고 하는 소화효소가 있어 당질을 덱스트린과 맥아당으로 분해하지만, 이 효소가 잘 나오지 않으면 胃를 상하게 합니다. 씹음으로써 胃가 받아들일 준비를 하는 것입니다. 잘 씹는다는 것은 음식물을 잘게 씹는 것과 동시에 타액에 의해서 완전소화되어 위의 소화작용을 돕는다는 것이지요.

그러나 죽은 잘 씹을 수 없고 또한 잘 씹지 않아도 되기 때문에 타액이 잘 나오지 않습니다. 그렇기 때문에 결과적으로는 좋지 않게 됩니다. 단지 치아가 나쁘다든지 신체가 쇠약해져 있는 경우는 죽도 괜찮습니다. 계절별로는 겨울에는 비교적 죽을 먹어도 괜찮습니다만, 봄·여름·가을은 좋지 않습니다.

그리고 입으로 잘 씹는다는 것은 이 맞물리는 동작에 의해서 口氣가 발생하여 몸의 에너지의 일부가 되며, 입과 연결되어 있는 식도와 위장의 준비운동으로도 됩니다. 그리고 상층에 연결되어 있는 뇌도 자극을 받아 발달합니다. 좀 과장되게 표현을 하면 잘 씹는다는 것은 눈도, 귀도, 코도, 머리도 모두 좋아지게 한다는 것이지요.

咬筋을 움직이면 움직일수록 口氣는 발생합니다. 口氣는 上焦의 氣의 일부분입니다. 위장에서 나오는 氣만이 三焦의 氣가 아닙니다. 몸은 달 로케트의 정밀함보다도 더욱 정밀하게 구성되어 쓸모 없는 면이 없습니다. 본인에게는 별 쓸모없이 보이더라도 인체 그 자체에는 전혀 헛된 면이 없습니다.

이처럼 咬筋의 활동은 口氣를 발생함과 더불어 앞에서 서술한 것처럼 타액과 섞여서 소화작용을 합니다.

인후는 꿀꺽하고 음식물이 지나가기만 하면 되는 것이 아닙니다. '꿀꺽'이라고 하는 하나의 嚥下운동이 咽氣를 발생시키는 것입니다.

만약, 먹은 음식물이 잘못해서 기도에라도 들어가게 되면 큰일납니다. 음식물은 식도로, 吸氣는 기도로, 각각 배분하는 이 인후의 기능은 매우 정밀하여 인간의 의지로 좌우하려고 해도 할 수 있는 것이 아닙니다. 한 번이라도 잘못된다면 생명을 앗아가게 됩니다.

이 인후의 활동, 즉 咽氣도 上焦의 氣의 하나입니다.

만약 편도선이 붓게 되면 부어서 음식물이 지나가지 못 할뿐만 아니고, 정신적으로도 우울해집니다. 정신상태가 이와 같이 되면 上焦의 氣의 기능이 쇠약해지고, 정상적인 생리작용을 저하시키게 됩니다. 우리들이 알고 있는 범위에서만 이와 같은 기능이 있는데, 실제로는 아직 모르는 부분이 많이 있다고 생각합니다.

다음은 식도입니다. 식도는 연동운동을 하고 있기 때문에 음식을 먹어도 물을 마셔도 거꾸로 올라오는 일은 없습니다. 거꾸로 서서 음식을 먹고 물을 마셔도 분명히 내려 들어갑니다. 그러므로 이 연동운동은 대단히 정교하고 미묘한 활동을 하고 있다고 할 수 있습니다.

물을 마시면 쫙 들어가고 잘 씹은 粥汁상태를 마시면 천천히 들어갑니다. 그런데 잘 씹지 않고 삼키면 잘 씹혀 있지 않는 단단한 것과 물상태로 나누어져 들어갑니다. 이러한 면을 생각하더라도 잘 씹지 않는 것은 위에 부담을 준다는 것을 증명하고 있습니다.

이와 같이 식도의 연동운동은 식도의 氣로서 소화활동의 일부분을 담당하고, 心·肺의 上焦의 기능을 보완하는 氣가 됩니다. 간단하게 설명하면 이와 같습니다만, 이 구조는 매우 미묘하게 이루어져 있고, 세부사항에 대해서는 아직 자세하게 알지 못합니다. 인체에는 잘 모르는 부분이 너무나 많은데, 예를 들어 입의 활동 하나만 보더라도 대단한 것입니다. 인후에 관해서도 마찬가지입니다. 이런 의미에서 보면 인체는 아직 알려지지 않은 "최대의 未科學"이라고 할 수 있습니다.

소화기계로서는 횡격막 위에 口氣, 인후의 氣, 식도의 氣 등 세 개가 있고 上焦의 氣의 일부분으로서 작용하고 있습니다. 횡격막보다 아래에 대해서 말하면 잘 씹혀진 음식물은 인후·식도를 지나서 위로 들어갑니다. 위에서는 위액이 분비되어 음식물과 잘 섞여서 위장의 독특한 기능을 합니다. 바꿔 말하면, 胃氣가 활동하게 되는 것입니다. 이 胃氣의 활동은 구강과 식도의 연동운동과는 다른 기능이고 구강에서 잘 씹혀진 粥汁을 더욱 잘게 부수는 작용을 합니다. 입에서 대충 부수고 이어서 위에서 약간 잘게 부수고 다시 한 번 소장에서 부수어져 마지막으로 흡수됩니다.

이와 같이 거의 입과 위에서 음식물을 부수기 때문에 위가 약한 사람은 입에서 잘 부수어 주면 그만큼 위는 도움을 받게 됩니다. 그러므로 위가 나쁠 때에는 단단한 것을 잘 씹어서 위로 보내주도록 신경을 써야만 합니다.

앞에서 서술한 것처럼 죽은 수분이 많고 잘 씹을 수 없기 때문에 많이 먹으면 잘 삭지 않고 위에 남습니다. 또한 당질분이기 때문에 대량으로 들어가면 위 근육이 늘어나 버립니다. 粥汁상태라고 하는 것은 甘酒상태로 된 것이기 때문에 이것이 위에 들어오면 바로 발효되어 당질화되어 버립니다. 따라서 본래는 소장에 들어와서 소화·흡수되는 것이 胃에서 먼저 흡수되어 버리는 문제가 발생합니다.

어쨌든 위가 약한 사람은 잘 씹어서 음식을 먹도록 항상 유의할 필요가 있습니다. 단, 몸이 쇠약해져 있는 사람은 구강과 위에 대해서 부담이 적고 또 바로 흡수되기 쉬운 죽 같은 것을 조금씩 섭취하는 것이 필요합니다.

그리고 胃에서는 粥汁과 胃氣로 나뉘어집니다. 위에서는 당질분과 어느 정도의 수분이 흡수됩니다. 때때로 부글부글 소리가 나는 것은 위의 흡수작용이 나쁘다는 증거인데, 胃下垂인 사람에게서 잘 볼 수 있습니다. 요컨대 이것은 위의 연동운동이 활발하게 이루어지고 있지 않기 때문이지요. 이 위의 연동운동이 胃氣인데, 이것은 意氣揚揚하다고 하는 경우의 意氣와 같은 의미입니다. 그렇기 때문에 脾系가 강한 사람은 안면의 코도 크고 의지도 왕성하여 대체로 脾胃가 강한 사람이 많은 것 같습니다.

그렇기 때문에 이와 같은 사람은 정신적으로는 意氣가 왕성하고, 생리적으로는 胃氣가 왕성하다는 것을 알 수 있습니다. 일상생활에서 배가 고프면 意氣가 오르지 않는 것도 이러한 점과 관계가 있는 것 같지요.

이와 같이 胃氣는 口氣, 咽喉의 氣, 食道의 氣보다도 體氣에 크게 관여하고 있다고 할 수 있습니다. 다시 말해서 그만큼 胃氣는 강렬한 기능을 가지고 있다고 할 수 있습니다.

음식물은 粥汁과 胃氣로 나누어지고, 胃氣는 비장으로 들어가고, 粥汁은 소장으로 각각 들어갑니다. 脾로 들어간 胃氣는 脾氣가 되고 三焦의 原氣가 됩니다. 즉, 胃氣는 그 자체로 脾氣가 되고, 각 장기를 통하여 모든 조직으로 보내집니다. 즉 上焦의 氣와 中焦·下焦의 氣에서 中核力이 됩니다. 앞에서 서술한 것처럼 공복상태에서는 힘이 나지 않는 것처럼 胃氣라는 것은 상당히 중요한 역할을 하고 있습니다.

한편 소장으로 들어온 粥汁은 다시 한번 소화·흡수됩니다. 소장의 연동운동은 胃의 작용과 비교하면 느슨합니다만, 소장은 길기 때문에 느리면서도 힘이 강한 연동운동을 합니다. 이 연동운동에 의해서 陽氣가 발생하고 심장의 氣를 보충합니다. 물론 이 氣는 脾 쪽에서도 들어옵니다만, 앞에서 말한 胃氣와 마찬가지로 소장의 氣도 脾氣가 됩니다. 脾는 몸 전체를 조절하고 있기 때문에 上焦에서 발생한 氣도 脾에 들어옵니다. 中焦의 氣도, 下焦의 氣도 일단은 脾에 들어와서 그 다음에 上焦·中焦·下焦로 각각 나누어져서 각 조직으로 들어가게 됩니다.

粥汁은 소장에서 소화·흡수되는데, 영양소는 간에, 지게미는 대장으로 보내어집니다. 이 소장연동에 의해서 발생한 陽氣는 心氣를 보완하는 힘이 되고, 아울러 이 대연동에 의해서 발열작용과 정맥환원 등의 기능도 일어납니다. 그리고 간에 들어온 영양소는 肝化되어 정맥을 지나서 心으로 보내집니다. 다시 한 번 그것이 肺에 들어가 肺化되어 心으로 되돌려지고, 그곳에서 각 세포로 보내집니다.

대장으로 보내진 食粕은 수분과 지게미(粕)로 나뉘어져서 수분은 방광으로, 지게미는 변으로서 배설됩니다. 그러나 분리·소화·흡수될 때의 화학적 변화에 의해서 氣化된 대장의 氣는 폐를 보충하는 氣로서 작용합니다. 이 대장과 항문 사이에서 발생하는 것이 下焦의 氣 중의 하나이지요.

▶ 소장과 대장의 관계

지금부터는 대장은 왜 소장을 둘러싸고 있는 것일까, 또한 왜 대장의 중간정도에 소장이 있는 것일까라는 문제에 관해서 생각해 봅시다.

<대장과 소장>

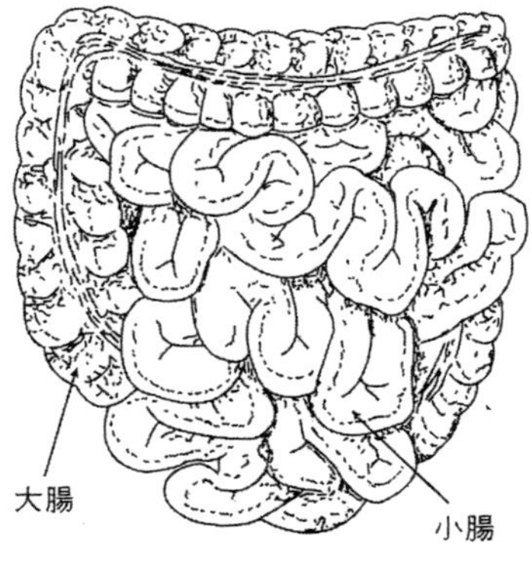

소장은 副심장이고 熱源이기도 합니다. 소장의 장벽에는 다른 장기에는 볼 수 없는 대단히 많은 동·정맥, 특히 정맥이 빈틈없

이 둘러싸고 있습니다. 바꿔 말하면 이것은 粥汁을 흡수하기 위해서입니다만, 여기에서의 粥汁은 일종의 혈액입니다. 장의 연동운동이 심한 경우에는 혈액이 많이 필요하다고 합니다. 소장의 길이는 8m부터 10m정도 되는데, 이것은 자벌레나 뱀같이 움직이는 힘, 즉 강한 연동운동을 하기 때문에 열을 발생시킵니다.

소장만이 아니고 모든 장기가 움직이면 반드시 열을 발생시킵니다. 장기의 기능이 쇠약해지면 움직임이 줄어들어서 차가워지고, 차가워지면 기능이 저하됩니다. 차가워지지 않기 위해서는 연동운동이 멈추지 않도록 해야 합니다. 소장은 커다란 장기에 속하고 또한 심한 연동운동을 하고 있기 때문에 大發熱源의 역할을 하고 있습니다.

대장은 이 발열원인 소장을 둘러싸고 있습니다. 요컨대 항상 불을 껴안고 있는 것과 같기 때문에 대장 안의 수분은 熱化되어 氣로 발산되는 것입니다. 수분은 위와 소장에서 흡수되기 때문에 대장에서는 거의 없습니다. 이 수분의 흡수가 제대로 되지 않는 경우 설사변으로 되어 버리지요. 그럼 대장에서 흡수한 수분은 어디로 가는 것일까요. 대장과 방광은 연결되어 있지 않습니다. 이것이 일단 체액 속으로 들어가서 방광으로 간다고 하면 가능하겠습니다만, 반드시 이것만은 아닐 것입니다.

대장은 氣化作用을 받아서 動氣를 일으키고 있습니다. 즉 증기기관차와 마찬가지로 항상 動氣가 발생하도록 숙명지어져 있습니다. 이 대장의 動氣와 肺의 氣는 횡격막을 사이에 두고 위아래로 음양협동하면서 衛氣가 되어 몸을 지키고 있습니다. 그렇기 때문에 폐와 대장은 음양협동의 형제관계에 있다고 할 수 있습니다. 대장에서 생겨난 氣化壓은 체내로 발산합니다. 인체를 커다란 봉투에 비유한다면 외표의 봉투에 해당하는 피부의 여러 곳에 모공이 있는데, 이 피부에서 외기압을 조절하고 대장이 내압조절을 하고 있습니다. 다시 말해서, 대장이 피부호흡에 관여하고 조절을 하고 있다고 볼 수 있습니다.

소장의 열이 너무 높으면 대장의 氣化가 커지게 되고, 따라서 수분이 없어져서 변비가 됩니다. 단, 心·肺의 조절이 완전하게 이루어지면 대변의 상황은 순조롭게 됩니다.

폐는 산소와 질소를 흡수하여 심장과 혈관의 심계통을 통하여 각 조직으로 보냅니다. 요컨대 폐는 內呼吸을 주로 담당하는 장기이지요. 이에 반해서 대장은 신체내부에서 氣化作用을 하고, 피부호흡을 통하여 조절하고 있습니다.

대장이 하루 중에서 가장 많이 활동하는 것은 아침인데, 따라서 피부호흡도 아침이 가장 활발하게 이루어집니다. 저녁때는 陰으로 수렴할 때이므로 대장도 피부도 수렴하고 있습니다. 따라서 아침의 운동·심호흡이 중요하다는 것을 알 수 있습니다.

이상을 정리하면 脾에서는 구강·인후·식도까지의 횡격막보다 윗부분은 上焦의 氣로서 활동하고, 이 氣는 脾 쪽으로도 갑니다. 또 씹는 작용에 의해서 뇌를 비롯하여 上焦臟器 쪽으로도 動氣가 직접 작용합니다.

그리고 胃腸은 中焦의 氣로서 작용하고, 이것도 脾로 가서 주위의 臟腑와 서로 협력하여 활동하고 있습니다. 대장에서 항문까지는 腎·방광과 관련하면서 下焦의 氣로서 활동하고 있습니다. 앞에서 서술한 것처럼 脾는 소화기인데, 바꿔 말하면 소화체, 즉 全身이라고 할 수 있습니다.

▶ 우주생성의 원리

다음으로 우리들 인간은 소우주라고 하는 사고방식에서 우주생성에 무엇이 어떻게 작용하고 있는가를 생각해 보겠습니다. 우리들은 지구라고 하는 대지 위에 살고 있습니다만, 이 지상에서는 천기가 어떻게 둘러싸고 있는 것일까요. 천기는 이 지상에 춘하추동이라고 하는 자연의 역할을 하고 있는데, 옛사람들은 이것에 木火土金水의 부호를 붙였습니다. 여기에서 土에 해당하는 것이 대지입니다. 이 대지와 木火金水에 해당하는 사계의 관계가 어떻게 되어 있는가를 보면 사계는 천기, 즉 자연활동의 일면으로서 각각 서로 다른 기능을 가지면서 단백·전분체인 우리들 생물에게 서로 다른 작용을 미치고 있습니다.

여름의 더위와 만나면 膨脹·開大·伸長하고, 겨울의 추위와 만나면 收縮·凝固합니다. 또 봄·가을에는 같은 온도라고 하더라도 봄의 加熱溫과 만나면 生長·伸大하고, 가을의 加冷溫과 만나면 잎은 시들어 수렴되어 갑니다. 같은 온도라고 하더라도 전혀 다른 작용을 하는 것이지요.

<1년 주기>

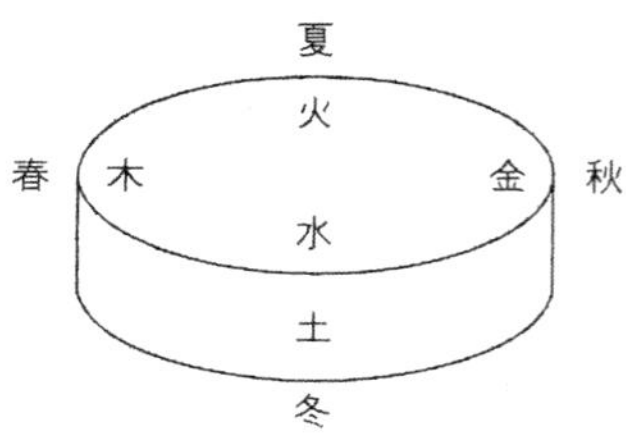

이와 같이 天으로서의 활동은 하나입니다만, 이 활동방법에서 내용이 다릅니다. 이것을 사계라고 하고, 사계의 天氣와 대지의 土氣가 교류하여 천지교류가 이루어진 곳에 人氣가 생겨납니다. 이 土氣가 어떻게 배당되는가를 보면 모든 계절에 걸쳐서 배당됩니다. 먼저 土盤이라고 하는 그라운드가 있고, 그 위에 木氣인 天氣가 활동하면서 木과 土가 짝을 이루어 人氣가 생겨납니다. 이것이 첫째 장의 그림입니다. 다시 여름철에는 火氣와 土氣가 짝을 이루어 人氣가 생겨나고 이것이 두 장째의 그림이 됩니다. 또 가을에는 金氣와 土氣가, 겨울에는 水氣와 土氣가 각각 짝을 이루면

서 세 장째와 네 장째의 그림이 완성됩니다.

이와 같이 그려진 네 장의 그림을 같은 도화지 위에 하나로 정리하여 그림을 그려서 관찰해 보면, 하나의 土라고 하는 그라운드 위에 木火金水가 그려지고 1년의 주기를 볼 수 있습니다.

木이라고 하는 봄을 표면으로부터 보면 「아아 봄이로구나」 하고 볼 수 있습니다만, 이 봄 아래에 짝을 이루면서 활동하고 있는 것이 반드시 土인 것입니다. 따라서 土라고 하는 활동이 없고서는 봄도 여름도 성립하지 않습니다.

土라는 것은 陰 속에 드러나지 않게 숨어서 활동하고 있습니다. 그렇기 때문에 純木氣라는 것은 있을 수 없습니다. 木이라는 天氣가 대지의 土氣와 교류하여 봄이라는 人氣를 만들고 있습니다. 여름, 가을, 겨울도 마찬가지로 木火金水의 陰 속에 土가 반드시 뒷받침하고 있습니다.

그러나 사계 중에서도 이 土氣의 뒷받침이 적은 시기가 있습니다. 1년의 주기는 춘하추동으로 변해갑니다만, 갑자기 추워지거나 뜨거워지거나 하는 경우는 없습니다. 예를 들면 겨울에서 봄으로 이행하는 시기는 겨울의 힘도 봄의 힘도 약한 天氣가 적은 시기로서 水氣・木氣가 약한 때입니다. 이 변화・이행하는 天氣 薄弱期에는 그때까지 天氣와 같은 힘으로 활동하고 있었던 土氣가 갑자기 위로 나타납니다. 이것이 土氣상승의 시기인데 이것을 土用이라고 부르고 있습니다.

土用은 겨울부터 봄에 걸치는 시기를 겨울의 土用(鬼門期), 봄부터 여름에 걸치는 시기를 봄의 土用, 여름부터 가을에 걸쳐서는 여름의 土用(이른바 장어의 土用), 가을부터 겨울에 걸쳐서는 가을의 土用이라고 합니다. 각 土用은 조건은 같더라도 종류도, 성질도 다릅니다. 이와 같이 자연계는 여러 가지 구조로 윤회운행되고 있습니다. 이 天인 부모와 아이인 우리들 인간과는 동일기구로 작용하고 있다고 할 수 있습니다.

▶ 脾와 인체의 "土盤"

이 사고방식을 인체에 적용하면 脾는 인체의 土盤에 해당합니다. 그렇기 때문에 전신은 전부 脾라는 사고방식이고, 木火金水의 天氣의 활동에 해당하는 것은 인체에서의 木은 肝에 해당합니다. 간장이라는 장기가 아니라 눈에 보이지 않는 활동, 즉 肝氣이지요.

木은 天氣, 인체에서는 肝氣입니다. 간장이라는 장기는 형태를 만들고 있는 육체, 즉 土性입니다. 앞에서도 언급한 것처럼 엄밀하게 말하면 肝의 집은 없고 脾體로부터 빌린 집인 것이지요. 요컨대 脾體의 일부분을 빌려서 간이 활동하고 있는 것에 지나지 않습니다. 다른 장기도 이와 마찬가지로서 心은 심장을 脾體로부터 잠깐 빌려서 心氣의 활동을 하고 있는 것에 지나지 않으며 心은 심장 박동이 그 활동인 것입니다.

이와 같은 근본을 잊어버리고 말초의 활동만을 쫓고 있으면 이해하지 못하게 됩니다. 脾는 전신의 四肢體幹을 영위하고 있는 것만이 아니고 눈에 보이는 형태가 있는 모든 것, 육체의 모든 것을 이루고 있습니다. 그렇기 때문에 脾의 기능이 저하되기 시작하면 전신이 점점 나른해 지는데, 이것은 脾가 전신을 담당하고 있기 때문입니다. 더운 여름이면 몸이 나른해 지는데, 이것은 여름은 脾旺期이고 이 때 脾에 힘이 없기 때문입니다.

다음으로 脾의 본질을 더욱 잘 알기 위해서 우주생성의 天의 氣와 地의 氣 활동에 대해 설명하고자 합니다. 天의 氣는 氣體이고 陽이고 인간의 눈에는 보이지 않습니다. 그러나 地의 氣는 이것과 반대로 陰입니다. 우주생성기에는 마이너스 몇 억 도라는 냉엄한 우주영기가 있어서 이것에 약간의 暖氣가 들어가서 저기압과 고기압이 서로 부딪혔습니다. 이와 같은 현상은 그곳에 움직임을 만들어 열을 발생하고, 이 열에 의해서 가속되어 더 많이 발열됩니다. 이것이 몇 번이고 반복하여 시간이 지남에 따라서 점점 회전이 커집니다. 마이너스 정도가 낮으면 낮을수록 그만큼 冷熱의 차이는 커지고, 회전도 심해집니다.

이와 같은 강렬한 회전을 거쳐 發火되면 불덩어리처럼 됩니다. 이것이 우주 본래의 활동인 냉각수렴작용과 만나 점점 식어져 별과 같은 물체가 되는 것이지요. 자연진리 방정식에 의하면 당연히 이렇게 되지요. 지구도 우주의 수렴작용으로 단단해져 물체로 된 것입니다. 형태는 수렴성으로 만들어지기 때문에 陰의 활동입니다. 陰이라는 것은 수렴하는 활동이고 이것에 의해서 물체가 생깁니다. 기체는 수렴되면 액체로 되고 이것이 거듭 수렴되면 물체가 됩니다.

<사계절의 성립>

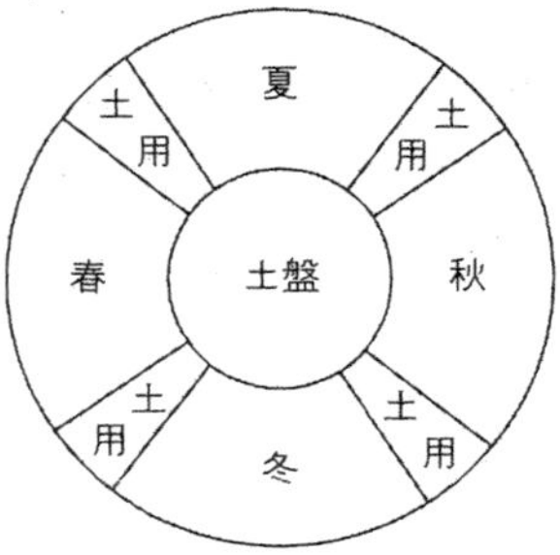

<인체의 성립>

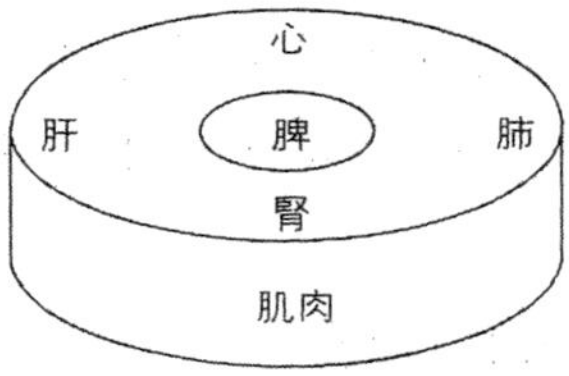

예를 들면, 물은 물체와 기체의 중간에 있습니다. 이것이 차가워지면 형태를 만들어 물체화하고 반대로 열을 가하면 기체가 됩니다. 기체에 냉기가 들어가면 물방울이 되고 열이 가해지면 發散氣發합니다. 다시 말해서 원심성으로 활동하기 때문에, 차가워져 단단해진 것이 형태·물체입니다. 인체에서 보면 四肢體幹이라는 몸을 이루고 있는 것이 脾입니다. 현대 의학적으로 말하면 소화기를 비롯한 肌肉·身體는 전부 脾系統입니다. 經絡의 경우도 육체는 腎精이 脾化하여 만들어졌기 때문에 脾體도 腎精體도 같은 의

미입니다.

脾·腎의 근원적인 활동인 經은 任脈·督脈의 두 가지 맥으로 이루어지는데, 이것을 부모經이라고도 하며, 여기에서 十二經의 枝經이 나오고 있습니다. 손의 經에 관해서는 횡격막보다 위쪽의 경맥은 손에 모이고, 횡격막보다 위쪽의 장기가 뿌리가 됩니다. 그리고 이것들의 경맥의 중심에 三焦·心包의 二經이 있고, 중심을 이루고 있습니다. 心包經은 土系이고 心에 관여하고 있습니다. 에워싼다라는 의미는 전부 土系의 활동입니다. 土系가 모든 것을 에워싸고 위에 올려놓고 있는 것입니다. 즉 心包經은 心經의 土系라는 것을 알 수 있습니다.

三焦는 榮榮의 氣이고 이것도 脾土系입니다. 이렇기 때문에 心包經도 三焦經도 함께 脾土系가 됩니다. 발의 經에 관해서는 脾經·胃經이 전면에 진을 치고 있으며, 손처럼 정확하게 되어 있지는 않습니다만, 土系가 중심이 되어 있는 것만은 확실합니다.

脾에 관해서 요약하면 脾라는 것은 土盤이고 이 土盤 위에 心·肺·肝·腎의 氣가 활동하면서 서로 협력하고 있습니다.

▶ 脾의 病變

간단한 脾의 병은 사지에 직접 나타납니다.6) 다른 장기의 영향에 의해서 脾를 병들게 하는 때는 전신이 나른하고 그 위에 다른 장기의 특징적인 증상이 가해져서 나타납니다. 脾의 지엽은 肌肉이고 이 肌肉의 지엽은 주로 사지와 肩背部에 집중되어 있습니다.

6) <內經 太陰陽明論篇 第二十九> <黃帝>曰 "脾病而四肢不用 何也?"
<岐伯>對曰 "四肢 皆稟氣於胃 而不得至經 必因於脾, 乃得稟也. 今脾病不能爲胃行其津液 四肢不得 稟水穀氣 氣日以衰 脈道不利 筋骨肌肉 皆無氣以生 故不用焉."

2. 脾와 胃

脾와 胃는 倉廩(곳간)(米倉 · 음식을 담당한다)의 官에 속하고 五味를 化生하여 각 조직으로 배분한다.7)

胃는 五味化生을 주로 행하고 脾는 이것을 배분하여 五臟의 氣를 부양한다고 한다.

『內經』에서는 六腑를 倉廩(곳간)의 근본으로 하고 있다.

木 —— 담
火 —— 소장
土 —— 위 ├ 소화기
金 —— 대장
水 —— 방광

六腑倉廩의 근원은 五味를 化生하기 위한 역할을 하고 있다. 이들 六腑의 胃氣, 腸氣를 비롯한 精氣가 脾의 힘에 의해서 각 기능으로 배분되어 간다.

따라서 脾는 중앙에 위치하여 사방을 비추고 있는 것이다.

脾 · 胃 —— 四肢

胃는 水穀(영양)의 바다라고 하여 물이 바다로 모이는 것처럼 胃로 모여든다. 胃는 水穀을 受納 · 化生하고 오장의 氣를 배양하는 근원이다.

오장육부는 모든 氣(五氣)를 胃에서 받고 있다고 『靈樞 五味編』에 있다.8)

---

7) <素問 刺法論篇 第七十二> 脾胃者 倉廩之官 五味出焉.
8) <內經 五藏別論篇 第十一> 五味入口, 藏於胃以養五藏氣, 氣口亦太陰也, 是以五藏

선천적인 근본을 腎이라고 하고 후천적인 근본을 脾라고 하는데, 脾는 인체의 어머니가 되기 때문에 한 번 패하면 아무리 치료를 해도 곤란하다고 한다. 선천의 배양은 후천에 의해서 이루어진다는 것을 알 수 있다. 즉 식생활이 환자에게 相生으로 되지 않으면 치료를 해도 낫기 어렵다는 것이다.

또 옛 사람은 「만병의 원인은 위장에 있고 만병치료의 기본도 위장을 조절하는 것에 있다」고도 전하고 있다.

胃氣의 다른 이름은 淸氣·元氣·谷氣·春昇의 氣라고 불리는 것처럼 여러 가지 힘을 발휘하고 있다.

음식이 위로 들어가는 것은 냄비에서 음식을 焙熟하는 것과 같은 것이고, 下焦의 相火의 불로써 밥을 짓고 脾에 의해서 運化된다.

또한 脾·胃는 음식이 들어간 냄비이고 相火를 腎力이라고 하면 補脾보다도 補腎이 선행이라는 것을 알 수 있다.

〈강의〉 脾와 胃의 관계와 활동

▶ 脾와 胃는 형제관계

脾와 胃는 "倉廩의 官"이라고 합니다만, 倉廩이라는 것은 음식물을 넣는 창고를 말하는 것이기 때문에 영양계통을 담당하는 부분입니다. 그리고 위는 음식물을 化成하고 脾는 그것을 각 장기조직으로 배분하기 때문에 三焦의 활동을 담당하고 있습니다. 脾·胃는 土系이기 때문에 五臟의 근원이 되어 오장의 氣를 부양하고 있습니다.

『黃帝內經』에서는 육부를 倉廩의 근원으로 삼고 있습니다. 六腑를 木火土金水로 나누어 보면 木은 담낭, 火는 소장, 土는 위,

六府之氣味, 皆出於胃, 變見於氣口.

金은 대장, 水가 방광으로 배분됩니다. 단, 전자의 五腑는 소화관이기 때문에 방광을 소화기관이라고 생각하는 것에는 약간의 설명이 필요할 것 같습니다.

음식물은 모두 입을 통하여 들어갑니다만, 방광은 이 수분을 모아두는 주머니이기 때문에 소화관의 일부분이라고 봐도 지장이 없다고 생각하는 것이지요. 실제로 방광의 활동을 생각해 보면 위치적으로는 소장 가까이 있고, 소장의 발효작용에 의해서 방광내의 수분을 증발·기화시켜서 에너지를 만들어내고, 에너지가 소화·흡수작용을 돕는 것이 아닌가 하고 생각됩니다. 또 시간적으로는 心과 함께 낮 동안을 중심으로 에너지가 가장 필요로 하는 시간대에 활동하고 있는 것을 보아도 脾를 돕고 있다고 할 수 있고, 소화관이라고 생각하는 것에 수긍할 수 있을 것이라고 생각합니다.

그런데 六腑가 발생한 氣는 脾氣의 도움에 의해서 전신의 기관으로 보내지기 때문에 脾는 인체에 있어서 중심적 위치를 차지하고 전신을 영양해 간다고 할 수 있습니다. 또 『素問』에 「사지는 위의 氣를 받는다」하는 부분이 있습니다만, 이것도 수긍할 수 있습니다. 왜냐하면 胃의 氣는 動氣의 근원이고 그 胃氣를 받은 육체에서 가장 동적인 표현을 할 수 있는 곳은 손발이기 때문입니다. 이른바 脾·胃는 사지의 뿌리입니다. 사지가 나른해지거나 하는 것은 脾·胃기능의 저하를 먼저 생각할 수 있습니다.[9] 음식을 먹지 않거나 하면 胃氣가 생기지 않기 때문에 "胃氣消沈"하고, 무언가를 하려고 하는 마음이 생기지 않습니다. 물론 위의 氣는 전신으로부터 받고 있습니다만, 『素問』에서는 脾·胃와 四肢는 깊은 관련이 있다고 지적하고 있습니다.[10] 脾를 상하면 위장이 化成

9) <內經 本神 第八> 脾藏營, 營舍意, 脾氣虛則四肢不用, 五藏不安, 實則腹脹, 經溲不利.

10) <內經 邪氣藏府病形 第四> 脾脈急甚爲瘈瘲, 微急爲膈中, 食飮入而還出, 後沃沫; 緩甚爲痿厥, 微緩爲風痿, 四肢不用,...

된 精氣를 사지에 보낼 수 없고, 위장을 병들게 하면 "胃氣"가 오르지 않아서 소화도 제대로 되지 않기 때문에 脾·胃는 소위 형제 관계처럼 서로 협력하고 있는 것이지요.

▶ 脾·胃에 장애가 일어나면

胃를 두고 음식물의 영양이 물이 바다로 흘러 들어가는 것에 비유하여 "水穀의 海"라고 불리고 있습니다. 이런 점에서 胃氣를 발생하고, 이 氣에 脾가 활동하여 이것이 원기가 되어 각 기관·조직을 영위하기 때문에 脾는 인체의 어머니라고도 할 수 있습니다. 다시 말해서 선천의 腎精을 양육하여 기르는 것은 脾의 담당이라는 것이지요. 脾의 원기가 각 장기에 배분되고 그리고 각 장기의 정선된 純氣를 腎에 모음으로써 선천의 腎氣가 양육되어 길러지는 것입니다. 그렇기 때문에 脾·胃에 장애가 생겼다고 하면, 먼저 脾·胃를 치료하지 않으면 다른 어떠한 치료도 효과가 없습니다.

바꿔 말하면 脾·胃 활동의 근원이 되는 올바른 음식생활을 행하는 것이 무엇보다도 중요하다는 것을 이해할 필요가 있습니다. 왜냐하면 식생활 그 자체가 그 사람에게 相生으로 되는가 되지 않는가 하는 문제가 되기 때문입니다.

식생활에서는 질·양·시간 등 3원칙이 있습니다만, 개인의 체질·체력·소비량·연령 등의 조건을 근거로 한 다음, 適·不適이 脾·胃를 건전하게 만드는 열쇠라고 할 수 있습니다. 이것은 질의 문제이기 때문에 봄에 매운 것을 지나치게 먹으면 金剋木이 되어 肝을 이깁니다. 또 양에 있어서는 과부족을 정하는 것은 어렵고 개인마다 적당량은 다릅니다만, 일정한 기준이 되는 것은 본인의 체력과 소비량에 알맞은 양을 정하는 것입니다. 체력과 연령은 밀접한 관계가 있습니다만, 젊은이는 脾化體이기 때문에 약간 많이 먹는 것도 괜찮으며, 나이가 들어감에 따라서 肺旺體가 되어 가고, 대기중의 5대 영양소를 섭취하기 때문에 양적으로는 조금 줄이는 편이 좋을 것입니다.

또한 시간적으로는 脾旺期가 식사의 최적시간이라고 생각됩니다만, 엄밀하게는 이것보다도 약간 늦게 脾의 여력이 활동하는 오후 4시경이 脾의 힘이 충분히 활동할 수 있는 때라고 여겨지고 있습니다.

이상 식사의 3원칙에 관해서 간단히 서술했을 뿐입니다만, 아무튼 脾化作用이 잘 진행되지 않으면 인체의 生成榮榮은 이루어지지 않게 되고, 성인이 된 후에도 胃氣가 순조롭게 활동되지 않으면 인체라고 하는 형태를 유지하는 것이 불가능해 집니다. 외부로부터의 자극(치료)만으로는 한쪽으로 치우친다고 하지 않을 수 없습니다.

그렇다고 脾·胃를 망가뜨리면 무조건 모든 사람이 위장장애를 일으킨다고는 할 수 없습니다. 심장이 약한 사람은 심장에 영향이 나타날 것이고, 상극이 돌고 돌아서 몸의 결점이 있는 곳에 가서 그곳이 먼저 최초로 장애가 생기게 되는 것이지요.

그런데 치료단계가 되면 鍼灸만이 치료가 아닙니다. 중요한 것은 어떻게 하면 자연치료의 힘을 발효시키는가에 달려 있는 것이고, 이 다음에 침구라고 하는 것을 염두에 두는 것이 좋습니다.

고전에 「만병의 근원은 위장에 있다」고 하는 것처럼 치료의 기본은 脾·胃를 조절하는 것에 있습니다. 그 첫번째 방법으로서 절식이 있습니다. 절식이라고 하면 싫어하는 경향이 있습니다만, 이것은 아주 훌륭한 치료방법의 하나입니다. 체력이 저하되어 있을 때에는 음식을 먹어도 소화력이 충분하지 않습니다. 그런데도 일반적으로는 발병하면 오히려 영양분을 더 섭취하는 경향이 있습니다만, 이것은 대단히 잘못된 것입니다. 이렇게 하면 소화작용을 위해서 대부분의 脾·胃力을 소비하게 되고, 결국에는 몸에 부담이 됩니다. 이런 때일수록 절식을 하면 土의 힘은 조금 필요하게 되어 腎의 치료력이 충분히 활동할 수 있게 됩니다.

灸요법에서는 澤田 방식의 太極療法으로서 陽池·中脘穴을 이용하여 脾·胃를 조절하고 있습니다. 분명히 陽池·中脘穴을 이용하는 것은 脾·胃의 조정을 간단하게 할 수 있고 치료순서에서 기본이기도 합니다. 그러나 여기에서는 脾胃論의 입장에서 서술하고 있기 때문에 대국적으로 치료의 근본이 되는 것은 天食·地食·人食의 세 가지입니다. 이들이 조화를 이루고 있는 한 건전한 인체를 유지할 수 있기 때문입니다.

天食이라는 것은 한마디로 大氣를 들이마시는 것입니다만, 좋은 대기를 받아들이는 데에는 좋은 입지조건의 지상에서 살고, 또한 좋은 家相인 것이 좀더 좋은 자연을 흡수하기 위한 필요조건입니다. 보통 天食인 대기는 눈에 보이지 않기 때문에 별로 신경쓰지 않습니다만, 본인이 알지 못하는 사이에 점점 침투되고 있습니다. 또한 地食에 있어서 음식의 不攝生을 거듭하면 언젠가 체력이 약해져 병이 생깁니다. 병은 갑자기 덮쳐오는 것이 아닙니다. 그리고 人食은 육체적인 면보다 정신적인 문제입니다. 실연을 한다든지, 하는 일에 실패한다든지, 정신적 충격을 받으면 人食의 조화를 깨뜨리게 됩니다. 이들 天食·人食·地食이 조화를 이루는 가운데 전체의 조화를 유지할 수 있습니다.

▶ "補腎整脾"의 치료법

이야기를 본래의 문제로 되돌리면 음식물이 위에 들어가는 것은 냄비에 음식을 끓이는 것과 비슷합니다. 다시 말해서 火力으로 음식을 삶고, 脾力에 의해서 길러지며, 나중에 형태가 만들어져 갑니다. 이 火力이라고 하는 것은 근저에 腎力이 있고, 이것은 心力의 相火의 힘입니다. 냄비가 胃에 해당한다면 화력은 腎에 해당합니다. 이 腎力이 없으면 음식을 삶는 것은 불가능합니다. 체력이 떨어지면 화력도 떨어지기 때문에 화력에 맞춘 음식의 양, 질을 생각할 필요가 있습니다.

또한 화력을 강하게 하기 위해서는 腎을 보완하는 것이 첫 번째이고 또 그러기 위해서는 脾를 조절하는 것이 중요합니다. 아무리 훌륭한 胃와 냄비가 있어도 화력이 없고서는 소화시킬 수 없습니다. 음식은 간단히 먹을 수 있습니다만, 소화는 그렇게 되지 않습니다. 소화력을 높이기 위해서는 화력을 강하게 하면 효과가 있기 때문에 腎을 보완하는 것이 우선시됩니다. 脾를 조절하는 것은 화력에 맞춘 음식의 양과 질, 여기에 계절에 맞는 질이 좋은 것을 섭취하는 것도 빼놓을 수 없는 문제입니다. 치료에는 補腎整脾를 빼놓을 수 없습니다. 脾를 맨 처음에 조절하기보다도 먼저 腎을 처음으로 보완하고 그 다음에 脾를 조절하는 것이 脾剋腎을 피할 수 있습니다. 단, 그전에 음식을 절제하여 脾力을 瀉할 필요가 있습니다.

3. 脾와 口脣[11)]

입은 脾胃의 竅, 脣은 脾胃의 華이고[12)] 그 榮氣는 입으로 들어가서 五味를 느끼고 神氣는 鼻柱를 타고 올라가서 印堂에 이른다.

관상의 안면, 오관부위에서는 코 전체를 脾라고 보고 있지만 그 잎과 꽃에 해당하는 곳이 口脣이다.

더욱이 口脣은 소화기계 전체에서 유일한 外開部이고, 이른바 소

11) <靈樞 五閱五使 第三十七> 口脣者 脾之官也 脾病者脣黃.

12) <內經 六節藏象論篇 第九> 脾胃大腸小腸三焦膀胱者, 倉廩之本, 營之居也, 名曰器, 能化糟粕, 轉味而入出者也; 其華在脣四白, 其充在肌, 其味甘, 其色黃, 此至陰之類, 通於土氣.

화기의 문이다.

口脣으로부터 항문까지의 消化器體를 하나의 胃體라고 생각한다면 口脣은 胃門이고 胃體의 일부분이며 胃의 가지와 잎이 된다.[13)]

그 지엽의 색이 나쁘면 胃體도 같이 상태가 고르지 못하고 그것을 관리하는 脾도 상태가 나쁘다.

▶ 口脣의 진단 예

① 口脣이 마르는 것은 胃에 열이 있고 위염의 증후
② 口脣의 피부, 바짝 마름, 거칠어지는 것은 위염
③ 口脣의 거침은 위장애(대부분은 과식이나 胃의 열로부터 나온다).
④ 口脣의 흑색은 위장이 나쁘고 치질
⑤ 口脣이 검고, 끈적끈적거리는 것은 치질 또는 성기질환이 있다.
⑥ 입이 크고 위아래 입술이 적당히 두껍고 견실하고 혈색이 좋은 것은 脾胃 건전
⑦ 입이 작은 것은 脾胃기능 약소
⑧ 위아래 입술이 얇은 것은 박정하고 다변, 脾胃도 약하고 매운 맛을 좋아한다.
⑨ 위아래 입술이 두꺼운 것은 脾胃가 튼튼하고 정이 두텁고, 정에 쉽게 약해진다. 입이 무겁고 기분이 내키면 잘 떠든다. 단맛을 좋아하고 술을 마시면 강하다.
⑩ 비뚤어진 입은 자궁이상, 前後屈, 월경곤란증, 두통, 히스테리 등. 안면마비의 경우도 있지만 대체로 솔직하지 못하다. 偏人
⑪ 입술, 노란 것은 脾가 병들어 있다. 특히 口脣은 土중의 水로서 腎과 깊이 관련되어 있다. 口脣의 변화는 脾와 腎이 합체된 病變이다.

13) <內經 師傳 第二十九> 脾者 主衛 使之迎糧 視脣舌好惡 以知吉凶.
<內經 本藏 第四十七> 黃色小理者 脾小 粗理者 脾大 揭脣者 脾高 脣下縱者 脾下 脣堅者 脾堅 脣大而不堅者 脾脆 脣上下好者 脾端正 脣偏擧脾偏傾也.

〈강의〉 口脣의 진단방법

눈이 마음의 창이라면 口脣은 소화기의 문이고 脾胃의 꽃이며, 그 榮氣는 입으로 통하여 있고 五味를 지각합니다. 口氣는 鼻柱를 타고 위로 뻗어 있으며, 미간의 印堂부분을 지나서 인당에서 뇌로 통하고 있습니다. 鼻는 「花」라고도 하는데, 코 전체는 脾力을 보는 곳입니다만, 口脣도 한 장의 꽃에 해당하고 역시 여기에서도 脾의 상황을 알 수 있습니다.

구강에서 항문까지를 하나의 장기로 보면 口脣은 소화관의 문에 해당하기 때문에 그 색이 나쁘면 소화관의 기능이 나쁘다는 것을 나타내고 있고, 또한 脾의 기능이 나쁘다는 것을 알 수 있습니다.

다음으로 口脣의 진단을 참고로 말하자면 口脣이 마르는 것과 바짝 타들어가는 것은 胃熱이 있기 때문입니다. 목이 마르는 경우는 위염의 징조가 있고, 겨울에 특히 바짝 마르는 경우가 많이 나타나는 것은 腎旺期인데도 불구하고 腎에 충분한 힘이 없기 때문이고, 따라서 腎力이 저하된 것을 나타내고 있습니다. 口角이 거칠어져 있는 것은 대부분의 경우 과식에 의한 것입니다만, 위열에 의해서 일어나는 경우도 있습니다. 과식이라고 했습니다만, 이것은 좋지 않은 기름기를 섭취한 경우에 많이 생기는 것 같습니다.

구순의 색이 검은 것은 위장이 나쁘던가, 아니면 다른 질병이 있다고 봅니다. 또 구순이 끈적끈적하거나 매끈매끈한 것은 치질과 성기질환의 염려가 있습니다만, 다른 증상도 같이 살펴보길 바랍니다.

그런데 脾胃가 건전하면 입은 크고, 입이 야무지며, 그리고 혈색이 좋습니다. 반대로 작은 입은 脾胃力이 작은 것을 나타내고, 식욕도 별로 없습니다. 구순이 얇은 것은 매운 것을 좋아하는 경향이 있고, 과식은 할 수 없습니다. 성격적으로는 정이 두텁지 못하고, 다변인 경우도 많은 것 같습니다. 또 口脣이 두터우면 단맛을 좋아하고 술도 강한 것 같습니다. 단, 정은 두텁지만 어떤 일에 쉽게 빠져드는 경향이 있으며, 입은 무거운 반면, 마음이 맞으면 잘 떠들기도 합니다.

입이 비뚤어져 있는 것은 대개의 경우 자궁이상을 나타내는데, 즉 前屈과 後屈이 있기도 합니다. 相學에서는 입은 여성의 성기를 나타낸다고 합니다. 또 성격적으로는 순수하지 못한 사람이 많은 것 같습니다. 口脣이 노란 것은 脾病이 나타났다는 신호인데, 특히 口脣은 腎과 깊은 관계가 있으므로 脾와 腎이 합병된 병이라고 보면 좋습니다.

4. 脾와 肌肉[14]

脾를 대국적으로 보면 전신의 모든 육체를 말한다. 天地로 생각하면 모든 육체가 대지이고, 이 地上地中에 있어서 사계를 이루는 활동이 천기이다.

즉,

春氣 —— 肝氣 ┐
夏氣 —— 心氣 │
土氣 —— 脾氣 ├ 脾氣(大地)
秋氣 —— 肺氣 │
冬氣 —— 腎氣 ┘

예를 들면 간장이라는 장기는 脾의 일부분으로서 肝氣가 잠시 빌

14) <東醫寶鑑 脾屬物類> 在喘爲濕 在地爲土 在卦爲坤 在體爲肉 在藏爲脾 在色爲黃 在音爲宮 在聲爲歌 在變動爲噦 在竅爲口 在味爲甘 在志爲思 其液爲涎 其榮爲脣 其臭爲香 其數爲五 其穀爲稷 其畜爲牛 其蟲爲倮 氣果爲棗 其菜爲葵.

려 이용하고 있는 셈이다. 근육 자체는 脾이지만, 이 활동은 간에 의해서 이루어진다. 대체로 肌肉이라는 것은 사지를 비롯한 피하조직, 근육층을 가리킨다.

과식하면 몸이 무거워지고 나른해진다. 脾胃의 기능이 저하되면 사지가 나른해지고 전신권태가 심해진다.[15] 따라서 肌肉도 생리변조를 일으킨다.[16]

脾力은 대지의 힘이다. 대지가 無에서 天氣를 받아 동식물의 형태를 만드는 것처럼 脾도 단맛을 비롯해 五味를 소화하여 肌肉과 같은 형태를 만들고, 이들은 肝心肺腎의 활동에 의해서 생리작용을 행하고 있다.

〈강의〉 인체에 있어서 大地는 "脾體"

▶ 肌肉이라는 것은 "脾體의 총칭"

<人氣 속의 天地>

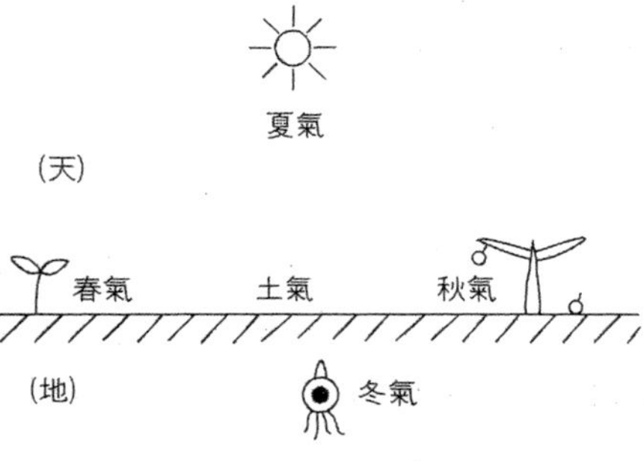

<인체와 천기>

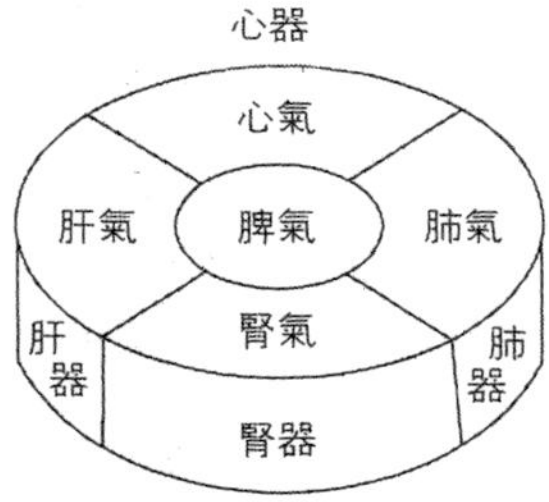

(전체가 脾休)

15) <內經 本神 第八> 脾藏營, 營舍意, 脾氣虛則四肢不用, 五藏不安, 實則腹脹, 經溲不利.

16) <靈樞 藏氣法時論篇 第二十二> 邪在脾胃 則病肌肉痛 陽氣有餘 陰氣不足 則熱中善飢 陽氣不足 陰氣有餘 則寒中 腸鳴腹痛.

위의 그림처럼 자연계에 있어서 대지라고 하는 것은 형태를 이루고 있지만, 이 속에서 어떠한 작용이 일어나는가 하면 陰성질의 우주 냉기와 그곳에 무언가의 원인으로 발생된 미열에 의해서 생겨난 냉기와 난기가 늘 서로 부딪치면서 대기가 움직이기 시작하고 이 움직임의 연속적인 회전이 계속되고 있습니다. 이 선회에 의해서 생겨나는 열기에 의해서 아주 고온으로 되어 최고의 온도에 이르렀을 때, 우주의 냉기를 만나 물체화된 것이 이른바 대지입니다. 다시 말해서, 형태라는 것은 음과 양, 냉기와 열기로부터 만들어진다는 것이지요.

지구의 생성을 생각하면 이 중심은 물론 뜨겁습니다만, 지상은 이에 비하면 냉기에 의해서 냉각되어져 있다는 것을 알 수 있습니다. 지구 자체에도 음과 양이 있고, 지상에도 태양열과 우주냉기와 같이 역시 음과 양이 있습니다. 지구는 본래 음양에 의해서 생성되었습니다만, 이것과 같은 구조로 지상도 음양을 가지고 있습니다.

우리들이 음이라고 하는 대지는 즉 냉각의 氣입니다. 태양열의 열기와 대지 속에 있는 물질을 포함한 냉각의 氣가 교합하여 생물이 발생하는데 우리는 이것을 人氣라고 하고 있지요.

人氣의 모체가 되는 것, 즉 형태의 모체는 대지입니다. 그리고 형태를 만드는 작용을 하고 있는 것이 天氣입니다.

알기 쉽게 말하면 춘하추동이라는 계절은 즉 사계의 활동을 말하는 것이고, 이 사계라고 하는 것은 네 개의 활동을 하는 天氣입니다. 天氣와 地氣가 서로 교합하여 人氣를 생성하고 있는 것이지요. 이 사고방식을 인체에 대응시켜 보면 대지의 역할을 하고 있는 것이 脾體에 해당한다는 사실을 알 수 있을 것입니다.

완성된 육체를 생각하는 경우와 생성되어 가는 과정에서 생각하는 경우는 약간 다릅니다만, 진리는 하나, 구조는 하나로 되어 있다고 할 수 있습니다. 완성된 상태에서 인체를 본다면 형태가 있는 모든 것이 脾體입니다. 혈관이든 무엇이든 형태가 있는 모든 것이 脾體이고, 이것을 총칭해서 肌肉이라고 하지요.

외형적인 육체가 아니고, 본래의 사고방식을 파악한 육체를 말합니다.

그리고 육체 속에서 생리작용이 일어납니다. 이것이 사계에 해당하는 것으로 肝心肺腎입니다.

肌肉이라는 것은 단지 표면적인 형태만 있는 것이 아니고 형태와 생리작용이라는 사계가 교합되어 우리들의 인체가 성립되어 있다는 점까지 이해한 육체가 아니면 안 됩니다. 그렇지 않으면 죽어있는 死體를 생각하는 것과 같습니다. 우리들은 어디까지나 살아 있는 인간을 입체적으로 생각하면서 공부해야만 합니다.

먼저 처음에 春季, 夏季, 土季, 秋季, 冬季 중에서 土季와 四季의 관계를 잘 모르는 사람이 많은 것 같습니다. 그림(p. 59)에 있는 것처럼 인체전체가 脾體이고, 이 속에서 脾氣가 발생합니다. 대지에는 地氣가 있고, 이 속에도 純地氣라고 하는 것이 있으며, 이것은 易에서 말하는 坤爲地의 氣입니다. 이것이 네 개의 天氣와 섞여서 사계가 성립되는 것입니다. 네 개의 天氣와 섞이지 않는 氣, 이것이 즉 純地氣입니다. 섞이기 전, 계속해서 섞이고 있는 地氣, 또는 네 개의 天氣보다도 天氣가 약해져 있는 地라는 것입니다. 이것을 土用이라고 합니다.

춘하추동 중에서 예를 들면 仲秋라고 하는 것이 있습니다만, 중추라는 것은 가을의 純金氣입니다. 그리고 仲冬은 純水氣입니다. 그렇다면 純金氣도 아니고 純水氣도 아닌 계절, 즉 仲秋와 仲冬의 한가운데의 계절을 무엇이라고 하는가 하면 이것을 土氣라고 합니다. 金氣도 水氣도 약한 氣이고, 그 안에는 地氣가 지나치게 많이 들어 있는 것이지요. 金氣 중에 地氣가 많을 때, 이것을 가을의 土用이라고 합니다. 모든 사계 사이에는 반드시 土用이 있습니다.

이런 식으로 생각하면 脾氣라고 하는 것이 어느 정도 이해가 될 것입니다. 다시 말해서 脾氣라는 것은 독특한 활동이 있고, 특히 소화흡수라고 하는 활동을 가지고 있습니다만, 전신이 脾體라고 생각한다면 전신의 활동은 모두 脾의 활동이라고 할 수 있습니다. 따라서 다른 四氣는 脾體를 빌려서 활동하고 있는 것에 지나지 않다고도 할 수 있습니다. 즉 肝心肺腎의 각 장기는 脾體를 빌려서 활동하고 있는 것이지요. 또 四氣가 脾體를 위해서 활동하고 있다는 식으로도 생각할 수 있기 때문에 서로 협력하여 생존하고 있는 것입니다. 이들간에 서로의 균형이 무너지면 수평작용이 잘 이루어지지 않게 되고, 몸의 조절을 무너뜨려 버립니다. 이 구조를 잘 알아둘 필요가 있습니다.

▶ 식사와 인체의 생성

脾氣의 활동은 일상생활에 있어서는 식사입니다. 위장을 사용하는 활동은 脾氣이고 식사로서 입에 넣어서 잘 씹는다는 것은 어느 물체를 죽이는 행위이지요.

옛사람은 「하나를 이기고서 하나의 생명을 얻는다」라고 합니다만, 이것은 어느 물질을 살멸함으로써 우리들의 생명을 얻는다는 뜻입니다. 무엇을 위해서 살멸이 이루어지는가 하면 그것은 새로운 생명을 얻기 위한 것입니다. 이것은 일종의 변화 작용입니다. 다시 말해서 우리들은 항상 똑같지 않고 어제, 오늘, 내일로 각각 변화해 가지요. 형태·육체의 생성을 하는 것은 식사이고, 음식물이 입에 들어가 산소에 의해서 燃化되어 하나의 생명(일생)을 만들어 가는 것은 바로 天氣의 작용입니다. 脾氣·肝氣·肺氣·腎氣를 따로따로 생각할 수는 없고, 이들 모두가 함께 활동하고 있습니다. 그렇기 때문에 무엇이 주체로 활동하고 있는 때인가, 또한 무엇을 주체로 하고 있을 때인가를 생각할 필요가 있습니다.

예를 들면 식사를 주체로 하여 생각했을 때, 腎氣라고 하는 소화액과 혈액이 필요합니다. 또 肝氣에서 지방이나 살균작용, 그리고 肺氣에서 공기가 필요하게 됩니다. 식사를 할 때도 결코 脾·胃만이 작용하는 것은 아닙니다. 그럼 무엇이 주체로 활동하고 있는가 하면 그것은 脾·胃의 기능이라는 것이지요.

물론 실제로는 전부 활동하고 있습니다만, 사고방식에서 인간의 주체성, 특징을 보는 것과 같은 것입니다. 같은 얼굴 모양을 하고 있는 사람이라도 개개인에 따라서 유형이 달리 보입니다. 예를 들면 心旺유형, 肝旺유형이라고 하는 것처럼 전부가 종합적으로 활동하고 있는 속에서 각각의 특징을 보는 것입니다. 이것은 동양에서 사물을 보는 대단히 뛰어난 견해입니다.

식사를 할 때는 脾·胃가 주체가 되어 활동을 합니다. 순조롭게 脾·胃가 작용하면, 다른 모든 기능도 순조롭게 활동합니다. 그러나 과식 등을 했을 경우에는 어디에 부담이 더 가는가 하면 相剋의 현상으로서 나타납니다. 과식을 하면 아무래도 脾·胃가 항진합니다.

항진이라는 것은 자신의 힘 이상으로 활동을 해야 하는 경우를 말합니다. 다시 말해서 무리를 해서 작용하는 것이지요. 항진했을 때, 어디에 부담이 가는가 하면 상극부분으로 갑니다. 약해졌을 때, 누구가 도와주는가 하면 그것은 상생인 부모나, 자신과 필적할 만한 동등한 힘을 가진 친구입니다. 이것은 근본원리를 알고 있으면 이해할 수 있을 것입니다.

과식을 하면 증상으로서는 몸이 무거워집니다. 그리고 脾·胃가 항진하고 여분의 힘을 필요로 합니다. 동시에 土剋水현상으로서 腎쪽에 상극현상이 일어납니다.

비장의 증상과 신장의 증상과는 상당히 비슷합니다. 「나른하다」라는 증상은 脾와 腎의 양쪽 증상입니다. 脾의 증상, 즉 腎의 증상이라고 해도 좋습니다.

자신의 체력에 맞는 식사량을 섭취했을 때에는 졸리지 않습니다. 식사 후에 자주 졸리는 사람은 너무 많이 먹었다는 증거이지요. 이 졸리는 현상은 腎의 활동에 의합니다. 腎은 낮동안 눈을 뜨고 사물을 보거나 생각하는 활동을 가지고 있습니다. 다시 말해서 움직임(動)의 근원이 되고 있습니다. 그렇기 때문에 졸리게 된다는 것은 腎이 낮동안 활동하는 기능이 작용하지 않게 된다는 것이고, 결론부터 말하면 腎이 약해져 있다는 뜻입니다.

졸리거나, 신체가 나른해지거나 하는 것은 특히 환자는 잘 알 수 있습니다. 이것은 자연치료의 腎의 힘이 소화 쪽으로 가져갈 수 없기 때문입니다.

또 몸이 무거워진다는 것은 肌肉이 무거워진다는 것입니다. 그렇기 때문에 脾·胃는 肌肉系統이라는 것을 알 수 있습니다. 옛사람은 脾·胃를 앓으면 사지의 권태감을 느낀다고 했습니다만,[17] 사지만이 아니고 전신이 권태로워진다는 의미입니다.

5. 脾와 涎[18]

脾·胃의 문은 구강이고, 구강은 제1의 소화기관이다. 이 구강에는 耳下腺·顎下腺·舌下腺의 大唾液腺과 口唇腺·頰腺·臼蓋腺·舌腺의 小唾液腺이 있고, 消化液, 粘着液(음식을 한데 모은다), 稀釋液(洗淨性)을 滲出시키고 있다.

침은 어린이에게 많은데, 이것은 소아기의 소화력이 왕성하다는 것을 보여주는 것이다. 어쨌든 腎精體보다는 脾化體에게 생육하려고 하는 힘이 왕성하기 때문에 脾力이 왕성하게 활동하고, 타액도 많으며, 침으로서 밖으로 유출하는 것이다.

---

17) <內經 本神 第八> 脾藏營, 營舍意, 脾氣虛則四肢不用, 五藏不安, 實則腹脹, 經溲不利.

18) <東醫寶鑑 病有五邪> 涎液 入脾爲涎.

또, 어린이는 무엇이든지 입에 갖다 대는데, 이것은 특히 희석액이 많아서 滲出하는 것이라고 생각된다. 침이 많은 어린이는 脾·胃의 활동이 왕성한 어린이와 끊임없이 과식을 해서 위에 부담을 주고 있는 어린이의 두 타입으로 볼 수 있다.

일단 침은 脾·胃 활동의 하나의 상징이라고 보아도 좋다. 어른은 일반적으로 과식성이 강한 사람이 多涎이다.

〈강의〉 涎은 소화력과 관계한다

脾·胃는 소화체이기 때문에 소화액이 필요합니다. 희석액이 많은 침도 소화액의 한 종류입니다. 脾·胃의 문은 구강이고, 구강은 제1의 소화기입니다. 음식을 잘 씹어서 먹을 필요가 있습니다만, 이것은 소화액의 분비를 촉진하는 역할도 하고 있습니다.

앞에서도 서술한 것처럼 위가 나빠졌을 때는 부드러운 죽보다도 단단한 밥을 적은 양으로 잘 씹어서 먹는 것이 좋습니다. 사실은 아무것도 먹지 않는 것이 좋습니다만, 부드러운 것만 먹어서는 위의 기능이 점점 저하되어 버립니다. 몸 전체가 약해져 있는 사람은 소화력이 떨어져 있기 때문에 바로 소화·흡수할 수 있는 음식을 먹는 것이 좋습니다.

소화액, 점착액, 희석액은 따로따로 작용하고 있는 것이 아니고, 함께 활동하면서 주체성을 가지고 활동하고 있습니다. 다시 말해서 음식이 들어왔을 때에는 씹는 것에 의해서 소화액이 나오기 시작합니다. 이 다음에 이 음식을 하나로 모으는 활동, 즉 입안의 타액만으로도 음식을 한데 합치는 기능을 가지고 있습니다. 몸 안에는 이물질이 들어오면 바로 이것을 정리하려고 하는 힘이 활동합니다. 또 희석액은 洗淨性의 기능을 가지고 음식물을 인후 쪽으로 흘러 들어가기 쉽게 기능을 합니다.

타액이 적다, 입이 마르다, 인후가 마르다 — 라는 것은 腎의 힘이 부족하다는 의미입니다. 반대로 타액이 많다는 것은 脾氣도 腎氣도 왕성하다는 의미가 되지요.

따라서 脾의 힘, 腎의 힘 중 어느 한쪽이 떨어지더라도 입이 마르게 됩니다. 단지 입이 마르는 양상이 다릅니다. 즉, 脾의 힘이 떨어졌을 때는 일단 腎氣는 나오려고 해도 脾가 유도해 주지 않기 때문에 입이 마르는 것으로 비교적 적은 상태로 끝납니다. 그러나 腎의 힘이 떨어졌을 때는 입안뿐만이 아니고 인후 쪽까지 바짝 마르게 됩니다.

어린이와 노인을 예로 들어 봅시다. 일생 인간의 윤회를 생각하면 활동을 하는 주체성이 각각의 연대에 따라서 다르다는 것을 알 수 있습니다. 어머니의 胎 안에 있을 때는 腎氣가 왕성합니다. 이 腎精體는 脾化되어 生育하는데, 성인으로 脾化되었을 때의 연령은 스무 살입니다. 이 이후에는 脾化는 생성되지 않습니다. 스무 살까지는 腎性體이고 아직 미완성입니다만, 脾化가 진행됨에 따라서 腎의 힘이 약해지고 반대로 脾의 힘이 강해집니다. 그렇기 때문에 성장기에는 腎의 힘이 매우 왕성하기 때문에 침이 많다고도 할 수 있습니다. 어린이는 腎旺脾化旺盛體입니다. 따라서 소화액이 지나치게 많아지고 침도 많아집니다. 다시 말해서 腎旺體이기 때문에 水液系가 많이 나타나게 됩니다. 자주 울기 때문에 눈물도 나오고, 소변도 자주 나옵니다. 대단히 水氣가 많기 때문에 腎旺體라는 것을 잘 알 수 있습니다.

노인은 어떤가 하면, 타액이 적기 때문에 인후에 떡이 걸리기도 합니다. 입 안만이 아니고 전신의 수액이 적어지고, 오그라들어서 주름이 많아지지요.

그리고 腎은 생명력이기도 합니다. 인생의 음방향순환, 노인기에 들어가면 腎의 命源이 점점 소멸되어 갑니다. 그리고 腎力減少와 비례하여 몸이 노화되어 갑니다. 이처럼 어린이와 노인을 비교하면 腎의 盛衰작용을 잘 알 수 있습니다. 침을 통해서 腎液과 脾化작용, 몸의 기능을 잘 알 수 있습니다.

6. 脾와 思憂19)

한쪽으로 깊이 생각하다, 생각에 빠져들다, 걱정하다 — 등의 깊은 사고를 하게 되면 몸안 깊숙한 곳에 흐르고 있는 氣의 흐름이 한곳에 멈추어서 움직임이 둔해진다. 氣가 멈추면 血의 흐름도 쉽게 정체되고, 氣血을 둔하게 만들며 소화운동도 둔해지고 脾化를 상하게 한다.

그다지 생각도 하지 않고, 성급한 행동을 하는 사람은 肝과 心이 脾·肺·腎보다 왕성하고, 음양의 균형이 이루어지지 않는 사람이다. 반면에 침묵하는 사람은 肺·腎이 왕성한 사람이다.

脾는 음양의 兩氣를 가지고 있어, 脾가 강하게 활동하면 동적인 陽의 心을 陰의 沈靜 쪽으로 끌어당기려고 한다. 또, 이 반대로 陰이 沈靜하고 있는 心을 陽動시키려고 하고, 음양이 절충되는 곳에서 생각을 주고 받으면서 思憂하는 것이다.

〈강의〉 脾와 思憂의 관계 및 활동

脾와 思憂의 관계입니다만, 思憂라는 것은 문자그대로 생각하고 걱정하는 것, 思慮, 憂慮라는 뜻입니다. 어느 것이든 정신적인 문제이기 때문에 따로 떼어서 생각하는 것은 어려운 일입니다. 한자에서 思와 考를 사용하는 것은 조금 다릅니다만, 어떻게 다른지

19) <東醫寶鑑 思門> 脾在志爲思 思則氣結.

확실하게 나누고자 하면 한순간 망설이게 됩니다. 뿌리는 하나뿐이어서 특히 어렵습니다.

考를 사용하여 생각하다라는 것은 지혜를 사용하고 腎氣를 사용합니다. 한편, 思를 이용하여 생각하다라는 것은 이른바 표면적인 활동, 즉 감정적인 것이 많이 작용하고 있습니다. 생각하는 마음을 훨씬 강하고 깊게 해 가면 가슴 주변에 氣가 멈춥니다. 더욱 깊이 생각에 빠져들면 가슴이 메여서 식욕이 없어지게 되고 위의 활동이 멈추어 버립니다. 氣가 멈추면 당연히 血도 멈춥니다. 그렇게 되면 소화기계 또는 전신의 체액 순환계에 영향을 미치게 됩니다. 이것은 脾體 안의 주체인 소화성에 영향을 주게 된다는 의미입니다.

따라서 지나친 思慮는 소화성을 해치고, 외곬으로 생각에 빠져들면 不食현상을 일으키게 됩니다. 깊은 생각에 빠져도 식욕이 왕성한 사람 즉, 脾・胃가 튼튼한 脾旺體인 사람은 괜찮습니다만, 肝旺體의 젊은 사람은 깊이 생각에 빠져들면 식욕부진에 빠지게 됩니다.

<양방향순환과 음방향순환>

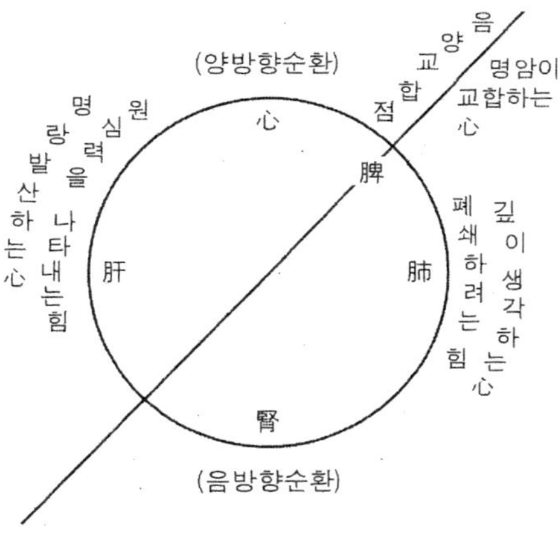

이와 같이 思라든지 憂는 소화와 깊은 관련을 가지고 있습니다. 거꾸로 말하면 脾氣의 생리작용이 깊은 생각에 빠지거나 憂慮하는 활동을 가지고 있다는 의미가 됩니다.

肝과 心은 양방향순환으로서 안에서 밖으로 발진시켜 가는 원심작용의 심리, 즉 화려하고 왕성한 心입니다. 쾌활한 사람은 肝旺體이든지 心旺體 중 어느 한쪽입니다. 脾는 오장전신으로 통하고 있기 때문에 음기와 양기의 양쪽을 가지고 있습니다. 또 肺와 腎은 沈靜하는 요소를 가지고 있기 때문에 성질은 음의 폐쇄작용을 가지고 있습니다. 더욱이 脾는 음양을 평형시키려고 하는 기능이 있기 때문에 양의 發展性인 心과 음의 沈思하려고 하는 心이 뒤섞여서 思憂의 심리를 발생시키고 있습니다. 즉 思憂라는 것은 陽動의 心을 心 속의 陰에서 음양을 왕래시키고 있는 심리작용입니다.

7. 脾와 甘味[20]

『素問』에 「하늘은 사람을 부양하는 데에 五氣로서 하고, 땅은 사람을 부양하는 데에 五味를 가지고 한다」[21]라는 부분이 있는데 즉, 체형이 생겨나는 근본은 五味에 있다.

酸味·苦味·甘味·辛味·鹽味의 다섯 가지 종류 중에서 인체에서 가장 많은 양을 필요로 하고 있는 것이 甘味이고, 그 밖의 네 가지의 맛은 비교적 적은 양으로도 괜찮다.

五味는 오장을 榮養한다고 하고, 甘味는 脾를 榮養하기 때문에 脾가 차지하는 분야는 거의 모든 전신이라는 사실에서 甘味를 대량으

20) <東醫寶鑑 病有五邪> 香臭 入脾爲香. 甘味 自入爲甘.
21) <東醫寶鑑 五味生神> 『內經』 曰 天食人以五氣 地食以五味.

로 필요로 한다는 것을 알 수 있다.

五味를 배분해 보면 甘 5, 酸 1, 苦 1, 辛 1, 鹽 1 정도의 비율이라고 생각해도 좋다. 단, 체질에 따라서 五味의 양은 다르다.

脾가 더욱 많이 필요로 하는 甘味, 즉 당질은 함수탄소이고, 우리들이 주식으로 하고 있는 쌀, 빵, 면류를 비롯하여 곡류에 다량 포함되어 있다.

甘味에 의한 대부분의 질병은 과잉 섭취함으로써 발생하는데 즉, 예를 들면 체내에 있어서 약간의 당분이라도 과잉섭취하게 하면 그 양만큼 內臟筋이 이완되어 위장에 부패현상이 일어난다. 이것이 간장질환・알레르기증상이 되고, 이것이 식사할 때마다 계속되면 重症이 되어 만성병으로 이어지게 된다.

당질과잉의 害로서는

① 內臟筋弛緩, 기능저하
② 運動筋 硬縮, 대사불능
③ 土剋水로 腎기능저하
④ 土剋木으로 肝기능저하
⑤ 自剋으로 脾・膵기능저하
⑥ 埋金으로 肺기능저하
⑦ 砂剋火로 心기능저하

등을 들 수 있고, 이 밖에 다른 병으로 진행해 간다.

8. 五味의 생성

土안에서 만들어져 있는 甘味는 土質이 갖는 맛으로, 이 土性의 甘味質이 사계작용과 만나서 다른 味質을 만든다.

酸味는 봄・아침의 대기작용으로 化生된 맛.

苦味는 여름·낮의 대기작용으로 化生된 맛.
辛味는 가을·저녁 무렵의 대기작용으로 化生된 맛.
鹽味는 겨울·밤의 대기작용으로 化生된 맛.

〈강의〉 五味의 활동과 인체

▶ 五氣와 五味

지구의 자전공전에 의해서 춘하추동과 24시간의 五氣가 있습니다. 이것들이 교합하여 지상에 작용하는데, 즉 천지 교합하여 人氣가 생겨나고, 이 人氣로서 생겨난 것이 즉 五味입니다. 人氣라는 것은 인간뿐만이 아니고 모든 동물·식물에도 포함되어 있으며, 이 五味를 우리들이 먹음으로써 부양되고 있습니다. 동식물이 서로 길항하면서 살아가고 있는 것이지요.

<五味의 생성>

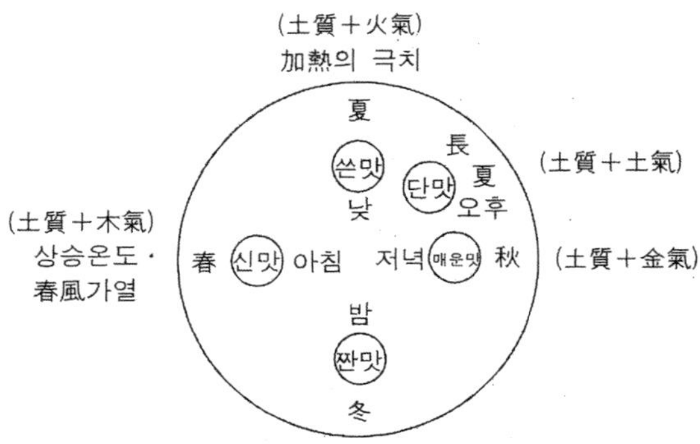

육체를 만들어내는 근본은 五氣와 五味의 공동에 의한 것입니

다만, 五味는 형태를 만들어 가는 데에 주체적으로 활동하고, 五氣는 주로 정신을 만들어 가는 데에 작용합니다.

정신인 氣와 몸인 육체가 음양길항하여 인체를 성립시키고 있습니다. 따라서 아무리 五味를 균형 있게 충분히 잘 섭취하더라도 정신이 불충분한 경우, 육체는 쇠약해 집니다. 그리고 정신이 확립되어 있어도 五味의 섭취가 불충분하면 역시 건전해 지지 않습니다. 즉 어느 한쪽이 약해지면 또 다른 한쪽도 약해지는 것이지요.

▶ 五味의 기본 – 甘味

五味에는 酸味・苦味・甘味・辛味・鹽味의 다섯 가지 종류가 있습니다. 이것은 단순한 부호입니다. 상식적으로 생각하여 혼동하기 쉬운 것은 甘味라고 하면 설탕만을 생각한다는 것이지요. 그러나 그렇지 않고, 甘味는 당질, 즉 함수탄소를 말합니다.

五味의 모태는 土의 甘味입니다. 이 甘味가 어떤 자극을 받아서 酸味로 변화하고, 이 변화의 정도에 따라서 酸味의 정도도 달라집니다. 캬라멜은 설탕을 태워서 만듭니다. 당질이 여름・낮의 火氣를 받아서 苦味가 됩니다. 火力의 도수에 따라서 苦味의 정도도 다르게 됩니다. 酸味는 苦味의 앞단계에 해당하면서 甘味가 변화한 것이고, 酸味가 더욱 변한 것이 苦味입니다. 苦味는 여름의 土用에 의해서 甘味가 되고, 가을의 수렴으로 辛味가 됩니다. 그리고 冬氣에 의해서 鹽味가 됩니다.

甘味는 이처럼 五味의 모태가 되고 있기 때문에 춘하추동의 모태가 大地라는 것과 완전히 똑같은 것입니다. 어쨌든 五味는 甘味라고 하는 한 가지가 변화한 것이라고 할 수 있습니다.

인체는 五味를 똑같은 양으로 필요로 하지는 않습니다. 토대인 甘味를 양적으로 많이 섭취하고 나머지는 그 체질을 만드는 데에 필요한 만큼 소량 섭취하면 됩니다. 육체 전체는 대지에 해당하는 脾體이고, 맛으로 말하면 甘味입니다. 이 甘味를 모태로하면서 鹽味적으로 활동하는 것이 뼈이고, 酸味적으로 활동하는 것이 근육입니다. 또 苦味가 가해져서 활동하는 것이 혈관계에, 甘味에 辛味가 가해진 것은 피부를 각각 만들고 있다고 추측할 수 있습니다.

또 甘味의 脾體가 조금씩 바뀐 것이 骨·筋·皮膚가 됩니다. 요컨대 같은 단백질체이면서 骨·筋·皮下組織·皮膚 등 質과 密度가 다른 것은 五味의 각 작용에 의하기 때문입니다. 또 다른 각도에서 보면 지구상에서도 살고 있는 곳에 따라 변합니다. 그것은 五味의 존재방식, 양이 달라지기 때문입니다. 五味가 百·百·百이라는 형식으로 균등하게 작용하고 있는 것이 아니기 때문입니다. 더욱이 체질에 따라서도 五味의 섭취량이 조금씩 변합니다. 肝旺체질인 사람은 근육·신경체질이라고 할 정도이기 때문에 酸味를 많이 필요로 합니다.

또, 甘味에는 유익성과 유해성이 있습니다. 유익성이라는 것은 甘味는 五味의 모태가 되고 있기 때문에 체형을 만드는 데에 작용하고, 일단 기초체력이 생긴 다음에는 마치 자동차의 가솔린처럼 칼로리로서 몸의 원동력이 되고 있습니다. 유해성에 관해서는 현대교육에서는 별로 논의되지 않고 겨우 당뇨병 정도에 그치고 있는 형편입니다. 糖質過剩害의 첫 번째는 내장근의 이완입니다. 내장근이 이완되면 그 기능은 저하되고, 관련된 장기는 모든 기능이 감퇴하여 활발하지 못하게 됩니다.

▶ 甘味를 지나치게 섭취하면

甘味는 입으로부터 식도를 지나서 위로 들어갑니다. 위에 들어가면 甘味는 느껴지지 않게 되도, 적당한 양이면 바로 포도당으로 변화하여 에너지원이 됩니다만, 양이 지나칠 때는 위의 수축근을 이완시킵니다. 위경련일 때는 胃근육 경련을 일으키는 이상항진 때문에 설탕물을 마시면 증상이 없어집니다. 이것은 甘味를 넣어서 신경의 경련을 풀어주어 근육경련이 없어지기 때문입니다. 이와 같은 작용으로 당질이 위속에 들어가면 내장근이 느슨해진다는 것을 알 수 있습니다.

甘味를 과잉섭취하게 되면 내장근은 이완되어 연동운동은 저하되고, 과잉된 甘味는 몸안을 돌아서 차례차례 오장의 기능을 저하시켜 버립니다. 가장 크게 손상을 입는 것은 土剋水의 腎이고, 다음은 逆剋으로 肝, 그리고 自剋으로 脾·胃의 순서입니다. 脾·胃가 강하면 自剋은 마지막 순서입니다. 즉 오장의 기능이 저하되는 것은 어떠한 병에라도 걸린다는 것을 의미합니다.

당뇨병은 脾·腎系가 극도로 저하된 병이고, 脾系 중에서 水가 약할 때 잘 걸립니다. 甘味는 五味의 모태이기 때문에 전체가 손상받기 쉽습니다만, 나머지의 四味, 예를 들면 辛味의 경우는 폐가 강하면 辛味가 들어와도 괜찮습니다. 辛味를 과잉섭취하면 제일 먼저 침해당하는 것은 간이고, 만약 간이 튼튼하면 비로소 脾로 가게 됩니다. 따라서 辛味에 의해서 오장 전부가 손상당할 때까지는 상당한 시간이 걸리게 됩니다. 甘味 이외의 四味는 단일 장기의 장애로부터 시작하여 相剋관계에서 다른 장기에 상처를 입히게 됩니다만, 甘味의 과잉섭취는 다른 四味의 영향보다 큽니다.

또한 계절에 따라서도 五味의 섭취량이 달라집니다(p. 75 그림 참조).

더울 때, 더운 지방에서는 苦味·酸味를 많이 섭취하고, 辛味와 塩味는 적게 섭취합니다. 또 추울 때, 추운 지방에서는 辛味·塩味를 비교적 많이 섭취하고 酸味·苦味를 적게 섭취하는 것이 요령입니다.

<五味의 섭취량>

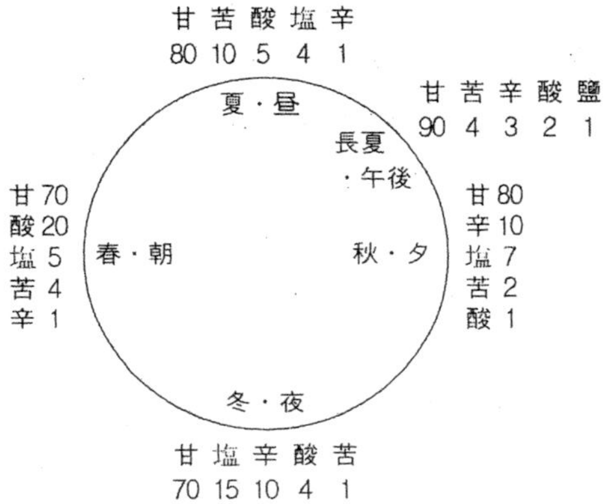

9. 脾와 黃色[22)]

색의 생성은 고대부터 깊이 연구되고 있다. 『般若心經』의 한 구절에 「色卽是空, 空卽是色」이라고 있고, 『天經或問』에도 「氣는 火를 둘러싸고 轉動할 때는 風이 되고, 부는 것이 빨라지면 소리가 되고, 모여서 발할 때는 빛이 되고, 더욱 모여서 응결될 때는 형태를 이룬다」라는 부분이 있다. 이것을 현대식으로 바꾸어 보면 빛은 에너지의 파동이고, 이 파동의 장단이 色光의 종류를 만들어내고, 또 光波에너지는 매우 급격하게 모일 때는 열에너지로도 되고, 물질로도 변화하는 것이다.

일단 대기가 바뀌면 빛이 되고, 다시 한번 모여서 응결되어 여러 종류의 형태와 색을 나타낸다. 또한, 이 광열에너지 파동의 장단에 의해서 形・色・性情이 다르다. 이상에서 색채의 본체는 빛이라는 것을 알 수 있다.

22) <東醫寶鑑 病有五邪> 黃色 入脾爲黃.

봄의 빛은 대기를 파랗게 하고 초목도 푸르게 한다.

여름의 빛은 대기를 자주색으로 하고 초목도 자주빛으로 한다.

長夏의 빛은 대기를 검은 색으로 하고, 초목도 검게 한다.

가을의 빛은 대기를 붉은 색으로 하고, 초목도 붉게 만든다.

겨울의 빛은 대기를 하얀색으로 하고, 초목도 하얀빛으로 한다.

사람의 경우도 마찬가지이고, 사람의 성질을 색으로 나타내면 빨간 사람·파란사람·하얀 사람 등이 있다. 이것을 알기 쉽게 계통을 세워서 만든 것이 열 가지 유형이라는 것이다.

脾는 황색이 많이 포함된 곡물에 의해서 생성되고, 脾가 건강하면 淡黃, 脾가 병들어 있으면 黃濃色이 된다. 五味도 황색을 가진 음식물에 많다. 황색은 원래 대지 본래의 색이고 식물자체의 五味의 함유는 황색이 대부분이며, 나머지 四味는 사계의 대기에 의해서 맛이 나게 된다.

동양의학에서는 體色은 간이 담당하고 있다고 한다. 간을 주체로 하고 이것에 각 五氣의 활동이 가해져서 변화하는 것이 五色이다.[23]

청색은 肝氣로부터 생겨난다.

적색은 肝氣에 心氣가 더해져서 생겨난다.

황색은 肝氣에 脾氣가 더해져서 생겨난다.

백색은 肝氣에 肺氣가 더해져서 생겨난다.

흑색은 肝氣에 腎氣가 더해져서 생겨난다.[24]

인체의 황색은 脾의 활동에 의해서 발산되는 색이고, 脾의 생리작용은 간과 밀접한 길항관계에 있으면서 간의 영향을 강하게 받는다. 예를 들면 간기능이 항진하여 脾가 好길항할 수 없는 경우에는 바로 脾에 부담이 가서 황색을 강하게 발산한다. 적당한 황색은 건강하지만, 지나친 황색은 脾기능이 저하한 것이다.

---

23) <東醫寶鑑 病有五邪> 肝主色 五色....五色者 靑 赤 黃 白 黑.

24) <東醫寶鑑 病有五邪> 靑色 自入爲靑. 赤色 入心爲赤. 黃色 入脾爲黃. 白色 入肺爲白. 黑色 入腎爲黑.

간이 항진하면 담즙이 필요이상으로 몸안에 유출되는데, 이것을 脾가 수집할 수 없는 결과, 황색으로 되고, 호르몬 변조를 일으켜서 몸이 무겁게 된다.

肝 → 脾 → 腎 → 心 (逆循)

피부에 활기와 윤기가 없고, 황색을 띠는 것은 대부분 간장질환에 많이 나타난다. 계절에 있어서 혈색과 다른 혈색을 띠는 때는 몸에 이변이 일어났음을 나타내고, 혈색이 계절색과 相生일 때는 병은 가볍다. 또 相剋일 때는 병은 무거운데, 예를 들면 봄에 적·흑색은 좋고, 백·황색은 나쁘다. 또 항상 흰색은 가을·겨울에 좋고, 봄·여름에 나쁘다.

〈강의〉 "氣"와 色에 대해서

색에 관해서는 이미 『동양의학 강좌 1 기초편』에서 상세하게 서술했습니다만, 최근 빛은 에너지의 파동이라고 합니다. 이것은 고전에도 기재되어 있으며, 이 중에는 대단히 훌륭한 내용이 많이 전해지고 있다는 사실을 기억해 두십시오.

여기에서는 天氣의 色, 요컨대 氣를 중심으로 색에 대해서 설명하겠습니다.

▶ 사계에도 각각의 색이 있다

봄의 氣는 木氣의 색이고 만물을 파랗게 합니다. 이것은 자연에서 초목이 변화하는 색이고 九星의 색과 같습니다. 그림으로는 다음 페이지와 같이 됩니다. 봄, 三碧은 옅은 녹색, 다음은 四綠으로 짙은 녹색이 되고, 여름은 九紫로 紫가 됩니다. 초목의 녹색은 자외선이 가해지면 보라색으로 됩니다만, 이것은 파랑과 빨강을 혼합하여 생기는 색입니다. 초목의 보라색은 여름을 지나면 원심성이 없어지고, 수렴·내향하여서 생기가 적어지며, 여기에 태양광선이 가해지면 검게 됩니다. 土用은 사계 중에서 가장 검게 되고, 계속해서 가을이 되면 天氣와 地氣의 교류는 없어지고 태양광선만이 남습니다. 이 때문에 잎 끝이 빨갛게 되고 나아가서 지상은 天氣만으로 되어서 空無한 백색으로 됩니다. 우주영기의 원색은 백색입니다. 따라서 모든 바탕은 흰색입니다. 이상은 天氣를 중심으로 설명하였습니다.

<4계절의 색>

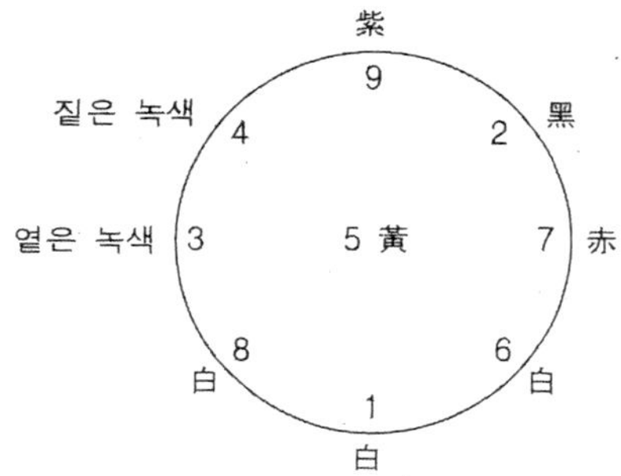

다음은 土氣인 大地 원색은 황색입니다. 이것은 중국의 대지가 황토색이기 때문입니다. 다른 토지도 표면의 흙에는 여러 가지 색이 있습니다만, 일정한 깊이로 파고 들어가면 황색이 됩니다. 이 때문에 중앙의 五黃의 黃은 중심이 되는 색이 되며, 이를 달리 표현하면 中黃의 색을 의미합니다.

또 색은 天氣와 地氣의 교류에 의해서 생겨납니다만, 대지로부터의 색은 황색입니다. 『易經』에서도 黃의 글자가 쓰여져 있는 것은 二爻나 五爻 즉, 中庸爻에서 게다가 陰爻의 부분에 표시되어 있습니다. 이러한 점을 보더라도 黃이라는 것은 土盤이나 중앙 등의 중심이면서 陰을 나타내고 있기 때문에 대지 쪽의 중앙이라고 할 수 있습니다. 그리고 우주의 원색이 白, 태양의 색은 赤이기 때문에 이 黃, 白, 赤 세 개의 기능이 비율을 달리하면서 복합해서 五色을 띠고 있습니다.

▶ 體色으로 나타나는 장기의 변동

인체에 있어서 황색의 얼굴은 脾의 변동을 나타내는데, 脾旺인 경우는 약간 황색을 띠면서 활기 있는 혈색을 나타냅니다. 病態의 경우는 木剋土로 황색이 진하고, 활기가 없으며 혈색도 나쁩니다. 전체적인 體色을 만드는 것은 크게는 간의 작용에 의합니다만, 다른 장기의 기능이 강해지면 이 장기의 영향을 받아서 體色이 변합니다.

예를 들면 靜脈血을 몸 구석구석에서 빨아올리고, 動脈血을 순환시키는 심장활동의 영향을 강하게 받으면 體色은 빨갛게 됩니다. 그리고 간장의 활동이 항진하여 다른 장기를 무시하고, 오장의 활동균형보다 강한 상태, 즉 표준보다 강하게 활동하면 청색이 됩니다. 이것은 사람이 자주 불같이 화를 내면 정맥이 부풀어 올라서 표피에 나타나고 얼굴이 새파랗게 되는 현상에서도 알 수 있습니다.

최근 황색 얼굴을 한 사람을 자주 봅니다만, 이것은 脾가 항진한 상태이고, 간의 자극·상극을 받아서 발하는 경우가 많습니다. 脾土는 본래 소극적이기 때문에 木剋土의 영향을 받기 쉽고, 이 결과 황색으로 된다는 사실이 다른 장기와 다른 점입니다. 또 白은 肺, 黑은 腎에서 각각 다른 장기보다 항진하거나 왕성한 경우에 나타나는 색입니다. 항진한다는 것은 그 장기에 힘이 없는데도 힘을 내고 있는 경우이고, 旺이라는 것은 어떤 장기에 힘이 있어서 다른 장기와의 힘의 차이가 생겨나는 상태를 말합니다. 우리들은 색을 볼 때, 분명한 색을 상상하기 쉽습니다만, 인체의 색을 판단하는 경우, 아주 약간의 황색을 띠는 것이 건강색인데, 이때 반드시 피부에 활기와 촉촉함, 윤기가 있는 것이 조건이 됩니다.

이와 같은 조건 아래에서의 황색은 脾旺實입니다. 이에 반해서 病變인 경우에는 활기와 촉촉함, 윤기가 없어지는데, 색이 진하고 연한 것은 病變과는 직접적인 관계가 없습니다. 다시 말해서 건강색으로 진하면 旺實이고, 윤기가 없고 진한 색이면 病變이라는 것을 나타냅니다.

계절색은 사람의 常色에 계절색, 즉 봄에는 肝旺季로서 肝의 색이 들어가 있는 것으로서 常色과 비교하여 살펴봅니다. 계절건강색은 여름에는 常色보다 약간 붉은 색을 나타냅니다. 이것은 동맥이 위로 드러나서 혈액순환이 빠르기 때문입니다. 가을은 旺氣하여 氣의 흐름이 빨라지고 백색을 나타냅니다. 또 腎의 흑색은 잘은 모르겠습니다만, 무언가의 변화인 것만은 틀림없습니다.

색에는 계절색이 있으며, 건강한지 아닌지는 색의 농담보다도 활기, 촉촉함, 윤기가 중요합니다. 사람의 오장의 상태에 의해서 亢進과 旺實의 차이가 있습니다. 病變의 황색을 가지고 있는 경우는 肝剋脾에 관한 경우가 많고 이것이 시간을 두고서 脾剋腎・腎剋心・心剋肺・肺剋肝과 剋循하는데, 이때에 결점이 있는 장기가 덜컥 剋傷당하여 병변이 나타나게 됩니다. 이렇기 때문에 선천적 또는 후천적인 결점이 있는 곳에 병이 생긴다는 것이고, 대개의 경우에 있어서 만성적인 병이 되는 경우가 많습니다.

이에 비해서 급성인 경우는 剋傷이 강하고 시간적으로 짧으며 한 번의 剋현상으로 손상당합니다. 혈색이라는 것은 계절색을 통하여 건강한지의 여부, 오장의 旺實상태, 또는 항진상태를 알 수 있습니다. 그것이 일과성으로 발하는 경우도 있습니다. 그리고 사람의 常色이라는 것은 또한 臟系의 균형을 나타냅니다.

백색을 띠고 있어도 肺旺實인 경우도 있습니다만, 활기가 없는 것은 心剋肺처럼 무언가의 장기의 相剋일 때도 있는데, 이 경우는 항진하는 색이 됩니다.

상생·상극론에서 황색에 관해서 말하면 황색의 좌우에 있는 赤과 白은 상생하는 색이이 되는데, 만약 長夏에 적·황·백을 나타내는 경우에는 비교적 가볍고 반대로 상극의 청색과 흑색을 나타낼 때에는 심하다고 봅니다. 長夏에서 계절색은 황색이어야 하는데 적색을 띠고 있는 것은 心이 강해서 수렴할 수 없으며, 아직 여름을 나타내고 있는 것입니다. 또 土用의 長夏인데 백색을 띠고 있는 경우는, 몸은 벌써 가을로 접어들어 肺氣가 미리 앞서서 수렴하여 추위를 느끼고 있다는 것을 보여주고 있습니다.

<계절 건강색>

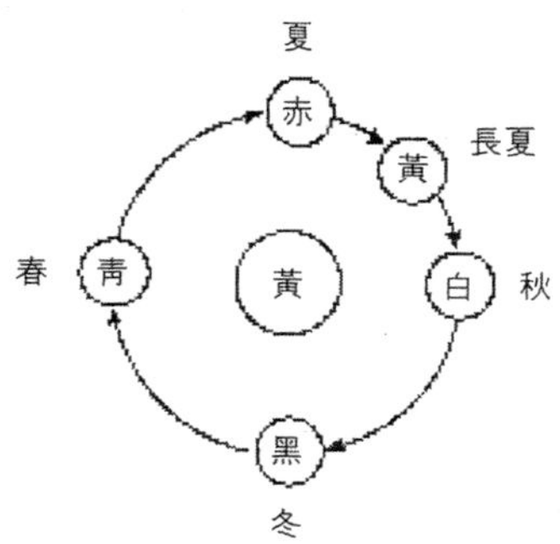

肺旺體인 사람은 長夏가 오면 한발 먼저 백색기미를 띠게 됩니다. 腎旺體인 사람은 봄이 와도 여전히 까맣고, 心旺體인 사람은 봄이 오면 먼저 붉은 기미를 나타냅니다. 이와 같은 경우는 상생의 색이기 때문에 다소 그 계절과 어긋나더라도 안심할 수 있습니다. 그러나 정반대로 상극의 색을 나타낼 때에는 위험하기 때문에 주의하지 않으면 안 됩니다.

예를 들면 여름인데도 불구하고 흑색을 띠는 사람은 겨울이 되면 더한층 나빠집니다. 이와 반대로 겨울철에 붉은 기를 나타내고 있으면 겨울에는 어떻게든 그럭저럭 지낸다고 하더라도 여름이 오면 過火가 되어 몸이 녹초가 됩니다.

이와 같이 한쪽으로 치우치는 것은 환영할 수 있는 일이 아니며, 아울러 이와 같은 사람은 성격도 편파적인 것 같습니다.

10. 脾와 緩脈[25]

건강한 성인의 맥은 한 번 호흡하는 데에 4~5動이고(腎氣가 있으면서 병이 없는 사람), 1분간에 15~16호흡(72~80動)한다.

또한 건강한 소아의 맥은 한 번 호흡에 5~6動, 1분간 80~90動이다.

다음으로 전신에 있어서 주된 맥의 진단부위를 살펴보자.

天部	天部	관자놀이(안면)
	人部	耳門前(안면)
	地部	人迎(首)
人部	天部	寸口(手)
	人部	神門(手)
	地部	合谷(手)
地部	天部	太衝(足)
	人部	衝陽(足)
	地部	太谿(足)

(일반적으로 寸口의 맥을 중심으로 설명하고 있지만 人迎脈도 중요하다)

25) <東醫寶鑑 五臟脈> 脾之平脈 和緩而大(入門).

<맥진부위의 종류(三部九候)>

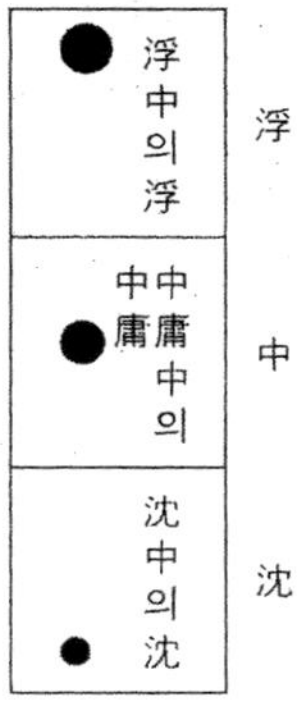

寸		關		尺		
左	右	左	右	左	右	
心	肺	肝	脾	腎	命門	
浮	浮	浮	浮	浮	浮	外表部
中	中	中	中	中	中	中層部
沈	沈	沈	沈	沈	沈	深層部
上	焦	中	焦	下	焦	

緩脈은 脾를 나타내고, 長夏·오후에 나타나는 맥 상태이다.

즉, 長夏에는 緩脈이 되고, 오후에도 緩脈을 나타내는데, 만약 다른 때에 緩脈을 나타내는 것은 脾가 변화하고 있을 때이다.

생리적으로 緩脈을 설명하면 내장을 비롯하여 전신이 항온을 약간 넘어선 범위에서 체온이 유지되고 있다.

예를 들면 고열은 洪脈, 내장을 비롯하여 몸이 차가운 것은 沈脈이 된다. 이 중용이 緩脈이다.

≪온도로 본 맥의 움직임≫26)

봄·아침 = 상승온 = 弦(수축되면서 强運動으로 나온다)

여름·낮 = 최고상승온 = 洪(심하게 순환한다)

長夏·오후 = 고온의 보온 = 緩(느긋하고 여유있는 모습)

가을·저녁 = 하강온 = 澁脈(정체상태로 원활하게 진행되지 않는다)

겨울·밤 = 저온 = 沈脈(위축되어 中核에 머무른다)

≪三部九候의 脈(寸口의 脈)≫

脈位=浮·中·沈

脈種=洪·弦·緩·澁·沈·病脈

脈動=長·短(寸關尺을 넘는 것, 또는 부족한 것)

脈速=遲·速

예를 들면 洪이면서 浮의 경우는 이치에 맞고, 病脈으로서 당연하다.

沈이면서 大이면 예사롭지 않은 맥이고 腎에 염증 등의 重症 맥이다.

맥이 浮-速-長은 체열이 높다는 것을 의미한다.

맥이 沈-遲-短은 몸이 차가워져 있다는 것을 의미한다.

또 疾病部가 있으면 이 질병부에도 혈액이 많이 유입되기 때문에 맥을 진단하는 寸關尺의 脈動도 강하게 뛴다.

오른손, 왼손의 맥 상태가 다른 것은 길항의 불균형을 의미하며, 이는 서로 이기려고 해서 좋지 않다.

예를 들어 寸口의 좌우 맥이 서로 다르면 心과 肺의 활동균형을 무너뜨리고 있다는 증거이다. 이 불균형의 맥에 의해서 心과 肺에

---

26) <東醫寶鑑 四時脈> 春肝脈來軟弱 輕虛而滑 端直而長 故曰弦. 夏心脈來來盛去衰 故曰鉤一作洪. 秋肺脈來輕虛而浮 來急去散 故曰浮一作澁. 冬腎脈來來沈而搏 故曰營一作石. 四季脾脈來 和緩而大(內經玉機眞藏論篇 第十九).

剋傷이 일어나고 있다는 것을 보여주고 있다.

〈강의〉 脈診部位와 四季脈

▶ 인체의 脈所

인체 전체에서 맥을 쉽게 알 수 있는 곳은 두꺼운 동맥이 체표에 나타나 있는 곳입니다. 옛 사람이 풀이하는 전신의 脈所에는 頭部에 세 군데, 手部에 세 군데, 足部 등 세 군데에 天人地의 脈所가 있습니다.27)

목에서부터 위쪽의 頭部 脈所는 上焦의 활동을 통하여 전신 상태가 나타나고, 손의 脈所는 中焦의 활동을 통하여 전신 상태를 나타냅니다. 또 발의 脈所는 下焦의 활동을 통하여 전신 상태를 나타내고 있습니다. 전신을 둘러싼 혈액의 유동상태는 전신의 구석구석까지 순환하면서 작용하고 있는 몸의 조직에 혈액이 많이 모여서 조직을 움직이게 만듭니다. 예를 들면 현재 여러분은 머리를 사용하고 있기 때문에 天部의 天部, 관자놀이의 맥이 강하게 뛰고 있을 것입니다.

냉증이 있는 사람에게는 足의 맥과 人迎部의 맥을 비교하면 서로 다른 경우가 많은 것 같습니다. 足의 맥이 천천히 뛰고 있고 人迎의 맥이 빠른 것은 上實下虛입니다. 일반적으로 寸口의 맥이 자주 사용되고 있는 것은 寸關尺이라는 한군데에서 전신 맥을 진단하기 쉽기 때문입니다. 아울러 浮中沈이라는 느낌도 알기 쉽고

27) <內經 三部九候論篇 第二十> 帝曰 何謂三部? 岐伯曰 有下部, 有中部, 有上部. 部各有三候. 三候者, 有天有地有人也, 必指而導之, 乃以爲眞. 上部天, 兩額之動脈; 上部地, 兩頰之動脈; 上部人, 耳前之動脈. 中部天, 手太陰也; 中部地, 手陽明也; 中部人, 手少陰也. 下部天, 足厥陰也; 下部地, 足少陰也; 下部人, 2足太陰也. 故下部之天以候肝, 地以候腎, 人以候脾胃之氣. 帝曰 中部之候奈何?

편리하기 때문에 기본적으로 사용됩니다.

▶ 緩脈이라는 것은[28]

緩脈이라는 것은 사계맥 중의 하나입니다. 그리고 장기에서는 비장이 왕성할 때, 즉 여름의 土用의 시기와 하루 중에서는 오후에 이 맥이 나타나는 것은 정상입니다.

病脈은 사계맥의 다섯 가지 원칙적인 맥을 기본으로 하였을 때 변한 것이기 때문에 다섯 가지 원칙적인 맥을 잘 파악해 두면 病脈도 몸의 변화도 잘 알 수 있게 됩니다. 緩脈은 음방향순환 초기의 맥으로 여름의 洪脈에 약간 음방향순환의 氣가 숨어 들어가 있습니다. 그리고 洪脈의 원심성이 강한 맥이 전체적으로 느슨해져 구심성이 조금 작용하기 시작한 맥입니다.

표면적인 설명만으로는 이해하기 힘듭니다만, 자동차에 비유한다면 액셀러레이터를 힘껏 밟아 달리고 있을 때를 洪脈이라고 한다면 액셀러레이터를 떼고 나머지 힘으로 달리고 있을 때의 맥이 緩脈입니다. 그렇기 때문에 緩脈은 속도는 있습니다만, 힘은 洪脈 정도는 아닙니다. 沈脈은 아래에 가라앉아 있는 맥입니다만, 洪脈과 緩脈은 위로 드러나 있습니다.

長夏가 아닌 때, 몸에 변조를 초래하여 나타나는 緩脈상태는 몸 안에서 일과성으로 長夏의 상태가 되었을 때입니다. 이것은 한번 발열 하면 일단 洪脈이 되고, 이 발열이 멈추면 緩脈이 되기 때문입니다만, 정상적인 상태는 아닙니다.

건강표준맥이라는 것은 춘하추동의 사계절의 맥에 걸맞은 맥을 말합니다. 봄·가을은 中脈을 띠는 것이 정상적인 맥이고, 더울 때는 더운 맥, 추울 때는 추운 맥이 정상입니다. 이와 같이 사계절

28) <東醫寶鑑 二十七脈 緩> 陰脈也. 一息四至 往來和緩 少駃於遲 又曰擧按 大而慢.
○ 緩者 衛氣有餘 榮氣不足之候(丹心).

의 맥은 사계에 맞추어서 순환하고 있기 때문에 고정된 사고방식을 가져서는 안 됩니다.

<맥의 장단>

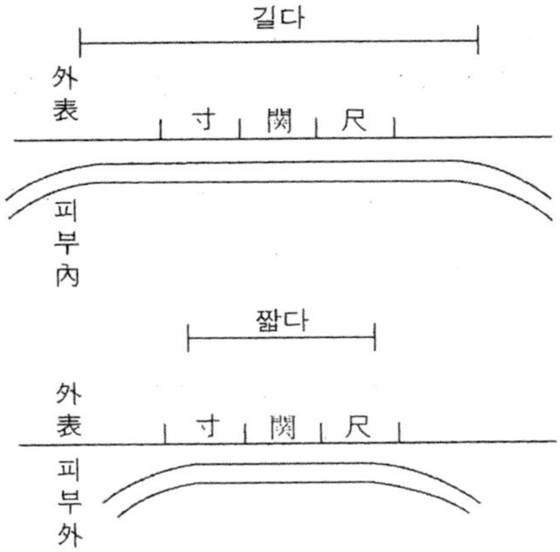

가을은 中脈이면서 아울러 濇脈이면 정상입니다. 그러나 가을이라도 밤에는 中脈중에서 가라앉고 낮에는 약간 적당히 밖으로 나타나는 中脈이 좋은 것 같습니다. 이것은 사계와 마찬가지로 하루 중에서도 木火土金水가 순환하고 있기 때문입니다. 따라서 같은 가을이라도 濇脈을 중심으로 조금씩 변화를 보이는 것이 당연합니다.

맥의 長短에 관해서는 몸 안에 열을 받으면 맥은 밖으로 나타나기 쉽게 되고 빠르고, 그리고 길게 뛥니다. 寸關尺에서 長短을 보면 寸關尺의 폭을 넘어서 뛰는 맥을 長[29]이라고 하고, 寸關尺의 폭보다 부족한 것을 短[30]이라고 합니다. 위의 그림과 같이 寸關尺을 옆으로 해서 본 경우, 폭이 짧으면서 솟아 있는 부분이 적은 것은 체내가 차가워져 있다는 것을 의미하고, 체력이 약해져 있는

29) <東醫寶鑑 二十七脈 長> 陽脈也. 按之洪大而長 出於本位 三關通度.
30) <東醫寶鑑 二十七脈 短> 陰脈也. 兩頭無中間有 不及本位曰短.

것을 나타냅니다. 長이라는 것은 寸關尺으로부터 남아도는 폭을 가지고 있으며, 솟아 있는 부분도 큽니다. 이것은 체력이 강하고 항온보다 열이 높은 경향을 나타냅니다.

좌우의 맥에 차이가 있는 것은 몸의 좌우가 불균형하다는 것을 의미하고, 또한 心·肺의 불균형도 나타내고 있습니다. 그러나 脈診에만 의지하지 말고 望聞問切 모든 것을 종합하여 진단하지 않으면 실수를 범하는 경우도 있습니다.

하나에 관해서 깊이 있게 안다는 것은 필요합니다. 그러나 자신 있는 손 기술을 가진다는 것은 필요함과 동시에 중요합니다만, 그다지 자신이 없는 다른 진단법도 이용하지 않으면 안 됩니다. 여러 가지 방법을 참고하여 종합적으로 진단하고, 무엇이든지 시술할 수 있도록 연마할 필요가 있습니다.

11. 脾와 宮音[31)]

宮이라는 것은 五行에서는 土性의 音이고, 喉音이다.

木 = 角音(牙音)-----ㄱ ㄲ ㅋ

火 = 徵音(舌音)-----ㄴ ㄷ ㄸ ㅌ ㄹ

土 = 宮音(喉音)-----ㅎ ㅇ

金 = 商音(齒音)------ㅅ ㅆ ㅈ ㅊ ㅉ

水 = 羽音(唇音)-----ㅁ ㅂ ㅃ ㅍ

31) <東醫寶鑑 脾屬物類> 在喘爲濕 在地爲土 在卦爲坤 在體爲肉 在藏爲脾 在色爲黃 在音爲宮 在聲爲歌 在變動爲噦 在竅爲口 在味爲甘 在志爲思 其液爲涎 其榮爲脣 其臭爲香 其數爲五 其穀爲稷 其畜爲牛 其蟲爲倮 氣果爲棗 其菜爲葵.

〈강의〉 宮音은 土性의 音

脾는 宮音이고 宮音은 동양에서는 土性의 音입니다. 喉音이라는 것은 목의 발성음입니다. 喉音을 발성하는 것은 脾系와 관계하고, 또 脾系의 활동에 의해서 喉音을 발성하는 것입니다. 예를 들면 ㅎ·ㅇ의 발성음이 나쁜 경우는 脾系에 고장이 있거나 脾가 약화한 경우입니다. 또 ㅎ·ㅇ을 강조하는 발성음을 하는 사람은 脾旺유형임을 알 수 있습니다. 그것에 ㅎ·ㅇ의 音調가 많은 노래나 經 등의 발음을 많이 사용하고 있으면 脾系를 격려하여 북돋아 줍니다. 그러나 이것도 지나치면 脾를 손상하게 만듭니다.

12. 脾와 歌[32)]

노래를 한다, 말하다, 이야기하다, 독경하다 – 등은 생리작용으로서 脾를 부활시킨다. 그러나 체력 이상으로 지나치게 노래를 하거나, 지나치게 말을 하여 체력을 소모하면 脾를 상하게 한다.

〈강의〉 발성과 장기의 관계

노래를 부른다는 것은 발성을 변화시키면서 목소리를 길게 빼거나, 줄이거나, 쉬거나 해서 내는 소리입니다. 이야기를 한다든지 말을 하는 것과 비슷한 발성입니다. 다른 五行發聲音과 비교하면 木의 경우는 부르는 소리입니다. 다시 말해서 "어-이"라고 불렀을

32) <內經 陰陽應象大論篇 第五>曰 脾在聲爲歌.

때의 몸 상태가 어떻게 되는지 시험해 보면 알 수 있을 것이라고 생각합니다만, 배꼽 윗부분에 힘이 들어가고 특히 간장주변에 힘이 들어가는 느낌이 들 것입니다.

또, 커다랗게 높은 소리를 내서 부르는 소리는 원심성의 작용입니다. 새된 소리라고 합니다만, 같은 노래라도 크고 높은 소리를 내는 것은 土性 중에서 肝氣가 활동하는 것입니다.

다음으로 하하하 하고 웃는 소리는 앞에서 말한 부르는 소리와는 달라서 배꼽 윗부분에서 바로 위로 쳐올라오는 듯한 느낌이 듭니다. 이러한 적당한 웃음은 심장에 좋습니다. “웃는 자에게는 복이 온다”라고 합니다. 웃음은 심장을 賦活시키는 결과가 됩니다. 心의 활동은 전신을 순조롭게 움직이게 하는 것입니다만, 움직이게 한다는 것은 사람 인(人) 변을 붙이면 활동한다(働)라는 글자가 됩니다. 활동하면 복이 들어오는 것이지요. 객관적으로 보더라도 떨떠름한 표정을 짓고 있는 것보다는 웃는 얼굴을 하는 쪽이 좋다고 하지요. 그러나 웃음도 정도를 지나쳐서는 폐단이 있기 때문에, 무엇이든지 중용이 좋습니다.

노래라든지 말을 한다든지 하는 것은 약간 다릅니다. 노래의 경우는 지나치게 힘을 넣으면 소리가 무너져 버리고 너무 소리가 작으면 발성이 되지 않습니다. 적당히 좋은 소리에서 위아래가 있는 것입니다. 최근에는 木氣가 불필요하게 들어간 노래가 많아진 것 같습니다. 노래에도 木火土金水가 있습니다. 민요 등은 土性이고 中庸音입니다. 土는 언제나 土臺에서 중앙에 있기 때문에 전부를 포함하고 있습니다. 木氣는 直情性이고 곧은 氣이며 또한 높은 음성입니다.

노래는 고음뿐만이 아닙니다. 土性 중의 木火土金水가 있습니다만, 표준적인 노래라는 것은 土性을 중심으로 합니다. 이것은 분석한 것을 짜 맞추면 됩니다.

그리고 한탄을 하거나 쥐어짜는 소리를 내는 것은 낮은 소리로서 힘은 강합니다만, 대개가 하강성입니다. 더욱이 金氣는 하강성으로 단단한 성질을 가지고 저음이 됩니다. 낮게 신음소리를 내는 듯한 詩吟은 土性 중의 水系라고 할 수 있습니다.

말을 하거나 이야기를 하는 것도 이와 마찬가지입니다. 높은 소리로 말을 하는 사람은 肝旺유형이고, 腎旺體의 사람은 저음입니다. 비장과의 관계에서는 많이 재잘거리면 말을 하지 않고 가만히 있을 때보다도 훨씬 배가 빨리 고파집니다. 이러한 사실에서도 말은 소화기계와 관계하고 있다는 것을 알 수 있습니다. 1개월 동안이나 말을 하지 않고 있으면 왠지 모르게 기분은 울적할 지 모르지만, 반대로 머리는 맑고 깨끗해집니다. 말을 하지 않고 있다는 것은 腎이 왕성하게 작용하고 있다는 뜻입니다. 지나치게 말을 많이 하면 사고를 깊게 할 수 없습니다.

평상시 여자가 간식을 많이 먹는 것은 말을 많이 하기 때문일지도 모릅니다. 이와 반대로 소화・흡수가 잘 되기 때문에 많이 먹을 수 있을는지도 모릅니다. 떠들고 먹고, 또 그 음식물의 질이 土性이면 살이 찌는 것은 당연하지요. 心旺유형, 脾旺유형은 쉽게 살이 찝니다. 이러한 사람은 土性식품을 조금 먹고 金性・水性의 식품을 많이 섭취하도록 유의하면 살이 찌지 않습니다.

노래도 웃음도 도를 지나쳐서는 안 됩니다. 모두 중용에 이르도록 해야만 합니다. 먹는 것을 바꾸거나 성격을 바꾸는 것은 대단히 힘든 일입니다만, 여러 가지 점에서 반성할 필요가 있는 경우도 적지 않은 것 같습니다.

13. 脾와 土用[33]

脾는 오행에서는 土行에 속하고, 사계에서는 土用에 해당한다. 脾는 인체에 있어서는 大地처럼 만물인 전조직을 에워싸고, 榮榮의 중심적 활동을 이루고 있다. 이와 같이 五季에 있어서 土用은 춘하추동의 사이에 위치하면서 이들 사계를 조정하고 있다.[34]

바로 인체의 四臟을 조절하면서 榮榮을 이루고 있는 비장에 해당하는 것이 土用이다.

<1년의 土用>

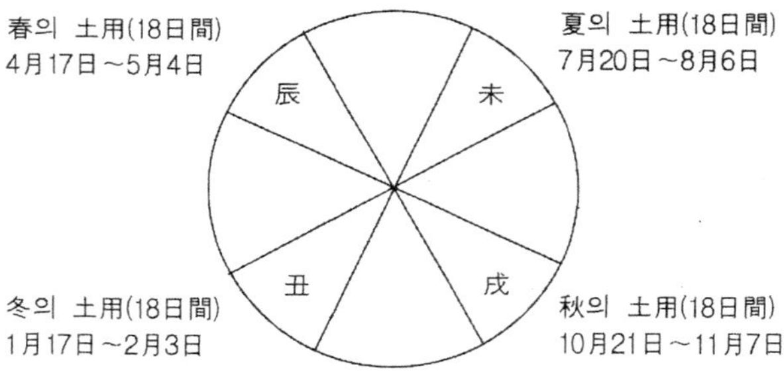

<주: 양력기준>

일년에 72일간 土用이 있는데, 특히 여름·겨울의 土用은 鬼門이라고 하여 土氣가 강하다.

土用이 미치는 작용에는 다음과 같은 것이 있다.

① 土化作用이 강하다(腐蝕作用).

② 온도의 고저에 차이가 있다(항온을 손상시킨다).

③ 산소가 희박한 대기

---

33) <東醫寶鑑 脾屬物類> 在喘爲濕 在地爲土 在卦爲坤 在體爲肉 在藏爲脾 在色爲黃 在音爲宮 在聲爲歌 在變動爲噦 在竅爲口 在味爲甘 在志爲思 其液爲涎 其榮爲脣 其臭爲香 其數爲五 其穀爲稷 其畜爲牛 其蟲爲倮 其果爲棗 其菜爲葵.

34) <東醫寶鑑 十二支> 土居四維 旺在四季之末.

④ 흐트러진 磁力이 흐르고 있다.

⑤ 대기습도의 고저에 차이가 있다.

대지에는 사물을 길러내는 기능과 滅殺歸納하는 기능이 있다. 위장도 이것과 마찬가지로 음식물을 잘게 부수어 새로운 영양원으로 만들어내는 生殺의 기능이 있다. 자연에도 인체에도 生殺의 두 가지 면을 가지고 있다.

〈강의〉 土用의 활동에 대해서

土用의 문제에 관해서 조금 자세하게 설명해 두겠습니다. 土用이라는 것은 일년에서는 丑의 月, 辰의 月, 未의 月, 戌의 月의 18일간입니다.[35] 丑의 土用은 1월 17일부터 2월 3일, 절분까지의 18일간, 봄의 土用은 4월 17일부터 5월 4일, 여름의 土用은 7월 20일부터 8월 6일, 가을의 土用은 10월 21일부터 11월 7일까지의 각각 18일간입니다. 이것이 사계 365일에 있어서 土用의 배당입니다.

이것을 방향으로 배당하면 동북의 丑의 방향, 동남의 辰의 방향, 서남의 未의 방향, 서북의 戌의 방향의 四隅正中線上에 배당되어져 있습니다. 특히 동북의 丑, 서남의 未의 방향은 土氣가 강해서 鬼門이라고 이름 붙여져 있습니다.

鬼門月이라는 것은 한마디로 말하면 사계의 시간을 가리키는 것이고, 방향은 장소입니다. 방향·장소에 있어서 시간적 작용, 鬼門의 방향에는 鬼門의 활동이 있습니다만, 언제나 있는 것은 아니고 鬼門일 때에 왕성해진다는 것이지요.

요컨대 장기가 교대로 왕성해지는 것과 같은 이치입니다. 봄에는 간장이, 여름에는 심장이 왕성하게 활동하는 것처럼, 土用의 방위도 시간이나 달에 의해서 왕성해집니다. 시간으로 보면 한밤

35) <東醫寶鑑 十二支> 土有四 辰戌 爲陽 丑未 爲陰 故其數不同也.

중의 3시를 중심으로 했을 때, 혹은 낮의 3시를 중심으로 했을 때입니다. 단지 봄, 가을의 土用은 이렇게 강하지는 않습니다. 이것을 왜 鬼門이라고 하는 것일까? 이 이유를 이해할 수 있으면 자연히 알 수 있게 될 것입니다.

▶ 土用의 성립

鬼門에 대한 이야기를 하기 전에, 土用은 왜 존재하는가에 관해서 조금 언급할까 합니다. 일년에 사계가 있다는 것은, 즉 일년의 활동에 네 개의 특징이 있다는 것입니다. 그리고 이 네 개의 활동은 각각 전부 종류가 다릅니다. 종류가 다른 특징을 만들기 위해서는 활동을 변화시키지 않으면 안 되게 됩니다. 여기에 변화의 기능이 생기게 되는 것이지요. 이와 같이 네 개의 변화가 이루어짐으로써 네 개의 계절, 즉 겨울의 水氣, 봄의 木氣처럼 되어갑니다. 보통, 봄의 가열작용은 겨울의 한냉한 상태에서 서서히 따뜻해져 갑니다만, 이것은 하나의 선상에서 변화하고 있습니다. 이 변화에는 대단히 심한 곳과 이와는 달리 별로 변화가 없이 서서히 가열되어 가는 부분으로 나뉘어집니다. 단, 완전한 봄철과 봄인지 겨울인지 구별이 가지 않는 부분이 있는데, 이 부분이 이른바 변화점이라고 하는 것이지요.

예를 들면 릴레이 경주에서 주자가 다음 주자에게 배턴을 건넬 때, 배턴이 손에서 손으로 건너가는 그 순간의 전후 시간, 이것이 바로 변화점입니다. 그럼 이 변화점을 누가 가지고 있는가 하면, 변화의 힘 그 자체가 가지고 있다고도 할 수 있고, 양쪽의 힘이 가지고 있다고도 할 수 있는 대단히 복잡한 것입니다. 이와 같이 변화에는 복잡한 대기가 작용하고 있습니다.

먼저 겨울이나 봄에 한창 仲氣旺盛할 때를 보면 변화점에서는 그다지 활동하고 있지 않습니다. 다시 말해서 배턴터치를 할 때는 배턴을 건네는 쪽도 받는 쪽도 약간 속도를 떨어뜨리지요. 그만큼 힘을 떨어뜨리고 있는 것입니다. 양쪽이 전속력으로 달려서는 배턴터치를 잘 할 수 없습니다. 겨울의 힘과 봄의 힘이 동시에 저하하면 아래에 있는 地氣가 점점 위로 나오기 시작합니다. 아래에 있는 힘은 土氣, 즉 單氣의 土氣가 위로 나오는 것으로 이것이 土用의 氣입니다.

인체를 중심으로 생각하면 우리들은 天氣와 地氣가 타이밍을 잘 맞추어 교류된 氣를 받는다는 것은 대단히 좋은 일입니다. 그러나 地氣만의 單氣를 받으면 부패·부식작용에 의해서 인체는 약해집니다. 다시 말해서 인체는 급격한 변화에 대해서는 상당히 약하게 만들어져 있기 때문입니다. 예를 들면 뜨거운 목욕물에서 차가운 물로 들어가면 몸이 튼튼한 사람은 긴장되어 좋을지 모르겠습니다만, 반대로 몸이 약해져 있는 사람은 심장마비를 일으킵니다. 뜨거운 여름에 에어컨이 틀어져 있는 방에서 갑자기 밖으로 나온 경우도 이와 마찬가지로서, 몸이 약한 사람은 휘청거리게 됩니다. 이것은 변화에 의한 것입니다. 변화라는 것은 상당히 복잡한 작용을 하며, 이것에 저항하는 데에는 대단히 큰 힘이 필요합니다.

또 "土用의 氣"라는 것은 "변화"의 "복잡한 氣"와 부식하는 기능을 가진 "단독의 土氣"라고 할 수 있습니다. 土用의 氣로서 제일 강한 기능은 부식하는 힘입니다. 그렇기 때문에 土用의 氣와 만나면 金은 녹슬고 사물은 썩는다고 합니다. 단 이렇게 될지 어떨지는 각각의 방위력에 의해서 달라질는지 모릅니다. 몸이 약한 사람에게 있어서 土用의 氣는 상당히 조건이 나쁘게 작용합니다.

▶ "鬼門"이라는 것은

네 가지 土用 속에서 가장 조건이 나쁜 것은 겨울의 土用과 여름의 土用입니다. 왜냐하면 계절적으로 가장 좋지 않기 때문입니다. 인체에 있어서 한랭이 심한 때는 몸안에서 난방장치의 기능이 이루어지고, 더운 때는 냉방장치의 기능이 이루어지는 만큼 체력 에너지가 소모되고 있습니다. 다시 말해서 에너지의 소모가 그만큼 심한 것입니다. 따라서 여름·겨울의 土用은 가을과 봄의 土用과 비교하면 상당히 조건이 나쁘다는 것을 알 수 있습니다. 그뿐만이 아니고 寒冷時와 暑熱時처럼 조건이 나쁜 때의 변화는 변화 그 자체가 크게 다른 점이 있습니다. 자연계는 항상 크게 변화하고 있는데, 우리들에게 있어서는 가장 추운 겨울의 丑寅의 18일간은 대기의 산소가 아주 희박하게 된다는 점도 놓칠 수 없습니다. 이 산소는 초목과 물로부터 발생합니다만, 초목은 겨울에는 잠자고 있고, 물도 한랭에 의해서 구심성이 높아져 산소를 발산하지 않습니다. 그렇기 때문에 겨울에는 봄가을에 비하여 산소는 상당히 적어집니다. 에너지의 소모가 심한데도 불구하고 산소가 적다는 것은 그만큼 조건이 나쁘다는 뜻입니다.

그리고 여름은 산소가 많은가 하면 그렇지는 않습니다. 왜냐하면 열 상승과 함께 산소도 위로 올라가 버리기 때문입니다. 초목이 산소를 토해내어 주어도 모두 위로 올라가 버립니다. 여름의 소나기구름이 뭉게뭉게 위로 올라가는 것은 대부분 산소입니다. 이것이 때때로 전기를 발생하고 천둥을 일으킵니다. 번개는 木氣, 木氣는 전기이며, 구름도 木氣입니다.

위에 산소가 많다는 것은 지상의 人氣点에서 산소가 적다는 것을 뜻합니다. 그러나 우리들은 언제 지상에 산소가 많은가를 알고 있습니다. 다시 말해서 그것은 아침입니다. 특히 여름의 아침은 서늘하기 때문에 지상에 머물러 있으며, 위로 올라가지 않습니다. 하루의 산소 필요량을 정오 전에 들이마실 필요가 있기 때문에 여름에 늦잠을 자고 있으면 신선한 산소를 들이마실 기회를 놓쳐버립니다. 저녁때가 되어서 산소를 들이마셔도 이때 우리들의 몸은 그 다지 산소를 필요로 하지 않는 구조로 되어 있습니다.

이러한 산소는 초목에서도, 물 속에서도 나오고 있습니다만, 여름날에는 우리들을 그냥 지나쳐 버립니다. 여름의 가장 더울 때에는 산소는 적고, 초목은 잎을 펼치고 있어도 호흡은 적게 합니다. 다시 말해서 음방향순환의 수렴작용에 의해서 發散性을 잃어버리고 내향적으로 되기 때문입니다.

그리고 서서히 잎을 움츠리고 결실의 방향으로 향합니다. 또 물 속의 산소는 수증기와 함께 발산합니다. 습기는 인체에 있어서 별로 좋지 않습니다만, 모든 조건이 복잡하게 어우러져 나타납니다. 여름은 겨울의 土氣보다도 더욱 강한 土氣가 발산합니다. 이 때문에 사물이 부패하기 쉽습니다. 겨울은 겨울의, 여름은 여름대로 나쁜 조건을 가지고 있습니다. 옛날 사람은 그것에 주의하지 않으면 안 된다, 인체에 있어서 무서운 대기의 활동이다 – 라는 뜻에서 鬼門이라고 했던 것입니다.

이 鬼門의 鬼의 반대용어는 神입니다. 神은 우리들에게 있어서 좋은 활동, 즉 우리들의 생명을 육성하는 활동, 양방향순환의 활동을 합니다. 또 鬼라는 것은 殺滅의 활동이고, 가장 강한 殺滅작용을 상징합니다. 門이라는 것은 生門인 것, 즉 여기서부터 음방향순환이 생기는 문, 양방향순환이 생기는 문이라는 것으로 陽의 生門, 陰의 生門이라고 합니다. 자연과학적인 사고에서 음과 양을 생각하면 生門으로 하는 것이 좋을지 모르겠습니다만, 우리들을 중심으로 생각하면 鬼門 쪽이 적당한 부호라고 생각합니다. 물론 양쪽을 알아둘 필요가 있다고 생각합니다.

더욱이 陽의 鬼門을 男鬼門, 혹은 表鬼門, 陰쪽을 女鬼門 혹은 裏鬼門이라고 합니다.

土用이 미치는 작용으로서는 본문에 쓰여져 있는 것처럼 부식작용, 온도변화에 차이가 있다, 산소가 희박한 대기, 자기의 혼란이 강해진다, 대기습도의 고저의 차가 심하다, 겨울의 土用은 바싹 마르고, 여름의 土用은 습도가 높다, 중용이 아니다 등으로부터 鬼門이라고 합니다.

또 方位에서는 陽鬼門은 동북, 陰鬼門은 서남이고, 동북18°, 서남18°가 二鬼門입니다. 방위와 대기의 활동에 어떠한 관계가 있는가 하면 앞에서도 말한 것처럼 방위는 입체성입니다. 이 입체적인 상징에 집이 있습니다. 집은 우리들과 밀접하고, 입체성을 가지고 있습니다. 그리고 面도 크고, 동과 서에서는 정반대의 면을 가지고 있고, 이들은 각각 다른 활동을 하고 있습니다.

동쪽 면에서는 저녁 해는 절대로 비치지 않고, 서쪽의 대기를 받는 경우는 없습니다.

동쪽에서는 일년 중에서는 봄, 하루 중에서는 아침, 동쪽의 풍압이 미칩니다만, 서쪽 면에서는 동쪽의 활동은 받지 않고 아침해도 비치지 않습니다. 面에 따라서 다릅니다. 입체를 이루고 있는 것은 모두 이렇게 되어 있습니다. 활동이 왕성한 방향으로 풍압이 미칩니다만, 특히 아침은 반드시 동쪽에서 서쪽으로 미칩니다. 춘하추동 모두 같습니다. 북쪽 면에서는 겨울에 북쪽으로부터, 남쪽 면에서는 여름에 남쪽으로부터 풍압이 미칩니다. 여름이라도 밤이 되면 예외적으로 북쪽에서 바람이 부는 경우가 있습니다. 이와 같이 일년의 춘하추동과 하루의 四時 순환이 서로 뒤얽혀 있어서 방위의 활동도 각각 다릅니다.

같은 조건에서 하루의 아침, 일년의 봄이 왔다고 합시다. 봄의 대기는 있다고 하더라도 북쪽 면은 봄의 대기를 받지 않습니다. 대기가 있다 하더라도 이것을 받지 않으면 자신을 중심으로 생각했을 경우, 대기가 있다고 할 수 없지요. 이곳이 상당히 어려운 곳입니다.

같은 태양광선이라도 동쪽의 陽光과 서쪽의 陽光에서는 완전히 다르고, 빛도 열도 전부 다릅니다. 土用이라는 것은 춘하추동을 만들고 있다고 할 수 있습니다. 사계의 균형을 조절하고 있는 것이지요. 다시 말해서 네 개의 줄로 춘하추동을 조절하면서 조종하고 있는 것이지요.

다음으로 男鬼門과 女鬼門은 어떻게 다른가 하는 것을 조금 이야기하고자 합니다. 먼저, 男鬼門은 왜 남자에게 좋지 않고, 女鬼門은 왜 여자에게 좋지 않은가 하는 점입니다. 간단하게 말하면 남자와 여자는 어디가 어떻게 다른가 하는 것입니다만, 표면으로부터 보면 가장 크게 다른 것은 성기이고, 또한 생리작용이 다릅니다.

그리고 남자와 여자의 쓰러지는 방법을 보면 남자는 엎드려 쓰러지면 중증이고, 반대로 여자는 위를 향해 쓰러지면 중증입니다. 이와 같은 차이점은 우연이 아닙니다. 일상생활에서 보아도 여성은 일반적으로 더위를 타고, 남성은 추위를 탑니다. 생리적으로는 여성은 피하지방이 많아 열의 대사가 나빠지고, 더위를 타는 냉증이 많습니다. 어쨌든 여성은 더위에 약합니다.

또한 남성은 陽인데, 陽은 원심성으로 밖을 향하고, 여성은 陰으로 안을 향해서 끌어들이는 작용을 합니다. 이것이 끝나면 즉, 죽어 버리면 이것이 전부 반대로 되며 즉, 여성은 위로 향하고, 남성은 밑으로 향한다고 생각할 수 있습니다.

여성은 내향성인 사람이 많고, 밖으로 나와 남성처럼 활동하는 것은 그다지 잘 하지 못합니다. 다시 말해서 여성은 陽氣를 받으면 생리상 그다지 좋지 않고, 반대로 남성은 구심성의 활동이 가해지면 몸에 별로 좋지 않습니다. 다시 말해서 表鬼門인 冬鬼門은 추위가 심해서 남성에게는 좋지 않고, 裏鬼門인 夏鬼門의 더운 것은 여성에게 좋지 않습니다. 추위에 대해서 여성은 참고 견딥니다만, 더위에는 약합니다. 물론 이것은 정신적인 것이 아니고, 생리적으로 이렇게 되어 있다는 사실이지요.

14. 脾와 중앙[36]

춘하추동의 방위는 東, 南, 西, 北에 해당하고, 이 기반이 되고 있는 대지는 土盤이며, 전체이기도 하고, 중앙에 위치한다고 생각해도 좋다.

脾의 기능은 인체의 중앙적 존재로서 중앙사령을 발하고 있다. 방위에서는 동서남북의 四隅에 이 기능의 일단을 나타내면서 중앙에 앉아서 사계의 조절을 담당하고 있다.

〈강의〉 脾는 인체 전체를 조절한다

중앙이라는 사고방식은 중앙은 하나의 장소이기 때문에 방위적으로 설명하면 토반 위에 춘하추동이 있고, 대지 위에 사계가 활동하고 있다는 것입니다. 이렇게 하면 脾는 전체의 토반이 되며 중앙이라기보다도, 오히려 전체를 파악하는 중심자라고 생각할 수 있습니다.

동쪽에는 春氣가, 남쪽에는 夏氣가 각각 활동하고 있는 것처럼, 이것들을 인체로 바꾸어 놓아보면 동쪽의 春氣에 해당하는 것이 肝氣이고, 남쪽의 夏氣는 心氣입니다. 이렇게 되면 土라는 것은 脾盤이고, 육체 전체입니다. 脾라고 하는 육체 안에서 肝心肺腎의 四臟의 氣가 활동하고 있으며, 여기에 脾 자체도 작용하고 있기 때문에 이들을 합해서 오장의 氣가 활동하고 있다는 것이 됩니다. 결국, 脾는 전체를 조절하고 있다는 것을 의미합니다.

일년에 있어서도 脾는 춘하추동을 조절하고 있습니다. 동서남북의 모서리에 土用이 있고, 土用은 봄부터 여름, 또는 여름부터 가을이라는 식으로 변화시키는 작용이 있습니다. 인체에 있어서

36) <內經 陰陽應象大論篇 第五> 中央生濕 濕生土 土生甘 甘生脾.

도 脾의 중앙적 활동은 四臟을 부지런히 영위하기 위해서 소화·흡수작용을 하고, 아울러 비장은 四氣에 의해서 이 활동을 완전한 것으로 만드는 상호관계에 있습니다.

15. 脾와 戊己[37]

戊己는 十干의 土性부호이고, 戊는 陽土를, 己는 陰土를, 나타내고 있다.

戊=茂·활발: 왕성함이 절정에 이르러 음방향순환이 시작된다.

己=紀·표지: 정지와 새로운 출발의 변화를 나타낸다. 十二支에서는 未의 土用에 배당된다.

戊己는 土性의 十干에서 변화작용을 나타내고[38] 일년 중에서는 未의 月, 하루 중에서는 未의 刻에 배당되고, 변화의 활동을 나타내는 부호이다.

예를 들면 戊己年에 태어난 사람은 유년시대에 변화운과 만난다고 한다.

〈강의〉 戊己는 양방향순환·음방향순환의 변화점

戊, 己는 十干의 土性부호이고, 戊는 陽土이고, 己는 陰土를 나타내고 있습니다. 또, 土性에는 변화작용이 있습니다. 글자의 근원에서 보면 戊는 활발하게 초목이 무성하게 자란다는 의미이고, 여름의 土用에 해당하며, 8월 무렵의 초목이 무성하게 자라는 때를

37) <內經 藏氣法時論篇 第二十二> 脾主長夏 足太陰陽明 主治其日戊己.

38) <內經 六節臟象論篇 第九> 戊己 其位土行 周四季.

말합니다. 火氣가 강하기 때문에 더위의 자극으로 대지가 활발하**게 활동하고 土氣가 강해지는 것입니다. 火氣와 土氣는 이렇게 해**서 相生性을 가지고 있습니다. 己는 이미 멈춘다는 뜻이고, 紀元節의 紀, 즉 시작이라는 의미입니다. 양방향순환의 활동이 이미 멈추고, 여기서부터 음방향순환이 시작되는 변화점이 됩니다. 구체적으로는 과일에서 열매가 맺기 시작하는 때이고, 열매는 생명의 근원이기 때문에 여기에서부터 출발점이 됩니다. 또, 未도 土用의 변화점이 됩니다만, 과실의 형태로서의 출발점이라는 차이가 있습니다.

<土氣>

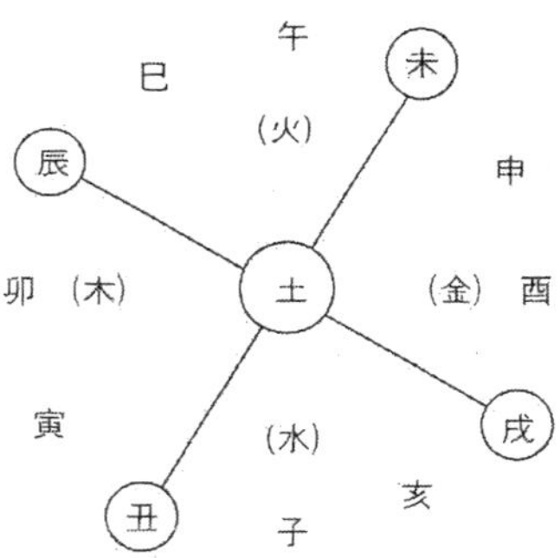

<方合의 含氣>

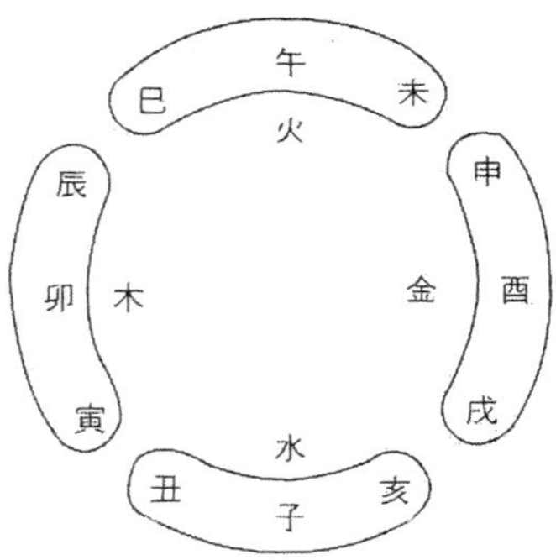

戊己의 대기를 받아서 태어난 사람은 유년시대에 변화가 많다고 합니다. 戊己의 年, 戊己의 月, 戊己의 日에 태어난 사람이 土用의 氣를 받고 있기 때문에 생활환경 등에 변화가 많이 나타납니다.

예를 들면 戊己年 태생인 사람은 유년시대에 환경의 변화가 많이 일어나고, 戊己月 태생인 사람은 청소년시대에, 戊己日 태생인 사람은 중년시대에, 戊己의 刻에 태어난 사람은 만년에, 각각 환경의 변화가 많이 일어난다고 합니다.

16. 脾와 丑辰未戌[39)]

丑辰未戌은 土性의 十二支이지만, 土性은 모든 五行의 기반이 되어 각각의 오행과 협조하면서 활동하고 있기 때문에 이 土性의 四支는 각각 土性이면서 다른 오행을 포함하고 있으며, 이것을 「藏干」이라고 한다.

丑 = 土・水・金-----寒土
辰 = 土・木・水-----潤土
未 = 土・火・木-----燥土
戌 = 土・金・火-----藏土

〈강의〉 丑辰未戌의 활동에 대해서

<三合의 含氣>

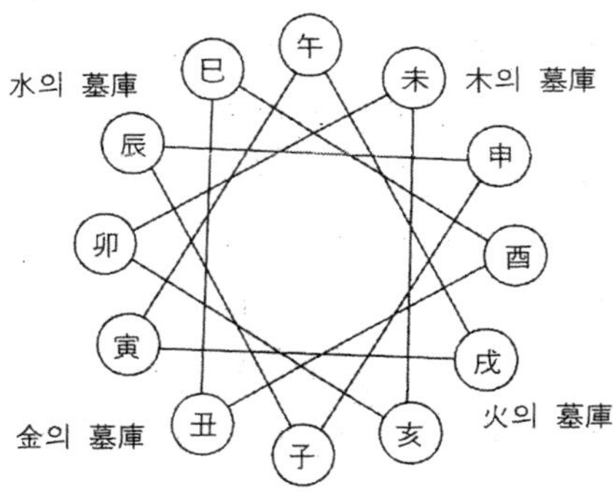

丑辰未戌은 土性의 변화의 힘을 가진 十二支입니다. 이 土性인 十二支는 춘하추동 혹은 스물네 시간에 있어서 중용성을 조절하

39) <內經 六節臟象論篇 第九> 戊己 其位土行 周四季.

고 있습니다. 예를 들면 未는 여름의 더위가 최고에 달하면 그 이상 더워지지 않기 위해서 이번에는 그것을 끌어내리려고 하는 평형작용이 일어납니다.

그런데 丑辰未戌은 土性이면서 다른 오행을 포함하고 있어 복잡한 면을 가지고 있습니다. 卯酉午子와 같이 동서남북의 四正의 방향은 각각 單氣이기 때문에 단순한 면만을 가지고 있습니다. 그런데 丑은 土性이 本氣입니다만, 방위그룹으로부터 보면 方合의 含氣는 水性이고 三合의 含氣는 金性입니다. 三合의 含氣라는 것은 앞에서도 설명했듯이 金性의 生旺墓는 巳酉丑이기 때문에 丑은 金氣의 墓庫가 됩니다. 그렇기 때문에 丑은 土性・水性・金性의 三氣를 포함하고 있는 복잡한 성질입니다.

이와 같이 辰도 역시 土性이 本氣입니다만, 그 밖에 木氣・水氣를 포함하고 있습니다. 未는 土・火・木을 포함하고, 戌은 土・金・火를 포함합니다.

土의 종류에 관해서 살펴보면 丑은 추운 겨울의 土로서 寒土, 辰은 봄의 양육하는 土로서 潤土, 未는 뜨거운 土로서 燥土, 戌은 가을의 수렴성 藏土라고 할 수 있습니다.

인간도 土用의 氣를 가지는 사람은 복잡한 면을 가지고 있기 때문에 성격에서도 그와 같은 면이 나온다고 생각할 수 있습니다. 좋게 말하면 어느 쪽에도 쉽게 친숙해지는 성격이라고 할 수 있습니다. 그것에 비해서 卯午酉子의 四正의 氣를 가지는 사람은 단순한 氣를 가지고 있기 때문에 역시 성격적으로 단순한 면이 많고 하나의 일에 몰입하는 경향으로 나타납니다. 마찬가지로 인체에 있어서도 土性인 脾의 활동은 복잡하다고 할 수 있을 것입니다.

17. 脾와 坤·艮[40]

坤은 대지, 艮은 산을 나타내는 易의 부호이고, 坤艮 모두 土性에 속하며 이를 음양으로 나누면 坤은 陰土, 艮은 陽土이다.

易意에서는 坤은 유순·평화·평범 등, 土가 軟化한 대지의 활동과 부연하여 설명을 하고 있으며, 艮은 고상·정지·곡점 등, 土가 응결된 산의 활동과 유추하여 사고방식을 펼쳐간다.

인체에 배당하면 다음과 같이 된다.

坤 = 소화기(몸을 부양한다, 지상의 만물을 기른다), 肌肉에 배당된다.

艮 = 인체·인형의 象, 陽과 合化된 陰의 모습, 물체라는 형태로 변화한 것, 관절(肩腰의 각 관절), 뼈가 있는 단단한 몸을 나타낸다.

坤艮은 脾의 모든 활동을 나타낸다.

〈강의〉 坤·艮은 土性을 나타내는 易의 象

坤艮은 모두 土性에 속하는 易의 부호이고, 음양으로 나누면 坤이 陰土, 艮이 陽土가 됩니다.

坤은 易意에 의하면 대지의 활동과 부연한 사고방식에서 보면 유순·평화·평범 등이라고 할 수 있습니다. 인체에 배당시키면 대지는 사물을 육성하는 작용면에서 소화기에 해당하고, 몸을 부양하는 기능을 합니다.

艮은 고상·정지·곡점 등의 산의 활동에 유추하여 생각을 넓혀 가면 형태가 만들어진 모든 것이라고 할 수 있습니다. 인체에

40) <東醫寶鑑 脾屬物類> 在喘爲濕 在地爲土 在卦爲坤 在體爲肉 在藏爲脾 在色爲黃 在音爲宮 在聲爲歌 在變動爲噦 在竅爲口 在味爲甘 在志爲思 其液爲涎 其榮爲脣 其臭爲香 其數爲五 其穀爲稷 其畜爲牛 其蟲爲倮 其果爲棗 其菜爲葵.

서 말하면 坤의 기능인 소화·흡수로 부터 형태가 만들어져 가는 활동, 물체라는 형태로 바뀐 것이고, 뼈와 관절 등의 단단한 것이 대표적인 것입니다. 艮은 陰氣가 天의 대기, 요컨대 外氣와 화합해서 형태가 만들어져 가는 것으로, 즉 陽과 화합된 陰의 모습을 나타냅니다. 이상과 같이 坤艮의 활동은 脾의 활동과 일치합니다.

<선천팔괘 배당도>

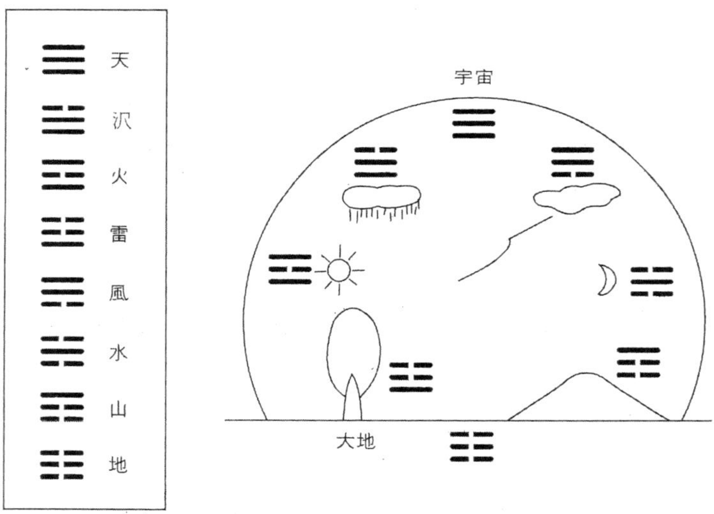

또, 易象에는 先天圖·後天圖가 있습니다만, 先天圖는 지상에 있어서 자연계의 모습을 입체로 나타낸 그림이고, 자연계의 생성기전을 나타내는 그림입니다. 하늘은 위에 있고, 대우주를 나타냅니다만, 대우주 안에는 태양이 있고, 달이 있습니다. 그리고 지구상에 있어서 대지와의 상호작용에 의해 水·雨·風·雷를 만들어내고, 이들에 의해서 우리들은 생성되어져 있습니다.

그런데 後天圖는 이 입체도를 流轉한 그림으로, 즉 봄의 입체도, 여름의 입체도, 가을의 입체도, 겨울의 입체도가 각각 流轉한 것을 한 장의 그림으로 나타낸 춘하추동의 활동을 나타냅니다.

18. 脾와 五 · 十[41]

脾는 土性에 속하면서 土性的 활동을 하고 있다. 數의 土性은 五 · 十이다.

1	2	3	4	5 …… 生數
腎	心	肝	肺	脾
6	7	8	9	10 …… 成數

天一水를, 地二火를, 天三木을, 地四金을, 天五土를 만들고, 地六水를, 天七火를, 地八木을, 天九金을, 地十土를 이룬다고 옛사람은 설명하고 있다.

〈강의〉 五 · 十은 生數 · 成數의 熟成數

고전에 의하면 「天一水를 낳는다」라고 하고 있는데 자연계, 즉 지구상에서는 처음으로 水가 생겨났다고 합니다. 인체에서는 천지인 부모가 腎精體를 만들기 때문에 우리들의 출발은 腎水가 분명합니다.

41) <東醫寶鑑 脾屬物類> 在喘爲濕 在地爲土 在卦爲坤 在體爲肉 在藏爲脾 在色爲黃 在音爲宮 在聲爲歌 在變動爲噦 在竅爲口 在味爲甘 在志爲思 其液爲涎 其榮爲脣 其臭爲香 其數爲五 其穀爲稷 其畜爲牛 其蟲爲倮 其果爲棗 其菜爲葵.

다음으로 「地二火를 낳는다」라고 하는데, 이것은 태양이 생겨난 것을 말합니다. 생물은 약동하는 것에 의해서 생장하기 때문에 腎精體에 기능을 만들어내는 火가 두 번째로 올 필요가 있습니다. 인체에서는 이 생명활동이 왕성하게 이루어지는 심장의 활동, 고동이 생겨납니다.

이어서 「天三木을 낳는다」라고 하는데 이것은, 인체에 있어서 간이 생겨난다고 합니다. 간이라는 것은 동양학에서는 신경계통을 가리키고 있습니다. 그리고 「地四金을 낳는다」로 폐를 만들어내며, 폐호흡이 이루어집니다. 「天五土를 낳는다」는 부분에서는 최후에 생겨나는 것은 脾입니다. 형태가 있는 것이 만들어지는 것이 다섯 번째, 즉 마지막 단계입니다. 형태를 이루고 있는 것은 脾體이고, 형태가 되는 원형, 정자・난자로 이루어지는 水子는 腎體입니다. 天理에 따라서 설명하면 이상과 같습니다.

이와 같이 數라는 것은 우주의 활동을 나타내는 모든 것의 부호이고, 또 數의 생성은 자연계의 생성을 나타내는 진리부호라고 할 수 있습니다.

五・十이라는 숫자는 生數・成數의 熟成數이고, 마지막으로 결말을 짓는 數입니다. 脾의 활동은 腎精體를 脾體로서 熟成시키는 활동이기 때문에 脾와 五・十이 상관성을 가지고 있다는 것을 알 수 있습니다.

19. 脾와 濕[42]

일년에 있어서 五氣를 土性에 배당하면 濕이 여기에 해당된다. 일년 중에는 長夏에 해당하며 여름의 열기를 받아서 지상의 만물이

42) <內經 陰陽應象大論篇 第五> 中央生濕 濕生土 土生甘 甘生脾.

水氣를 증발하고 대기 중에 습기를 포함하는 습성 대기가 된다. 적당히 습한 것은 좋지만, 지나치게 습한 것은 脾體를 손상시킨다.

대지에 있어서도 潤土는 적당히 습한 土로서 만물을 양육한다. 그러나 燥土는 습하지 않는 土이고 만물이 시들어 버린다. 泥土는 지나치게 습한 土이고, 만물을 양육할 수 없다.

脾体도 마찬가지로 潤濕을 좋아하고 過·不及을 미워한다.

脾土 100 ┐
| ├ 好拮抗(이 균형이 무너지면 水毒·消化不全이 일어난다)
腎水 100 ┘

脾土 50 ┐
| ├ 水毒
腎水 150 ┘

脾土 150 ┐
| ├ 消化吸收不能
腎水 50 ┘

<脾体의 균형>

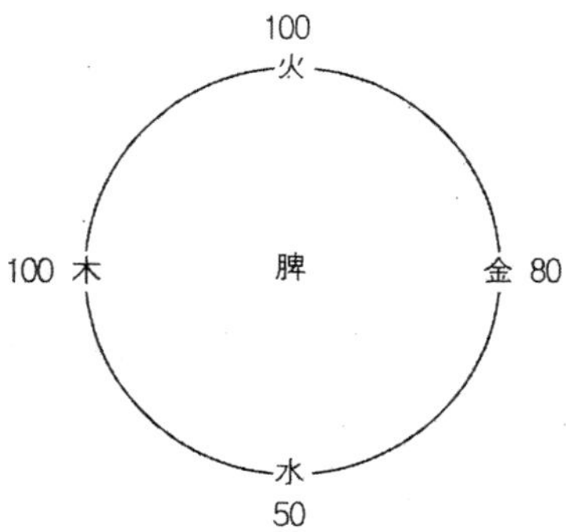

脾質
- 粘土質 —— 燥·濕
- 砂土質 —— 燥
- 砂利質 —— 燥
- 岩 質 —— 燥·濕
- 荒土質 —— 濕
- 惡土質 —— 濕

脾體는 음양의 균형에 의해서 水質이 되거나 火質로 된다.

〈강의〉 水氣와 오장의 拮抗

일년 중에서 여름의 土用이 가장 무더운 시기인데, 이것은 여름 **의 태양 열기를 받아서 지상의 만물이 水氣를 증발시켜 공기 중에** 水氣가 많아지기 때문입니다. 이 습도도 적당하게 습하면 공기도 쾌청해서 좋고, 또 적당히 습한 土는 윤기가 있으며, 이 潤土는 생물을 부양하여 육성합니다.

인체에 있어서도 이와 같다고 말할 수 있습니다. 적당한 수분이 있으면 水는 腎이기 때문에 脾와 腎의 길항균형이 유지되어 몸의 상태가 좋습니다. 脾의 힘이 떨어지면 腎水와의 길항이 무너지고 脾의 힘인 순환시키는 활동이 저하되면 腎水가 범람하여 水毒이라고 하는 필요 이상의 수분이 고이는 결과가 됩니다.

반대로 腎의 힘이 떨어지면 心火가 항진하여 脾體는 燥土가 되고, 따라서 몸이 귀찮아지고 수액이 마르기 시작하기 때문에 생명현상이 걱정됩니다. 土 안에 수분의 습기가 없으면 생물은 자라지 않는 것과 같습니다. 腎의 힘이 없고 脾力이 크게 된 경우는 소화·흡수에 문제가 생기게 됩니다. 소화·흡수가 계속해서 완전히 이루어지지 않으면 육체는 보호 유지되는 것도 곤란해지기 때문에 腎과 脾의 관계는 깊고, 또한 중요하다고 할 수 있습니다.

즉, 濕이라는 것은 氣發된 水氣를 말하고 대기 중에서는 습기를 포함한 공기입니다. 地中에서는 흙 속에 포함된 水氣를 말하고 인체에서는 脾體에 있어서 腎水의 활동입니다. 이상에서 脾와 濕은 깊은 관련을 가지고 있다는 것을 알 수 있습니다.

20. 土氣의 생성

天에 있어서는 濕이 된다.
地에 있어서는 土가 된다.
體에 있어서는 肉이 된다.
臟에 있어서는 脾가 된다.
色에 있어서는 黃이 된다.
音에 있어서는 宮이 된다.
聲에 있어서는 歌가 된다.
生理變化에 있어서는 딸꾹질이 된다.
竅에 있어서는 口가 된다.
味에 있어서는 甘이 된다.
志에 있어서는 思慮가 된다.
四季에 있어서는 長夏에 旺이 되고
脈에 있어서는 緩이 되고
形에 있어서는 肌肉이 되고
精神에 있어서는 意를 지닌다.

21. 脾계통의 생성[43]

中央은 濕을 낳는다.
濕은 土를 낳는다.
土는 甘을 낳는다.
脾는 肉을 낳는다.

---

43) <東醫寶鑑 脾屬物類> 在喘爲濕 在地爲土 在卦爲坤 在體爲肉 在臟爲脾 在色爲黃 在音爲宮 在聲爲歌 在變動爲噦 在竅爲口 在味爲甘 在志爲思 其液爲涎 其榮爲脣 其臭爲香 其數爲五 其穀爲稷 其畜爲牛 其蟲爲倮 其果爲棗 其菜爲葵.

肉은 肺를 낳는다.
脾는 口를 관리한다.
脾는 맛을 담당한다.
脾는 황색을 낳는다.
脾는 涎을 낳는다.
脾는 향기를 낳는다.

經絡에 있어서는 발의 太陰脾經이 되고, 胃와 합한다. 胃는 腑이면서 陽表를 담당하고, 발의 陽明經으로서 순환한다. 脾는 腑이면서 陰裏를 담당한다.

〈강의〉 脾계통의 구성과 활동

濕은 土氣와 水氣로부터 만들어집니다. 水는 親和性을 가지며 求引力이 있고, 土의 濾過 浸透力에 의해서 濕을 만듭니다. 중앙이 濕을 만들어낸다는 것은 지면에 물을 뿌리면 먼저 주변에서 물이 빠져나가고 마지막에 중앙이 남는 현상, 세탁물도 주변이 먼저 마르고, 한가운데로 갈수록 건조가 늦어지는 사실에서도 알 수 있을 것입니다.

濕이 土를 만들어낸다는 것은 습기가 있음으로써 土의 기능이 소생되어 간다는 것을 의미합니다. 다시 말해서 水氣는 土가 양육하려고 하는 힘을 살려주기 때문입니다. 土가 소화기이면, 水氣는 소화액이라는 관계입니다.

甘이 脾를 만들어낸다는 것은 단맛은 당질의 대명사이기 때문에 단맛을 담당하는 곡물을 먹음으로써 脾體를 만들어 내고, 脾力을 만들어낸다는 것입니다. 단것을 먹으면 살이 찐다는 것은 肌肉이 된다는 것을 뜻합니다.

脾가 肉을 만들어낸다는 것은 脾力은 형태를 만드는 작용을 하기 때문에 肌肉을 만들어내는 것입니다. 살려고 하는 肌肉은 호흡을 합니다. 그렇기 때문에 肉은 肺를 만드는 것입니다.

입은 소화기이기 때문에 脾門은 입이 담당하고 있습니다. 맛이라는 것은 五味를 바탕으로 하여 음식물을 말하며, 脾가 음식물의 소화·흡수의 중심 역할을 하고 있습니다.

脾가 황색을 만들어낸다는 것은 대지는 황색을 띠고 있으며, 土氣를 흡수하여 자라난 곡물은 기초색이 황색 기미를 가지고 있습니다. 이 脾에 변화가 일어나면 黃濃色으로 변해 나타납니다. 脾가 건전하면 淡黃色으로 보입니다.

脾가 涎을 만드는 것은 소화와 唾液이 떼어놓을 수 없는 관계에 있기 때문입니다. 또 脾는 향기로운 臭氣를 만들어낸다고 합니다. 향기로움은 火로서 음식을 기름에 볶거나 할 때 나는 냄새를 말하는데, 火와 土는 같은 기능을 가지고 있기 때문에 이해할 수 있을 것입니다.

22. 脾와 噦(딸꾹질)[44]

噦는 딸꾹질을 말하는 것이고 脾에 변동 또는 病變이 일어나면 횡격막의 경련이 일어나 딸꾹질이 나온다.

중환자의 딸꾹질은 死相이다.

---

44) <內經 口問 第二十八> 黃帝曰 人之噦者, 何氣使然?
岐伯曰 穀入于胃, 胃氣上注于肺. 今有故寒氣與新谷氣, 俱還入于胃, 新故相亂, 眞邪相攻, 氣 幷相逆, 復出于胃, 故爲噦.

〈강의〉 횡격막의 기능과 딸꾹질

噦는 딸꾹질을 말하고 脾와 깊은 관련이 있습니다. 딸꾹질은 횡격막의 이상경련에 의해서 일어납니다. 횡격막은 體幹속에 있고, 몸을 위아래로 나누고 있습니다. 이 횡격막의 운동에 의해서 호흡·순환·소화기관의 연동운동 등이 용이하게 이루어집니다. 또 폐장운동·심장운동·위장운동이 이 횡격막 운동을 돕고 있습니다. 이른바 횡격막은 중심적 존재로서 종합적인 기능을 맡고 있으며, 비장의 조절분야에 놓여져 있습니다.

횡격막의 이상경련이 딸꾹질입니다만, 이 경련은 병적 항진상태입니다. 음식을 급하게 먹었을 경우 등에 식도에 걸려서 일과성의 딸꾹질이 나옵니다만, 이것은 걸린 음식을 내려 보내면 괜찮기 때문에 아무런 문제는 없습니다. 그러나 횡격막 부근에 있는 심·폐운동과 위장 등에 이변이 일어나서 횡격막의 경련현상이 발생하여 딸꾹질이 나오는 경우는 문제가 됩니다. 특히 중증환자로 딸꾹질이 있는 사람은 주의가 필요하지요.

딸꾹질을 멈추게 하는 방법은 일과성의 딸꾹질인 경우는 頸椎의 3, 4번이 亞脫臼 상태를 일으키고 있는 경우가 많기 때문에 이것을 교정하면 괜찮습니다. 간단한 방법으로서는 따뜻한 물이 들어 있는 찻잔을 앞에서부터 마시지 말고 반대쪽에서 거꾸로 마시도록 합니다. 이렇게 하면 바로 頸椎의 3, 4번에 자극이 가해지는 자세가 되어 교정됩니다. 찬물을 마셔도 좋습니다만, 차갑게 하는 것은 횡격막의 경련을 조장시킬 수 있기 때문에 따뜻한 물을 준비하는 쪽이 효과적입니다. 鍼으로 조절한다면 隔兪등을 사용해 봐도 좋다고 생각합니다. 이렇게 해도 멈추지 않는 경우는 일단 내장의 이상을 의심해 보는 것이 좋을 것입니다.

23. 脾계통의 四季 病理

脾病은 가을에 낫기 쉬운데, 가을에 낫지 않으면 봄에 현저하게 악화되고, 봄에 죽지 않으면 長夏를 기다려서 나타나는 성질이 있다.[45]

脾病의 주된 증상은 대사기능을 막는 경향이 있어 몸이 무겁고, 권태감이 심하며, 관절에 통증을 느낀다.[46]

〈강의〉 四季와 脾계통의 病理

脾系의 四季 병리에 관해서는 앞에서와 마찬가지로 旺相死囚休를 사용하여 五季의 相生·相剋의 순환으로 설명하고자 합니다.

병이 脾에 있는 경우는 脾는 土性에 속하기 때문에 土라고 하는 부호에 맞추어 가면 土生金이되므로 가을에 병이 낫기 쉽다는 것을 알 수 있습니다. 가을이 旺이 되면 土에 있어서는 어린이가 旺이기 때문에 그 부모는 樂으로 됩니다.

樂이라는 것은 낫기 쉽다는 것을 의미합니다.

가을의 낫기 쉬운 조건 아래에서도 낫지 않는 경우는 병이 심하든지, 혹은 섭생을 잘못하기 때문입니다. 이와 같은 경우는 겨울의 정체기를 지나서 봄에 더욱 악화됩니다. 왜냐하면 봄은 木氣이기 때문에 土를 중심으로 살펴보면 木剋土라고 하는 관계가 되어, 土에 있어서는 좋은 조건이 안 됩니다.

봄은 초목이 땅속에서 양분을 전부 빨아들이는 것처럼, 旺相死囚休에서는 死라는 조건아래에 있게 됩니다. 그리고 봄에 죽지 않

45) <東醫寶鑑 脾病間甚> 病在脾 愈在秋 秋不愈 甚於春 春不死 持於夏 起於長夏.
46) <靈樞 藏氣法時論篇 第二十二> 邪在脾胃 則病肌肉痛 陽氣有餘 陰氣不足 則熱中善飢 陽氣不足 陰氣有餘 則寒中 腸鳴腹痛.

으면 長夏를 기다려서 재발합니다.

<4계절의 병리>

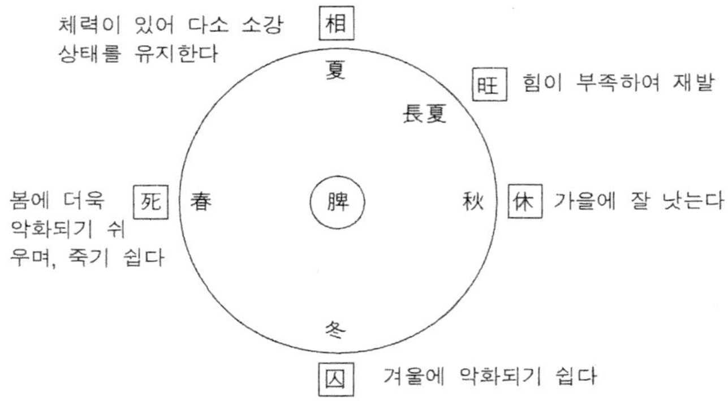

長夏는 자기자신이 왕성하게 활동하지 않으면 안 되기 때문에 힘이 부족한 경우는 재발합니다. 여름에는 어머니인 心이 왕성해지기 때문에 자식은 편안해집니다만, 가을만큼 좋은 조건은 아닙니다. 長夏가 펼쳐놓은 조건에서 왕성해지는 脾에 있어서 겨울은 시들어버리는 조건으로 되기 때문에 土剋水라는 관계가 있음에도 불구하고 정체기미를 보입니다.

脾가 병들면 그 증상은 代謝閉塞에 의한 경우가 주입니다. 土의 성질에는 침투성이 있습니다. 인체에 있어서는 親和性이라는 것입니다. 수분의 침투성도 그러합니다만, 영양분의 소화・흡수・분배와 같은 기능도 이것에 속합니다. 물의 흐름이 나빠지면 물이 괴어 浮腫이라는 형태로 나타나기 시작합니다. 이 이전의 증상으로서는 몸이 무겁고 나른해져 권태감이 생기기도 합니다.

그리고 악화되면 관절에 이상이 나타납니다. 土剋木이라는 逆剋현상에서 木인 근육에 경련이 일어나기 때문에 관절이 당겨져 관절 통증으로 나타나기도 합니다.

예를 들면 류마티스는 脾와 腎이 침투당하고 이곳에 心이 항진한 것임을 알 수 있습니다. 心이 항진하는 것은 腎力의 저하에 의한 것입니다. 腎과 心은 길항하고 있기 때문에 腎力이 저하하면 心은 올라갑니다. 왜냐하면 冷熱길항의 균형이 무너진 것이지요. 다시 말해서 음양의 균형이 무너진 것입니다.

腎力의 저하에 의해서 냉열의 균형이 무너지면 항온을 유지하지 못하고 열이 과잉하게 됩니다. 관절 변형이 보이는 것은 열에 의한 것입니다. 물체가 변형되는 경우는 어떠한 경우에서도 반드시 열작용이 있기 때문입니다. 그렇기 때문에 腎力부족에 의해서 뼈가 열에 견뎌내지 못한 것입니다. 그것은 36.5° 보다 약간 높은 열에서도 뼈에 저항력이 없으면 침투됩니다.

24. 脾계통의 日의 病理

庚辛의 날에 낫기 쉽고, 甲乙의 날에 악화한다. 甲乙의 날에 죽지 않으면 丙丁의 날을 기다려서 戊己의 날에 발생한다(재발로 고생한다).[47]

〈강의〉 日과 脾계통의 病理

日에 있어서의 병리도 역시 旺相死囚休의 순환으로 설명하겠습니다.

달력을 보면 오늘은 十干의 무슨 날에 해당하는가를 알 수 있습

47) <內經 藏氣法時論篇 第二十二> 脾病者 愈在庚辛 庚辛不愈 加於甲乙 甲乙不死 持於丙丁 起於戊己.

니다. 날짜의 순환은 十干을 중심으로 해서 생각해 갑니다.

예를 들면 오늘이 壬申의 날이라고 합시다. 壬은 水그룹에 속하기 때문에 壬申의 날은 水性의 상생・상극을 살펴 가면 됩니다. 水에 대해서 상극을 받는 것은 心이 死地에 있기 때문에 이 날은 心旺유형의 사람에게 있어서는 상태가 좋지 않는 날이 됩니다. 그리고 脾는 囚地에 들어가 있기 때문에 역시 비장의 활동도 충분하다고는 할 수 없습니다. 폐는 水의 어머니가 되기 때문에 休地로 편안합니다. 肺旺期의 노인에게는 지내기 편안한 날이 되지요. 腎은 旺地이기 때문에 왕성하게 활동하지 않으면 안 됩니다. 간은 어머니인 腎이 주역인 경우, 相地에 있기 때문에 비교적 좋은 날이 됩니다.

이렇게 살펴보면 水性의 날은 비장에 있어서 정체의 날이라고 할 수 있습니다. 脾旺體인 사람이 과식을 하거나 하면 컨디션을 무너뜨리고, 脾기능이 저하되어 있는 경우에도 질병 상태는 정체기미라고 할 수 있습니다.

마찬가지로 庚辛의 날은 金性의 날이기 때문에 脾는 치유되기 쉽고, 甲乙의 날은 木性의 날이기 때문에 脾는 악화한다고 보면 좋습니다. 더욱이 脾가 旺일 때 戊己의 날에 脾의 힘이 부족하면 고생합니다만, 쉬고 있으면 이를 피할 수 있습니다. 그러나 脾가 死囚地에 있을 때는 쉬고 있어도 이 고통을 피하기 어렵습니다.

25. 脾계통의 時의 病理[48]

申酉戌의 시각에 낫기 쉽고, 寅卯辰의 시각에 악화되기 쉽다. 巳午를 기다려서 未의 시각에 일어나기 쉽다(일단, 각 土氣의 시간에

48) <內經 藏氣法時論篇 第二十二> 脾病者 日昳(日傾)慧 日出甚 下晡靜.

는 변화하기 쉽다).

더욱이 四季・日・時 외에 年・年齡의 윤회에 의한 병리가 있다.

年 = 金年은 좋고, 木年은 악화하며 死의 轉機가 되기 쉽다.

年齡 = 幼腎旺, 少肝旺, 壯心旺, 中脾旺, 晩肺旺의 어느 쪽 연령일 때의 脾病인가. 만년에는 낫기 쉽고, 肝旺의 청소년기에는 죽기 쉽다.

<시간의 병리>

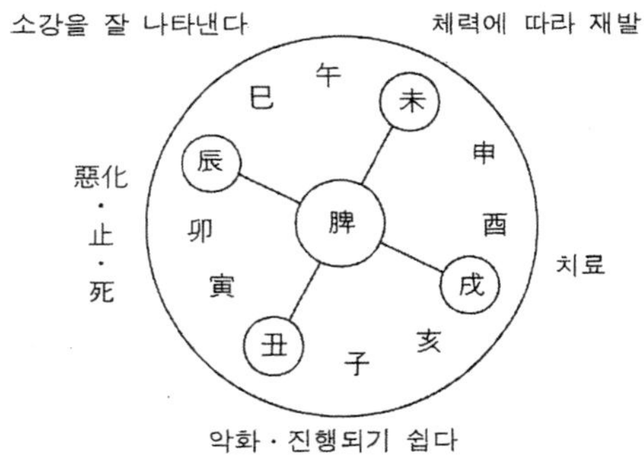

脾는 和緩을 원하고 偏氣를 미워한다(潤土를 기뻐하고, 運動=木, 지나친 濕冷을 특히 싫어한다). 脾의 實證에는 쓴 약을 이용하고(과식은 일과성의 脾實이고, 實證에 포함된다) 脾의 虛證에는 단약을 이용하여 보완한다(虛證은 不食, 소화불량에 의한 것이 포함된다).49)

脾는 濕食・飽食・濕氣・冷氣를 금한다.

濕食 = 水性・冷性의 음식

飽食 = 과식

濕氣 = 습기가 지나치게 많은 장소・집・방 등에서 산다.

---

49) <內經 藏氣法時論篇 第二十二> 脾苦濕 急食苦以燥之 脾欲緩 急食甘以緩之.

〈강의〉 時와 脾계통의 病理

시간의 순환은 지구의 자전에 의해서 일어나는 변화이기 때문에 年의 순환과 같은 모양의 구조로 생각하면 됩니다

시간은 24시간으로 나누어져 있기 때문에 十二支를 사용하여 생각하면 쉽게 이해가 됩니다. 이것은 子의 시각, 丑의 시각, 寅의 시각 ― 이라는 시간의 의미입니다만, 偶數시간을 중심으로 한 전후 1시간이 하나의 支 시각을 나타냅니다. 예를 들면 子의 시각은 오전 12시의 전후 1시간을 가리키기 때문에 오후 11시부터 오전 1시까지가 子의 시각입니다.

木氣가 중심으로서 활동하는 시간대는 寅卯辰의 시각입니다. 좀더 자세하게 살펴보면 寅의 시각은 아직 水氣를 많이 포함하는 木氣이고, 卯의 시각은 木氣 그 자체이므로 木氣의 힘을 완전히 드러낼 수 있는 때입니다. 辰의 시각은 木氣에서 火氣로 이행하는 변화하는 시기이기 때문에 寅卯辰은 木氣의 生旺墓의 시간과 관련되어 있습니다.

그럼 비장에 있어서 寅卯辰의 시각이라는 시간은 어떠한 것일까요.

寅卯辰의 시각은 비장에 있어서는 死地의 시간대이고, 이 旺期인 卯의 시각이 역시 가장 악화되는 시간대라고 할 수 있습니다. 脾와 腎기능이 더욱 저하되어 있는 조건아래에 있으면 寅의 시각이 최악의 상태가 된다고 할 수 있을 것입니다.

그렇기 때문에 비장의 부담을 생각할 경우, 아침밥을 먹는 것은 좋지 않다는 것을 알 수 있을 것입니다. 단, 성장과정에 있는 사람은 脾化작용이 왕성한 때이기 때문에 체질에 맞추어 섭취할 필요가 있습니다. 그러나 그 이후는 아침식사는 그다지 필요하지 않습니다. 어린이라도 체질에 따라서는 아침식사는 적은 양으로도 좋은 경우가 있습니다. 脾旺體이면서 체력이 저하되어 있는 경우에

는 아침 식사가 필요가 없으며, 또한 肺旺體인 사람도 그러합니다. 왜냐하면 脾旺體·肺旺體의 어린이는 肝旺期에 비해서, 死囚地에 脾·肺가 들어가 있기 때문에 자신의 힘을 생각대로 발휘할 수 없기 때문입니다.

이상으로 四季·日·時의 병리를 간단하게 설명했습니다만, 그 밖에 아직 年·年齡의 윤회에 따른 병리도 있습니다.

年의 윤회에 있어서 예를 들면 乙未年은 土性의 해입니다. 이것은 脾旺年이기 때문에 脾旺體로 脾가 약한 사람에게 있어서는 脾病이 발증하기 쉽습니다. 庚申年은 金年이기 때문에 脾에 있어서는 休地에 들어가 있습니다. 그렇기 때문에 脾에 있어서는 편안한 한해이고, 또 脾病이 있으면 완쾌되는 방향으로 향하는 한해라고 해도 좋을 것입니다. 나쁜 것은 死囚期에 해당하는 木年·水年입니다.

연령에 의한 견해는 유아기는 腎旺體, 소년기는 肝旺體, 장년기는 心旺體, 중년기는 脾旺體, 노년기는 肺旺體입니다. 따라서 어느 연대에서 脾病을 앓는가에 의해서 같은 脾를 앓더라도 상태는 다릅니다. 예를 들면 유아기에는 腎旺期이기 때문에 脾가 腎을 극제하는 관계에 있습니다. 그렇기 때문에 소화기병을 앓으면 별로 좋지 않습니다. 노년기에는 脾病에 쉽게 걸리지 않고, 또 쉽게 낫는다고 할 수 있습니다.

26. 脾계통의 病理와 實邪

▶ 脾氣實할 때의 증상[50]

· 배가 아프다.
· 배가 부풀어 오른다.
· 소화가 되지 않는다.
· 몸이 무겁다.
· 자주 배고픔을 느낀다.
· 다리가 저려서 보행하기 어렵다.
· 발의 근육에 경련이 일어나고 下腿部에 통증을 느낀다.

脾의 實邪는 瀉하는 것이 좋다.

▶ 脾氣虛일 때의 증상[51]

· 사지가 움직이기 힘들다.
· 설사를 하고 소화하기 힘들다.
· 구토를 한다.
· 배가 팽팽하다.
· 장에서 소리가 난다.
· 권태로워서 누워있는 것을 좋아한다.

脾의 虛邪는 보완하는 것이 좋다.

---

50) <內經 藏氣法時論篇 第二十二> 脾實 則身重 善肌肉痿 足不收行 善瘛 脚下痛, 虛則 腹滿 腸鳴 飧泄 食不化, 脾有餘 則腹脹 涇溲不利 不足 則四肢不用.
51) <內經 藏氣法時論篇 第二十二> 脾實 則身重 善肌肉痿 足不收行 善瘛 脚下痛, 虛則 腹滿 腸鳴 飧泄 食不化, 脾有餘 則腹脹 涇溲不利 不足 則四肢不用.

〈강의〉 脾의 實邪 증상

實이라는 것은 충실하고 체력도 상위에 있다라는 것을 의미하는데, 脾가 實할 때의 증상이라는 것은 脾實유형의 사람에게 實邪가 들어가 있는 것을 말하고 튼튼한 사람에게 강한 邪가 들어갔을 때의 증상이라고 할 수 있습니다.

脾가 虛할 때의 증상이라는 것은 脾가 약한 사람에게 약한 邪가 들어간 경우의 증상을 말하고, 虛證유형의 사람에게 實邪가 들어가는 경우는 좀처럼 없습니다. 만약 實邪에게 침해당하면 이것은 죽을 가능성이 있습니다. 반대로 實證유형의 사람에게 虛邪가 들어가지 않는가 하면 그렇지는 않고, 예를 들어 虛邪가 들어가더라도 발병을 하지 않기 때문에 병이라고 할 수 없습니다. 實證유형의 사람이 발병하는 것은 그 체력에 걸맞은 實邪가 들어간 때입니다.

마찬가지로 虛證유형의 사람에게 實邪가 들어가지 않는 경우는 없습니다만, 먼저 虛邪라도 들어가기 쉬운 상태이기 때문에 바로 증상으로서 나타납니다. 그러므로 이 증상을 위험신호로서 인식하고 일을 멀리하거나 식사의 섭생 등을 해서 치료쪽으로 전념하면 심해지지는 않습니다. 다시 말해서 虛邪가 들어간 것만으로 그치게 됩니다. 물론 그대로 섭생을 계속 잘 하지 않으면 實邪가 들어가게 되어 위험하게 될지도 모릅니다.

그렇기 때문에 脾實한 증상이라는 것은 다른 말로 바꾸면 체력이 있는 사람의 脾系의 病證이라고도 할 수 있고, 脾虛한 증상이라는 것은 체력이 떨어져 있는 사람의 脾系의 病證이라고도 할 수 있습니다.

▶ 脾實의 경우

여기에서는 하나하나의 증상을 살펴가겠습니다.

① 脾實일 때의 증상으로서 복통을 들고 있습니다만, 이것은 實에서도 虛에서도 나타나는 증상입니다. 여기에서 굳이 實한 증상으로서 예를 든 것은 實證유형의 사람은 통증이 심한 것을 강조하기 때문입니다.

왜 통증이 심한가 하면 實證유형의 사람은 체력도 있고 저항력이 강하기 때문에 쉽게 아파합니다. 그러나 실제로는 쉽게 치료됩니다. 그러나 반면에 무리를 하기 쉽고 섭생을 잘 하지 않기가 쉬워집니다. 아파하는 경우는 아직 체력이 충분히 있다는 증거입니다.

虛證유형의 사람은 방위력이 한발 물러서서 안에 들어가 있기 때문에 통증은 별로 강하게 느끼지 않습니다. 병과 체력과의 싸움이 속에 들어 있기 때문에 표면상으로 느끼는 통증은 심하지 않습니다. 냉기가 들어간 경우에도 역시 느낌이 둔해져 있기 때문에 알기 어렵습니다. 實證유형이 감기에 걸리거나 하면 惡寒·發熱도 심해집니다. 싸움이 표면으로 드러나기 때문입니다. 반대로 虛證유형은 저항력이 약하기 때문에 꾸물꾸물 오래 끌기 쉽습니다.

② 배가 팽팽해지는 것도 역시 虛證에서도 나타납니다만, 통증의 경우와 마찬가지로 實쪽이 훨씬 강하게 뻗친다는 것을 의미합니다.

③ 같은 未消化라도 實의 경우는 脾의 힘이 강하기 때문에 脾腎의 균형이 이루어지지 않는 소화불량입니다. 체력은 발열작용도 왕성하고 쉽게 변비가 되는 경향이 있습니다. 虛證의 경우는 脾力이 부족하고 속은 차가워져 있으며, 소화력도 저하되어 있기 때문에 保持力이 없어 설사증상이 되기 쉽습니다. 물론 實證유형의 사람에게도 급성 세균성 설사와 구토는

있습니다.

④ 몸이 무거워지는 것은 脾經이 사지와 肌肉전체를 관리하고 있기 때문에 이러한 증상이 나타납니다. 實證유형은 축 늘어지는 것과 같은 증상을 보입니다. 그리고 관절에도 병변이 온 사람은 한층 腎虛가 가해진 것이라고 보아도 좋을 것입니다.

⑤ 자주 배고픔을 느끼는 것은 實證유형은 脾旺이 항진상태에 있기 때문에 식욕도 왕성하고 아무리 먹어도 공복감을 느낍니다.

⑥ 발이 저려서 보행하기 어렵다고 하는, 여기에서 특히 발이 저리다고 말하는 것은 왜일까요. 脾는 사지에 관여하고 있기 때문에 손발이 저려도 괜찮습니다. 그런데 사지는 횡격막을 중심으로 해서 上肢·下肢로 나뉘어집니다. 上肢는 肺와 心이 뿌리가 되고, 下肢는 腎과 肝이 뿌리가 되고 있습니다. 그리고 脾는 중앙에 있어서 전체를 파악하고 있습니다.

脾가 병적이라는 것은 먼저 脾의 항진이 있고 지나치게 實하여 있다는 것을 의미합니다. 그런데 脾剋腎이 되어 腎에 영향이 미치기 때문에 그 가지인 下肢에 증상이 나타나는 것입니다. 그렇기 때문에 발이 나른하다는 증상을 보고 脾에서 腎肝으로 오고 있다는 것을 알 수 있습니다. 여기에서는 물론 기본형을 설명하고 있기 때문에 만약 선천적으로 폐가 약한 사람의 경우에서는 脾에서 肺쪽으로 영향을 미쳐 肺의 증상이 나타나는 것은 당연합니다.

⑦ 발의 근육이 경련을 일으키고 下腿에 통증을 느끼는 것은 앞의 예와 비교하면 근육은 간에 관여하고 있기 때문에 脾에서 간으로 병이 파급되고 있다는 것을 알 수 있습니다.

이와 같이 하나하나의 증상은 상당히 중요한 것으로 소홀히 해서는 안 됩니다. 증상이라는 것은 체력·체질에 생활환경이 가해진 것이기 때문에 증상을 보아도 그 사람의 생활환경을 알 수 있게 됩니다.

▶ 脾虛의 경우는

다음으로 脾虛의 증상을 설명하겠습니다.

① 사지가 움직이기 힘들어진다는 것은 체력이 떨어져 있기 때문에 전체가 움직이기 힘들다는 의미입니다.

② 구토하는 것은 虛證유형에서는 힘이 없기 때문에 아무리 도망가려고 하더라도, 지키려고 하는 자세가 되기 쉽습니다. 힘이 있다는 것은 邪에 대해서 마주 대하려고 합니다만, 虛의 경우는 안을 지키려고 하는 힘이 활동하기 때문입니다. 그래서 밖으로 배설함으로써 몸을 지키려고 하는 것입니다.

③ 장에서 소리가 나는 것은 장은 화력발전소이기 때문에 열원이 부족하기 시작하면 차가워지는데, 이때 냉기를 없애려고 따뜻하게 하려는 움직임이 생겨나서 장이 울리는 것입니다. 소리가 나는 것은 음과 양이 서로 부딪칠 때에 발생합니다.

④ 권태감을 느끼고 잠자는 것을 좋아하는 증상에 대해서 설명하겠습니다. 잠자는 것은 腎의 작용인 것은 앞에서도 설명했습니다만, 脾가 虛하면 脾剋腎의 통제에서 벗어나서 腎이 보다 왕성해집니다. 그러므로 이 腎은 잠을 잠으로써 왕성하게 힘이 발휘하기 때문에 자는 것을 좋아합니다.

이상 虛實의 증상을 서술했습니다만, 脾에 實邪가 있는 경우에는 瀉하여 치료하고, 虛邪가 있는 경우에는 보완하는 것이 치료원칙입니다.

下肢·下腹이 차가워져 안면이 적색인 경우를 下虛上實이라고 하는데, 즉 虛는 냉기가 있는 것을 의미하고 實은 열이 있는 상태입니다. 몸을 위아래로 나누어 하반신이 차고 상반신이 뜨거운 상태인데, 이것은 냉열의 균형이 잡혀있지 않는 것입니다. 下虛上實

이라고 해도 下虛와 上實이 얼마나 차이가 나느냐에 따라서 각각 다릅니다.

27. 脾계통의 治法

脾土는 心火의 혈액순환으로 부양되고, 肺金을 만들어 내며, 腎水를 누르고, 肝木에게 억제당한다.

脾氣가 부족한 근본은 心火에 있으며, 火의 원천은 命門에 있다. 그러나 命門의 下焦의 火는 직접 土를 부양하지 않는다. 腎力・肝力을 통하여서 心을 부양하고 脾土가 부양된다.

<脾와 다른 장기와의 길항>

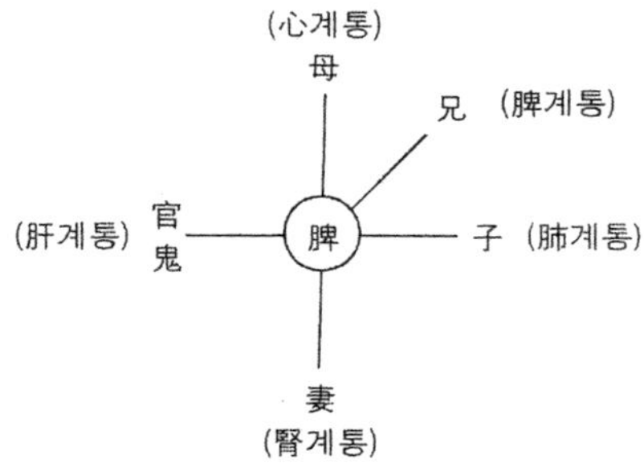

脾力이 없고 腎邪實일 때는 邪水는 오히려 官鬼인 土를 경시하여 水剋土가 되고 水毒肌肉으로 흘러 들어가 부종 증상을 나타낸다.

腎은 水穀을 받아서 에너지로 바꾸고, 수곡은 대장에 이르러서 나중에 二陰으로 나온다. 二陰을 관리하는 곳은 腎인데, 이 腎이 병이 나면 二陰은 화목하지 못하며, 二陰이 화목하지 못할 때는 大・小便 상태가 고르지 못하게 된다. 脾・胃가 이 때문에 병이 난다고 한다.

脾와 腎의 길항관계는 밀접하므로, 중요한 관계에 있는 모든 치료법은 脾와 腎의 균형을 잘 맞추어서 정리하면 치료가 된다고 한다(腎精이 脾化한 것이 인체이다).

혈관을 비롯하여 管狀으로 되어있는 모든 기관의 생리운동의 동력원은 腎力에 있다. 위장이 약한 것은 腎이 약하다(脾弱은 腎弱을 만들고 腎弱은 脾弱으로 끝난다).

脾·腎의 치료법은 균형을 잡는 것에 있고, 균형이 무너지면 서로 억누른다. 脾病에서 열이 있을 때는 입술이 마르고, 추울 때는 입술이 파랗게 된다.

脾·胃는 中和를 좋아하고 한쪽으로 치우치는 것을 싫어한다. 과식·소식·편식·寒熱이 심한 偏氣를 싫어하고 溫暖·中庸을 좋아한다.

〈강의〉 脾계통의 病理와 다른 장기와의 관계

脾土를 중심으로 한 生成觀을 살펴보면, 몸이 생성영양하기 위해서 脾土는 心火의 부모 같은 협력을 얻음으로써 직접 脾의 활동을 혈액순환작용으로 되돌려 받습니다. 그리고 腎水와는 부부길항을 이루고, 腎水는 소화를 돕는 부인으로서의 역할을 합니다. 肝木과는 官鬼길항을 이루고 운동에 의해서 脾의 활동은 도움을 받습니다. 또 肺金과는 모자관계에 있고 脾土는 살려고 하는 호흡하는 힘을 만들어냅니다. 이들이 함께 활동하는데, 즉 시간에 따라 교대로 당번을 하면서 부지런히 영위해 갑니다.

脾氣가 부족한 근본은 心火에 있습니다. 다시 말해서 심장계통의 활동부족에 의한 것으로, 脾系의 직접적인 원동력·소화력은 심장의 힘에 의합니다. 그리고 이 火의 원천은 命門에 있습니다. 즉 신장에 있는 것입니다. 그러나 직접 命門의 下焦의 火는 脾土를 부양하는 것은 아닙니다. 腎力은 肝의 火化力을 사이에 끼고서

心을 부양하고, 그럼으로써 脾土가 부양되는 것입니다.

脾力이 쇠퇴하고 腎에 實邪가 들어가는 때는 腎은 일과성의 항진 상태가 되기 때문에, 邪水는 반대로 官鬼한 土를 깔보게 되고, 水毒은 肌肉으로 흘러 들어가서 부종증상을 띠기 시작합니다. 水毒의 상태는 아직 土에 방위력이 있기 때문에 水가 괸 상태입니다만, 土에 힘이 없어지면 水가 土・肌肉을 통해서 부종을 일으킵니다. 그렇기 때문에 脾에 힘이 있으면 水毒이 되고, 脾에 힘이 없으면 부종이 됩니다.

胃는 음식을 받고, 脾는 소화된 것을 육체로 바꾸며, 그것이 下焦의 대장에 이른 후에 二陰으로 나옵니다. 다시 말해서 大・小便이 담당하는 곳은 腎力에 의한 것이고, 腎力이 없으면 이 二陰이 순조롭게 행해지지 않습니다. 또 이것은 脾・胃에 병이 나는 요인이 되기도 합니다. 이것은 부인이 힘을 저하시켜 가면 그 영향은 바로 자신에게 미치기 때문입니다.

이와 같이 脾와 腎의 길항관계는 밀접함과 동시에 중요하므로 모든 치료법은 脾와 腎의 균형을 유지하기 위해서 있다고 해도 과언이 아닙니다. 그것은 先天力과 後天力의 균형을 유지함에 틀림이 없기 때문입니다.

脾가 병들어 열이 나는 때는 입술이 마릅니다. 추우면 입술은 푸른색을 띱니다. 그것은 脾에 힘이 없기 때문에 모친의 열이 항진하고 있는 것이지요. 이것이 소화기의 外候인 입술이 뜨거워져 마르고 꺼칠꺼칠한 증상으로 나타납니다. 열이 있다는 것은 식히는 힘과 열과의 균형을 유지할 수 없게 되었기 때문이고, 腎기능의 저하가 心을 항진시키는 결과로 된 것입니다.

冷熱은 길항하면서 평균을 유지하고 있습니다. 따라서 한쪽이 저하하면 반드시 다른 한쪽은 항진합니다. 추울 때에 입술이 파란 것은 정맥의 색입니다. 입술은 피부가 얇기 때문에 動靜脈이 보이기 쉽고, 동맥이 속으로 숨으면 정맥은 위로 나타나서 보입니다.

그렇기 때문에 정맥색과 피부색이 나타나서 새파랗게 보이는 것입니다.

脾·胃는 中和를 좋아하고 한쪽으로 치우치는 것을 좋아하지 않습니다. 앞에서도 서술한 것처럼 土性은 중화작용을 하고 있고 음양의 균형조절을 담당합니다. 이 중화작용은 脾가 담당하여, 간장·심장·폐장·신장이라는 장기를 능숙하게 하나로 모아 중화를 유지하면서 생성해 가는 후천의 힘입니다. 이것이 脾力입니다.

28. 脾와 肺

脾와 肺는 모자협력관계에 있고, 脾土의 어머니가 건실한 때는 자식인 肺金은 쇠퇴하지 않는다.

소화기가 건전하고 胃(意)氣가 왕성할 때는 폐활력도 강하고, 이 활기는 말초피부에까지 이른다. 소화기가 허약할 때는 胃氣가 오르지 않고 肺氣도 작으며 피부도 메말라서 활기를 잃는다.

脾는 肺에게 이 힘을 만들어내게 하는데, 이 脾의 여유분이 肺氣力이 된다. 脾體는 인체 그 자체이고, 사람에게 빨아들이는 힘이 없으면 호흡할 수 없듯이, 脾體에 힘이 있으면 있을수록 폐의 활동은 왕성해진다.

입에서 항문까지의 소화기운동을 비롯하여 소세포의 喰食운동이 胸郭·횡격막세포 등에 陰旺(吸壓)운동을 일으키고 호흡을 하기 쉽게 만들고 있다. 이와 같은 脾의 힘이 폐호흡을 만들어 내고 있다(陰壓, 吸壓).

예를 들면 폐질환에 걸렸을 때는 脾力을 키우기 위해서 영양이 풍부한 食養生을 한다. 여기에서 脾生肺力을 알 수 있다.

(好相生)		(子 剋)		(母 剋)	
脾 ——	肺	脾 ——	肺	脾 ——	肺
100	100	200	50	50	200

· 子剋 = 선천적으로 肺力이 없다든지, 또는 肺力이 약해져 있을 때에 지나치게 먹거나 지나치게 살이 찌게 되면, 肺力이 강한 肌肉力에 응할 수 없어 호흡을 하는 것이 힘들어진다. 예를 들면 감기에 걸려 肺氣가 약해져 있을 때에 과식을 하는 등.

· 母剋 = 脾의 체력이 없는데도 지나치게 뛰거나, 찬바람을 오랫동안 맞거나 하여 肺氣를 지나치게 사용한 경우.

〈강의〉 脾와 肺의 길항관계에 대해서

▶ 脾와 호흡

脾는 먼저 인체 전체의 기반이 되며, 이 안에서 肝氣·心氣·脾氣·肺氣·腎氣라는 氣가 활동하고 있습니다. 五氣는 脾體의 일부를 빌려서 자신의 장기로 하고 있으며, 또 脾에서 소화·흡수된 五味에 의해서 부양되고 있기 때문에 넓은 의미에서 脾는 모든 장기와 상생하고 있다고 할 수 있습니다.

다음으로 脾體는 天氣를 통하여 받아들이려고 하고 있습니다. 현대의학에서도 분명하게 밝혀져 있는 것처럼, 폐 자신에게는 스스로 호흡하는 힘이 없고, 횡격막의 수축을 중심으로 한 흉곽 내의 陰壓의 변화에 의해서 폐는 확장을 하고 대기를 받아들이고 있습니다. 횡격막은 흉강과 복강과의 중앙에 있고 동양의학에서는 脾土에 속합니다.

또한 폐호흡은 전신 각 조직에 있어서 세포의 내호흡을 위해서도 있으며, 내호흡과 바로 음양의 관계를 이루면서 서로 돕고 있습니다. 이 의미에서는 내호흡은 「脾호흡」이라고도 할 수 있을 것 같습니다.

이와 같이 脾는 좁은 의미로는 폐와 상생하고 있습니다. 폐는 天氣를 받아들이면서 인체가 살아가려고 하는 氣로 삼고 있습니다만, 이 활동의 기본이 되고 있는 것은 脾입니다.

▶ 상생관계에 있어서 힘의 차이

脾는 脾體로서 모든 장기에 복합적으로 상생하고 있습니다만, 脾氣라고 하는 單氣로서는 폐와 상생하고 있다는 것을 바로 위에서 설명했습니다. 그런데 이러한 상생의 관계에서도 양쪽 사이에 힘의 차이가 너무 크게 있으면 좋지 않습니다. 차이는 균형을 깨는 요인이 되기 때문입니다.

바로 이 앞의 周易시간에 「天澤履☰」를 가지고 차이를 가진 卦의 이야기를 했습니다만, 이때 차이가 있을 경우 어떻게 하면 좋은가 하는 것이 중심내용이었습니다. 차이가 있을 경우에는 힘이 없는 쪽은 예의 바르게 대하고, 힘이 있는 쪽은 그것에 응해서 힘이 없는 쪽에 자신의 힘을 맞추면 됐습니다. 그렇기 때문에 결혼할 때 등의 궁합에에서도 선천의 별이 상생관계에 있더라도 서로의 차이가 너무 나고, 게다가 마음이 좁고 포용성이 없으면 잘 이루어지지 않습니다.

힘이 있는 쪽은 자신의 페이스로 진행시키고 「네가 빨리 걷지 않으니까 함께 갈 수 없는 거야」라고 하게 되며, 힘이 없는 쪽은 「당신이 너무 빠르기 때문에 따라갈 수가 없습니다」라고 해서, 양쪽 서로가 불만을 가지게 되고, 상생의 힘이 조금도 발휘되지 않게 됩니다. 따라서 상생보다도 인간의 포용성, 요컨대 인덕이 첫째가 됩니다.

상생에만 고집하고 차이라든지 인격의 포용성을 보지 않는 사람은 상생의 진리를 알고 있어도 전체의 우주진리, 즉 중용의 진리, 균형의 진리를 모르게 됩니다. 예를 들어 상극관계에서도 차이가 없으면 훨씬 큰 힘을 발휘할 수 있습니다. 서로 다른 성질을 가지고 서로 보완하기 때문입니다. 칼에 비유해서 말하자면 二刀流라는 것입니다. 오른쪽도 왼쪽도 공격당하면서 왼쪽, 오른쪽 모두 방어할 수 있습니다. 상생관계가 한군데에서 깊이 활동하고 있는 것에 반해서 상극관계는 다면적으로 작용할 수 있습니다. 이대신 상극은 서로 약간의 차이가 생겨도 원만히 나아가지 않을 위험성을 가지고 있습니다.

어쨌든 차이가 없는 것, 있어도 인격이 뛰어난 것이 상생보다 우선 합니다.

인체에 있어서도 오장 사이에 차이가 없는 것이 중요합니다. 차이가 있으면 모든 부담이 힘이 없는 곳으로 미치고, 이곳은 점점 기능이 떨어집니다. 여기에서는 脾와 肺에 대한 이야기이기 때문에 예로 들면 脾旺유형의 사람은 아무래도 과식하는 경향이 있습니다. 가지고 있는 힘의 특징을 지나치게 사용하기 때문입니다만, 보통 이 경우는 土剋水로 腎에 부담이 갑니다. 그러나 폐가 극도로 기능이 저하되어 있으면 腎보다도 폐에 부담이 가고, 폐가 더욱더 상처를 입게 됩니다. 따라서 사람의 체질의 특징과 결점을 찾아내는 것이 첫 번째입니다.

▶ 運氣와 時代病

肺病에는 영양을 주어 脾力을 생기게 하는 것이 좋다고 했습니다. 이것은 요컨대 태평양 전쟁 전까지와 같이 결핵이 유행한 폐기능 저하시대에는 특히 중요했습니다. 최근에는 항생물질 덕분에 결핵은 적어졌다고 합니다만, 과연 이 때문이라고 할지 모르겠습니다. 만약 예를 들어 전쟁전과 같은 조건에서 지금과 같은 항생물질이 있더라도 효과가 똑같은지 의심스럽습니다.

균은 어느 시대에도 있는 것이고 그것에 지는가 어떤가는 그 균에 대한 인간의 저항력에 달려 있다고 생각합니다. 그리고 시대병으로서 나타날 때의 인간의 저항력에는 天氣의 활동이 크게 영향을 미치고 있습니다. 바로 肺系에 상극현상을 일으키는 運氣가 순환하고 있을 때는 폐의 힘이 전체적으로 떨어집니다. 우주의 활동이기 때문에 모든 사람에게 작용합니다. 이러한 때에는 계속해서 침투당하기 때문에 지금 말한 것처럼 항생물질이 효과가 있을지 어떨지에 관해서는 실제로 하지 않았기 때문에 단언할 수는 없습니다만, 효과가 별로 없었을 것이라고 생각합니다.

이러한 肺氣의 退運시대에는 시대극에 자주 나오는 것처럼 고려인삼과 같은 영양제를 주어 脾力을 생기게 하고, 체력에 의해서 균이 자연스럽게 죽게 하는 것이 중요했습니다. 그리고 運氣의 이행과 함께 인체에 균에 대한 면역력이 생기고 더욱이 그것이 자식에서 손자에게 유전적으로 누적되어 가기 때문에 결국에는 下火가 됩니다. 「陽이 극에 달하면 陰이 된다」라는 법칙 그대로입니다.

오늘날에는 결핵보다도 腎·肝기능저하의 증상이 중심을 이루고 있습니다. 腎·肝을 누르는 氣가 돌고 있는 것이겠지요. 또 결핵 전에 흑사병이라고 한 페스트가 유행했었습니다. 이것은 세균과 이물질을 탐식하는 세균으로부터 이루어진 전신의 림프절과 비장을 침입하는 것입니다. 그리고 장티푸스가 유행했던 시기에는 脾를 누르는 運氣가 돌고 있었을지 모릅니다. 이것은 어쨌든간에 현재는 腎기능이 저하되어 있기 때문에 이러한 때에 脾力을 키우는 것은 반대로 腎을 상하게 하기 때문에 좋지 않습니다.

더욱이 결핵의 경우에서도 腎弱유형에게는 지나치게 脾力을 만들어주면 역효과가 나옵니다. 脾力을 키우는 데에도 체질·양·질·시간 같은 것을 고려할 필요가 있습니다.

29. 脾와 腎

脾와 腎은 생성기전에 있어서 부모로부터 받은 한 방울의 腎精體를 脾力에 의해서 팽창·확대시키고, 하나의 인체라는 형태로 만들고 있다.

성장기에는 기초체력 만들기와 매일의 생활에 필요한 에너지 만들기를 동시에 행하고 있지만, 성인이 된 후에는 활동에너지 만들기와 체력유지를 위한 대사를 행하고 있다.

인체는 끊임없이 영양소를 섭취하면서 命力을 損耗하고 그리고 나이를 먹어가지만, 이 기능은 脾와 腎의 길항력에 의한 것이다. 생리상에서는 脾가 남편의 입장에서 腎妻의 도움을 얻어 脾의 활동을 완전하게 만들고 있다. 즉 소화하기 위해서는 소화액이 필요하고, 이 소화액은 腎力으로 만들어지므로 腎은 脾의 소화를 돕고 있다. 식사와 腎은 깊은 관계를 맺고 있다.

과식은 소화액을 대량으로 만들지 않으면 안 되기 때문에 腎에 무리한 부담을 준다. 또 색다른 음식물은 보통 때와 다른 소화액을 만들지 않으면 안 되기 때문에 새로운 일거리가 늘어나서 腎에게 부담을 준다.

(好拮抗)		(順 剋)		(逆 剋)	
脾 ---	腎	脾 ---	腎	脾 ---	腎
100	100	150	100	50	200

· 順剋 = 과식에 의해서 脾가 항진하고 소화액이 부족하며 腎이 억제당한다.

· 逆剋 = 철야, 지나친 섹스로 腎을 지나치게 사용하여 체력이 약해서 함께 하지 못하는 경우 등. 선천적으로 腎力이 크고 脾力이 작은 경우는 억제당하지는 않지만(예를 들면 귀가 크고 두꺼

우며 몸은 마르고 작은 경우), 후천적으로 남은 힘이 있는 腎을 전부 사용하면 脾剋이 된다. 그러나 가지고 있는 힘은 사용하기 쉽다.

〈강의〉 脾와 腎의 길항관계에 대해서

▶ 過食과 腎

脾와 腎은 상극관계이기 때문에 脾가 조금이라도 강하면 腎에 부담을 주게 됩니다. 그런데 인간의 욕망 중에서도 식욕은 가장 강하고, 현대처럼 식량이 풍부한 때는 대부분의 사람이 항상 과식 상태에 있다고 해도 과언이 아닐 것입니다. 오늘날의 사람들은 유아 때부터 이미 과식공세에 시달립니다. 단지 유아 때는 양방향순환기로 성장하려고 하는 힘이 작용하기 때문에 다소 과식을 해도 바로 증상으로서는 나타나지 않습니다. 그러나 腎을 손상하면서 성장하고 있습니다.

한편 腎쪽은 과식 이외에도 머리를 사용하거나 차가운 것을 항상 먹거나 섹스를 하거나 밤늦게까지 일어나 있거나, 또 노화작용 등에 의해서 점점 활동이 감소되어 가고 있습니다.

腎에는 혈액·호르몬·소화액 등의 체액조절의 활동과 命源으로서의 기능이 있습니다. 아마도 전자는 左腎, 후자는 右腎이 관리하고 있겠지만, 과식의 영향은 먼저 左腎에 부담을 주고, 그것이 水剋火로 心에 가고, 또 火剋金·金剋木·木剋土·土剋水와 상극의 순환을 반복하면서 점차적으로 命源으로서의 腎을 저하시켜 가는 것이라고 생각합니다.

물론 어느 하나의 장기가 극도로 기능이 저하한다면 역시 바로 命源에 반응이 미치고 그 정도가 크면 급사합니다만, 과식 같은 것은 조금씩 命源을 손상시켜 갑니다.

또 평상시에 먹는 음식과 색다른 것을 먹어도 그것에 대한 소화액이 충분하지 못하고 지금까지의 소화액으로 해결하려고 하여 腎에 부담을 줍니다. 알지 못하는 외국어로 이야기를 할 때 대뇌가 혼란을 느끼는 것과 같은 것입니다.

살이 찌지 않는 치료법 중에 여러 가지 것을 먹는 치료법이 있습니다만, 이것은 지금 설명한 것을 응용한 방법입니다. 일반적으로 살이 찐다는 것은 좋아하는 것을 습관성으로 과식하고 있기 때문입니다. 이러한 사람으로 특히 폐와 腎의 수렴하는 힘이 없는 사람은 바로 비대해집니다.

▶ 확실하게 활동하고 있는 대기작용

過食과 異食 외에도 腎기능을 저하시키는 요인 중에 중요하지만, 눈에 잘 띄지 않는 작용 가운데 전에도 서술한 바가 있는 대기작용(天食)이 있습니다. 우리들은 우주의 활동에 조절되고 있기 때문에 우주의 활동이 腎에 상극하는 때는 시대병으로서 腎이 저하됩니다.

일 년 중에서는 長夏, 하루 중에서는 오후에 상당하는 氣가 우주 윤회의 60년, 180년 …… 과 같은 규모로 순환하고 있습니다. 하루와 사계의 대기작용은 비교적 알 수 있습니다만, 일년을 넘은 대기작용은 인간에게는 좀처럼 느껴지지 않습니다.

일년을 넘은 대기작용에는 家相에 의한 방위의 대기작용도 있습니다. 최근에 온 젊은 환자로, 일을 하면 어깨가 심하게 결리고 대흉근과 흉쇄유돌근에 경련이 일어나서 목이 자유롭게 돌아가지 않게 된 사람이 있었습니다. 잘 살펴보니 피부가 상당히 건조해 있고 한마디로 말하면 노화체질로 즉 肺虛體質로 되었습니다. 보통, 이 정도의 노화체질로 되어 있으면 회복이 곤란합니다만, 일상생활에는 별로 지장을 초래하지 않았습니다. 이상하다고 생각하면서 치료했습니다만, 효과가 거의 없었습니다. 일반적이라면 목이 돌아가지 않을 정도이면 한 번으로 치료로 끝납니다만, 몇 번이고 치료를 해도 생각대로 되지 않았습니다. 그래서 한번은 「당신의 집 서쪽에 연못이나 목욕탕 같은 水氣가 있는 것이 없습니까」라고 물었습니다. 그러자 커다란 연못이 있다고 하는 것이었습니다. 서쪽의 대기작용은 易에서는 「兌」, 九星에서는 「七赤」으로 兌는 「口」라 하고, 또 오장에서는 「肺」라고 하기 때문에 脾·肺에 관련이 있습니다. 그리고 서쪽의 氣는 본래 「燥氣」가 아니고서는 안 됩니다만, 水氣가 있기 때문에 당연히 이들의 장기에 변조를 초래하지요. 거기서 계속해서 부모님에 관해서 물었더니 어머님이 위암으로 돌아가시고, 아버님이 위가 나빠서 고생하고 있다는 것이었습니다.

이와 같이 대기작용이라는 것은 음식과 달라서 직접 유해성을 알기 어렵기 때문에 믿지 않는 사람이 많습니다만, 천천히 확실하게 전체적으로 작용하고 있다는 것만은 틀림이 없습니다. 그러나 대기활동 자체가 나쁜 것이 아니고 이 기능을 능숙하게 받아들일 수 있는지 없는지가 중요합니다. 요컨대 하늘의 활동에 순응한 생활을 하고 있는가 그렇지 않는가, 방위의 氣에 순응한 집에 살고 있는가 그렇지 않는가가 문제입니다. 대개 집주위를 한바퀴 돌면 그 집에는 어떤 영향이 있는지 알 수 있습니다. 집에 살고 있는 사람이 어떻게 되어 있는가는 사람의 생년월일과 대조해 보면 바로 알 수 있습니다. 얼굴을 보면 더 잘 알 수 있습니다.

과식에서 天食의 이야기로 흘러갔습니다만, 요컨대 현대는 이 양방향에서 腎이 혹당하고 있는 것입니다.

또한 「脾와 肝」 「脾와 心」에 관해서는 『동양의학 강좌 2, 간장·심장편』과 중복되기 때문에 여기서는 설명을 생략하겠습니다.

제 3 장 肺계통의 구성과 기능

-현대의학적 고찰*-

1. 폐장의 구성

폐는 좌우 폐로 분리되어 심장과 더불어 胸腔(thoracic cavity)을 채우고 있는 장기이다. 흉강은 늑골 및 호흡근으로 형성된 흉벽과, 복강을 분리시키는 횡격막으로 구성되어 있는 외부로부터 밀폐된 폐쇄강이다. 폐와 흉벽 내면 사이의 공간을 胸內腔이라고 부르며 이 공간은 늑막으로 덮여 있기 때문에 肋膜內腔이라고도 한다.

폐는 외계와 직접 연결되는 유일한 기관으로 산소와 탄산가스의 교환장소이다. 공기가 코에서 폐포에 이를 때까지의 길을 「기도」(氣道: airway)라 하고 비강, 인두, 후두, 기관, 기관지로 되어 있다. 기도의 내면은 점막으로 단단하고, 이물질의 침입을 막고, 또 폐에 들어가는 공기에 온도와 습도를 제공하고 있다.

〔위치〕 흉곽 내에서 횡격막의 위. 폐는 늑골에서 만들어진 바구니 같은 흉곽 안에 가득 차 있고 또 흉강과 복강을 경계 짓는 튼튼한 근육인 횡격막의 위에 올려져 있다.

〔형상〕 원추형

〔색〕 유아의 폐는 담홍색이지만 성인은 흡입한 매연과 먼지가 달라붙어 있어 암적색이 되고 검푸른 반점이 나 있다.

역주: *) 원저가 이미 20년 전에 나왔기 때문에 서양의학적인 고찰에서 약간의 수정이 필요한 부분이 있어 역자들이 최신지견을 참고하여 원저의 내용을 훼손하지 않는 범위에서 첨삭하였다.

〔구분〕 폐는 심장을 포함한 縱隔(좌우의 흉막 사이를 말한다)에 의해 좌우로 나누어지고 右肺는 左肺보다 크고 上·中·下의 폐엽으로, 또 左肺는 상·하 두 개의 폐엽으로 구분된다. 폐의 상단을 폐첨이라고 하고, 쇄골위 2cm되는 부분에 이른다. 밑면은 오목한 면을 이루고 있고 횡격막 위에 있다. 양쪽 폐의 안쪽 중앙은 肺門이라고 하는데 이곳을 통해 기관지·폐동맥·폐정맥·신경·림프관이 출입한다.

〔구조〕 폐는 하나의 복합관상포상선(複合管狀胞狀腺)으로 그 導管은 후두·기관·기관지·기관지초이고, 그 腺體는 무수한 폐포이다. 폐의 외면은 흉막으로 싸여져 있다.

(1) 후두(Larynx)

후두는 인두에 이어서 기관의 일부분이 되고, 또 발성기도 된다. 그 외곽은 후두개연골, 갑상연골, 윤상연골, 피열연골 등의 연골로 이루어져 있다. 후두개연골(epiglottis)은 후두의 입구 앞부분에 혀모양으로 돌출되어 있고, 음식물을 삼킬 때에는 그 입구에 뚜껑을 덮는 것처럼 덮어씌우고 음식 덩어리가 후두에 들어오는 것을 막고 있다. 갑상연골은 남자들 사이에서는 흔히 '결후'라고 한다. 이 갑상연골의 뒤쪽 후두강의 측벽에는 앞뒤로 달리는 두 개의 습곡(주름)이 있고 발성기의 작용을 하고 있다.

(2) 기관·기관지(Bronchus, Bronchiole)

기관은 길이는 약 10cm이고 제5흉추의 높이로 좌우의 기관지로 나누어진다. 기관은 線維性의 膜으로 되고, 16~20개의 말굽철형의 연골이 뼈대가 되고 있다. 이 연골은 모두 뒤쪽이 빠져 있고 膜性의 조직이 그 사이를 메우고 있다.

<폐의 구조>

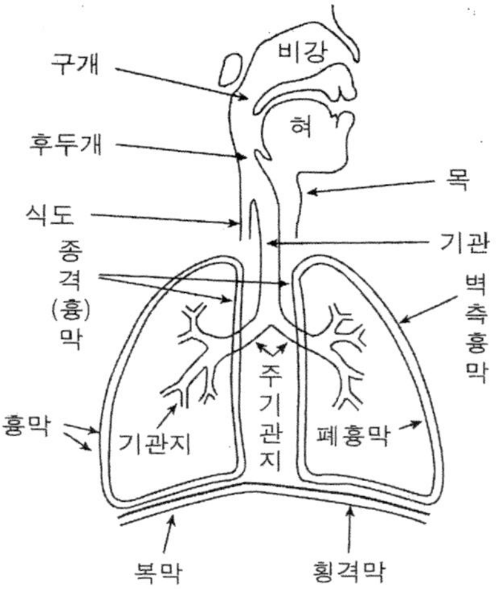

<후두・기관・기관지・폐>

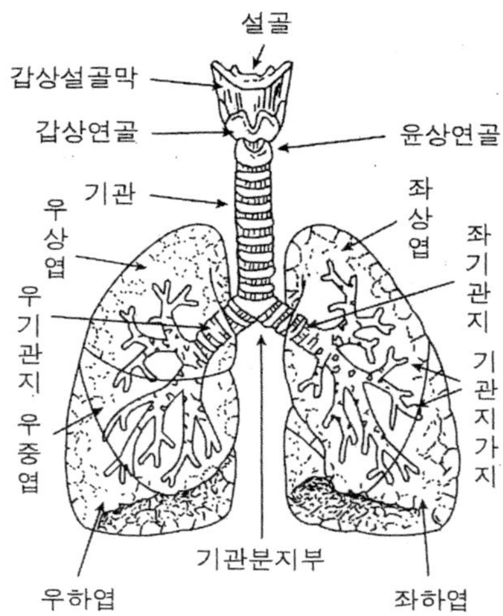

좌우로 나누어진 기관은 肺門에 들어가면 樹枝狀으로 분기하여 기관지로 되고, 다시 한 번 소엽간세기관지--종말세기관지--호흡세기관지--폐포관--폐포낭--폐포가 된다.

(3) 肺胞(Alveola)

폐포는 호흡세기관지의 벽이 囊狀(직경 0.1~0.2m의 반구형의 주머니)으로 볼록하게 나와 있는 것으로 전부해서 2~7억, 그 표면적은 90~100m^2(피부면적의 수십 배)에 달한다. 폐포의 상피세포는 호흡상피라 하고 외기와 혈액과의 사이의 가스교환을 하고 있다.

몇 개 폐포의 집합을 「細葉」이라 하고, 細葉이 30~100개 모여서 다각형의 「小葉」(직경 1cm)이 되고, 小葉이 수십 개 모여서 1구역(右葉은 10구역, 左葉은 8구역으로부터 된다)이 되고 있다.

(4) 肺門림프절(Hilar lymphnode)

폐문부에는 많은 림프절이 있고 폐 전역에서 림프관을 통해서 흘러 들어오는 이물질과 세균은 거의 모두 림프관에서 처리되고 림프계에서 혈관계로 침입하는 것을 막고 있다.

(5) 胸膜(pleura)

흉막이라는 것은 늑막을 말하고, 폐의 표면과 흉벽의 내면을 덮어씌우고 있고, 종이보다는 얇지만 탄력성이 풍부한 튼튼한 막을 말한다. 폐를 직접 둘러싸고 있는 부분을 「폐흉막(visceral layer)」, 종격의 외면, 흉벽의 내면, 횡격막의 윗면을 덮어씌우고 있는 부분을 「벽측흉막(parietal layer)」이라고 부르고 있다. 따라서 흉막은 주머니가 이중으로 되어 폐를 덮어씌우고 있다. 폐흉막과 벽측흉막 사이의 주머니는 「흉막강(pleural cavity)」이라고 하고, 소량의 액(漿液)이 있어서 양쪽의 막이 마찰을 일으키지 않도록 윤활유 역할을 하고 있다.

<들숨>

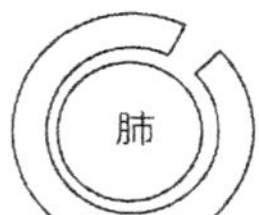

흉강이 확장하여 음압이 증가

<날숨>

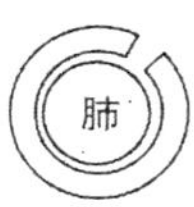

흉강 내의 음압저하, 폐의 수축력 작용

더욱이 이 흉막강은 외계로부터 완전히 차단되어 있어서 항상 외기압보다는 낮은 壓, 즉 음압으로 되어 있다. 이 음압의 덕분으로 스스로는 부풀어 오를 수가 없는 폐가 부풀고 숨을 들이마실 수 있는 것이다. 폐조직에는 彈性線維(elastic fiber)가 있어 끊임없이 수축하려고 하는 힘이 작용하고 있다. 그러나 흉강내는 음압이기 때문에 폐의 외기압이 폐 자신이 수축하려고 하는 힘을 이기고 폐를 항상 부풀린 상태로 유지하고 있다.

그래서 외늑간근과 횡격막이 수축하여 흉강이 넓어지면 흉강내압은 한층 내려가고 (음압의 증가), 그 때문에 폐는 한층 넓어져서 폐포 내로 공기가 들어온다. 이것이 흡식이다. 호식은 완전히 수동적이고 위에서 서술한 筋이 이완하면 흉강이 좁혀져서 흉강내압이 높아지고 폐 자신의 탄성이 활동하여 폐는 수축하고 폐포 내의 공기를 밖으로 내보낸다.

2. 肺膜의 생리작용

▶ 가스교환

탄산가스를 포함한 정맥혈이 심장의 좌심실로부터 폐동맥을 통하여 肺胞에 이르고 그곳에서 탄산가스를 방출하고 산소를 받아들인다. 산소를 포함한 동맥혈은 폐정맥을 통하여 좌심방으로 보내어지고 좌심실에서 전신으로 순환된다(심장을 중심으로 해서 나가는 혈관을 동맥이라 하고, 들어오는 혈관을 정맥이라 한다).

폐포와 혈액과의 사이의 가스교환은 분압이 높은 쪽에서 낮은 쪽으로 향하여 이루어지는 확산현상에 의한다. 肺胞는 극히 얇은 막으로 만들어져 있고 아마도 상당히 작은 구멍이 있어 혈액은 통하지 않지만, 산소와 탄산가스의 분자는 통과시키고 있다.

더욱이 혈액이 폐를 빠져나가는 시간은 약 5초이고 그동안 가스교환에 사용되어지는 것은 2~3초이다.

<폐포에서의 가스교환 기전>

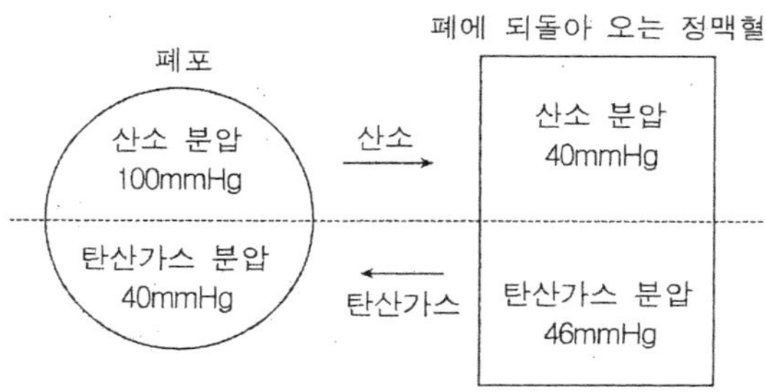

▶ 肺胞의 豫備力

폐포가 가스교환을 행하고 있는 표면적은 이미 서술한 것처럼 90~100m^2이지만, 평상시는 그 전부가 활동하고 있는 것은 아니다. 조용히 살아갈 뿐이라면 5분의 1정도만 있으면 충분하다고 한다. 폐에는 肺葉이 다섯 개 있기 때문에 최악의 경우, 肺葉이 하나만 남아 있어도 살아갈 수 있다. 평상시 사용되지 않는 폐포는 달린다던지, 산을 오를 때에 활동하기 시작한다.

▶ 호흡의 구조

호흡은 심장의 활동과는 약간 달라서 빠르게 하거나 일정시간 멈추게 하거나 할 수 있지만, 일상생활에서는 거의 무의식 속에서 규칙적으로 이루어지고 있다. 호흡의 구조는 세 개의 계통으로 이루어진다.

① 자극을 느끼고 중추에 전달하는 구심성 계통
② 호흡중추

③ 명령을 중추에서 호흡근에 전달하는 원심성 계통

호흡중추는 중추성과 말초성으로 크게 구별되고 중추성의 것은 연수에, 말초성의 것은 대동맥궁 및 경동맥동에 있다. 연수의 호흡중추는 다시 한 번 呼息중추와 吸息중추로 구별되어 있고, 한쪽이 흥분할 때는 다른 한쪽은 억제된다.

<호흡의 반사조절과 화학조절>

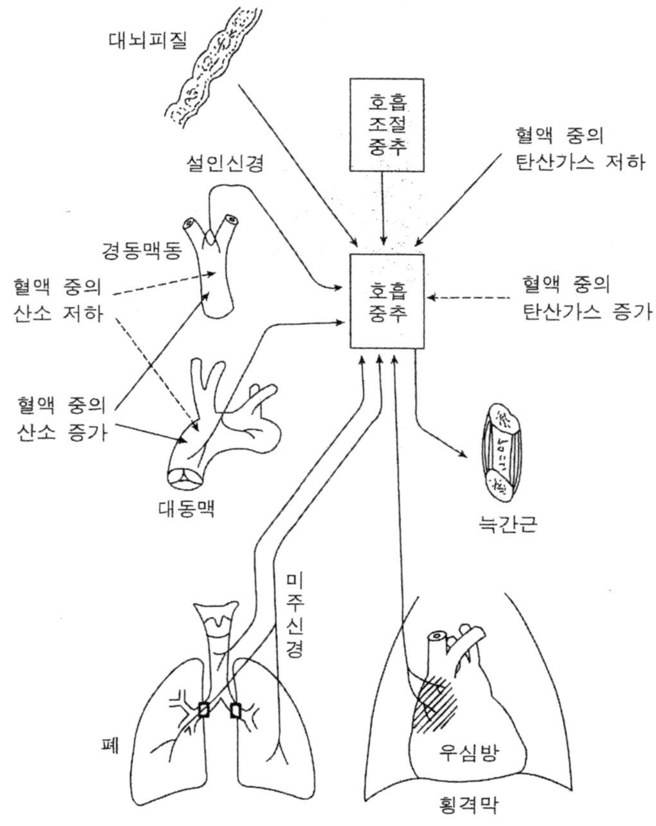

<반사성 조절>
① Hering-Breuer reflex ② 경동맥동 반사 ③ 대동맥궁 반사
④ 심방 반사 ⑤ 기관지점막의 자극(기침 · 재채기) ⑥ 대뇌피질의 수의지배

명령을 중추에서 호흡근에 전달하는 원심성 계통은 신경을 통해서 이루어지고, 중심이 되는 것은 頸髓로부터 횡격막으로 가는 횡격신경과 胸髓에서 늑간근으로 가는 늑간신경이다.

자극을 호흡중추로 전달하는 구심성 계통은 신경성의 것과 화학적인 것과의 두 가지 계통이 있다. 신경성 계통의 주된 것은 肺迷走神經반사라고 하는 것으로 폐포벽에 미주신경 가지가 와 있어, 흡기에 의해서 폐포가 확장하면 그 자극을 받아서 연수로 전달하고 연수의 흡기기구를 억제하고 호기기구를 흥분시킨다. 반대로 호기에 의해서 폐포가 축소하면 그 자극을 전달하고 호기기구를 억제하고 흡기기구를 흥분시키도록 만들고 있다. 이 밖에 大動脈弓과 頸動脈動에 있어서 혈압의 변화에 의한 호흡의 조절, 놀람과 걱정거리 등의 고위대뇌중추의 변화에 의한 호흡의 조절 등이 있다. 화학계통의 주된 것은 혈액의 탄산가스 농도이다. 탄산가스 농도가 상승하면 중추가 자극되어 호흡운동은 촉진되고 반대로 탄산가스 농도가 낮으면 호흡운동은 저하한다.

이상 살펴본 세 개의 기구에 의해서 호흡근이 활동하고 이미 봤던 흉막강의 음압의 변화를 불러일으키고 폐를 확장·수축하게 만드는 것이다.

▶ 呼吸型

호흡은 주로 늑간근과 횡격막이 함께 작용하여 이루어지지만 일반적으로 여자는 늑간근의 활동을 주로 하는 흉식호흡을, 남자는 횡격막에 의한 복식호흡을 행한다.

▶ 肺活量

이것은 할 수 있는 한 깊게 흡기한 다음 내쉴 수 있는 만큼의 공기를 내쉬게 했을 때의 호흡량을 말하고 성인남자는 3~4천ml, 여자는 2~3천ml이다.

폐활량과 1초간에 호식할 수 있는 최대 호식량의 비(%)도 폐기능의 지표가 된다. 이것을 시간적 폐활량(timed vital capacity)이라고 부른다. 기관지 천식 등에서 폐활량은 정상임에도 불구하고 시간적 폐활량은 현저하게 감소한다. 이것은 기관지 협소로 기도저항이 증가하기 때문이다.

▶ 氣道의 작용

외기에서 폐포까지 공기의 통로인 기도는 단순한 호흡기의 통로 역할만 하는 것은 아니다. 외기는 기도를 통과하는 동안에 수증기에 포화되고, 외기를 체온으로 데우든지 호식공기를 식히는 온도조절 작용을 하기 때문에 외기가 폐포에 도달할 때에는 거의 체온에 가까워진다.

기관지 점막에서 분비되는 분비물에는 면역글로블린이 함유되어 있어 각종 감염에 대한 면역작용도 한다.

그 밖에도 이물질의 폐포 내 침입을 방지하는 각종 기전이 작용하고 있다. 코털은 직경 10㎛ 이상의 입자를 걸러내고 이것을 빠져나온 직경 10㎛ 이상의 입자의 대부분은 비강 및 인두 점막에 흡착되어 제거된다. 즉 이러한 큰 입자는 기류에 따라 가지 못하고 점막에 흡착된다. 직경 2-10㎛의 입자는 더 가는 기도에서 기류 속도가 느려지면 기관지 벽에 낙하하게 되고 낙하된 소립자는 점막 상피의 섬모 에스컬레이터 작용에 의하여 비강 방향으로 이동된다. 직경 2㎛ 이하의 미립자는 보통 폐포까지 도달하지만 폐포의 대식세포에 포식되어 림프절로 운반된다.

이상과 같은 기도의 세척작용으로 외기로부터 폐포로 들어온 호흡기는 거의 무균적인 상태로 들어오게 되며 점액과 혼합된 이물질은 기침 또는 재채기 반사로 외부로 배출하게 된다.

3. 호흡기의 증상

▶ 기 침

기침은 폭발적으로 숨을 내쉬는 것이며, 기관 및 기관지계의 분비물이나 이물질을 청소해 내는 수단이 된다. 기침은 가장 흔한 심·호흡기 증상의 하나이며 또 의학적 관심을 기울이는 가장 흔한 증상 중의 하나이다. 기침하는 것은 자발적으로 또는 반사적으로 시작된다. 방어적 반사 중의 하나로 구심성 및 원심성 경로를 모두 가지고 있다. 구심각(afferent limb)은 삼차신경, 설인신경, 상부 후두신경과 미주신경 분포영역의 감각수용체들을 포함한다. 원심각은 재귀후두신경(성문을 닫게 한다)과 척추신경들(흉부 및 복부 근육을 수축시킨다)을 포함한다. 기침을 하는 일련의 순서는 깊게 숨을 들이마시게 하는 적당한 자극에 이어서 성문이 닫히고, 횡경막이 이완되며 닫혀진 성문에 대항하여 근육이 수축하면 흉곽 및 기도내의 압력이 최고에 이르게 된다. 이렇게 생긴 흉곽내의 양압으로 기관후막의 유연한 부분이 안쪽으로 접어지면서 기관이 좁아진다. 일단 성문이 열리면 기도와 대기의 큰 압력차와 좁아진 기관이 연계해서 기관을 통한 유속이 소리의 속도에 가깝게 증가한다. 이때 발생된 마찰의 힘이 점액과 이물질의 제거를 돕는다.

기침 수용체의 염증성, 기계적, 화학적 및 열자극 효과에 의해 기침이 생성된다. 세균성 또는 바이러스성 기관지염, 감기와 과다한 흡연에서처럼 염증성 자극 효과는 호흡점막의 부종과 충혈에 의해 시작된다. 또 후비루나 기도 흡인을 동반한 위·식도 역류에서처럼 삼출작용으로 생기는 자극에 의해서도 기침이 생길 수 있다. 그 외에 대동맥류, 육아종, 폐 신생물, 종격동내종물, 기관지암, 기관지 선종, 이물, 기관지내막을 포함하는 육아종, 그리고 기관지 천식 등에 의해서도 생긴다.

기침의 종류에는 크게 구별하면 가래를 동반하는 濕性과 가래를 동반하지 않는 乾性(마른기침)이 있다. 습성의 기침은 분비물과 병적 산물이 많은 하기도의 염증에 의한 경우가 많다. 건성의 기침은 분비물이 많지 않은 기도의 병변, 특히 上氣道(인두, 후두)의 병에 의한 경우가 많다.

그 밖의 기침으로서 다음과 같은 것이 있다.

- 개 짖는 듯한 기침: 후두염, 디프테리아, 후두와 기관에 이물질이 있을 때.
- 경련성 기침: 백일해, 기관지분기부림프절종창
- 짧은 기침(헛기침, 혹은 작은 기침): 폐결핵의 초기, 후두염, 기관지염, 신경성

▶ 가 래

가래에는 다음과 같은 종류가 있다.

- 장액성의 것: 무색투명하고 끈기가 없는 것. 감기, 폐수종(심장병 등에 이어서 발병하는 병으로 폐가 수종이 생긴다)일 때 등
- 점액성: 백색이나 무색이고 끈기가 있는 가래. 천식, 감염을 동반하지 않는 기관지염일 때.
- 순농성의 것: 농으로 가득 채워져 있는 것. 기관지확장증, 폐화농증, 공동이 있는 결핵, 감염을 동반한 기관지염, 담배와 대기오염에 관계한 기관지염 등
- 血가래: 가래에 피가 섞인 것. 폐결핵, 폐암, 폐렴
- 객혈: 혈액만의 배출. 위에서 나오는 토혈은 거무스름하지만 객혈은 선홍색을 띠고 있다. 폐결핵과 폐암에 많다.

▶ 胸痛

흉통은 환자가 병원을 찾는 흔한 질환 중 하나이다. 이러한 증상의 환자 진단 및 치료는 그 방법의 적절성에 따라 이로움을 주거나 또는 해로움을 줄 수가 있다. 허혈성 심장질환과 같은 중대한 질환을 인지하지 못하는 경우 중대한 치료지연을 초래할 수가 있으며, 반면에 협심증의 오진은 해로운 정신·경제적 결과를 낳으며 심지어는 불필요한 심도자술을 시행받을 수가 있다. 흉통의 정도와 병의 경중은 관련성이 없다.

흉통의 여러 가지 원인들로는 심인성(관상동맥 질환, 대동맥판 협착증, 비후형 심근병증, 심낭염), 혈관성(대동맥 박리, 폐색전증, 폐동맥 고혈압, 우심실 긴장), 호흡기계(흉막염 혹은 폐렴, 기관기관지염, 기흉, 종양), 위장관계(식도역류, 식도연축, 소화성 궤양), 근골격계, 기타의 여러 가지가 있다.

그러나 흉통은 뭐니뭐니해도 흉벽성의 것이 많고, 그 다음으로 늑간신경통과 늑간근육통에 의한 것이 많다.

▶ 숨이 참

숨이 차다는 것은 호흡하는 것이 어렵다든지, 괴롭다고 느끼는 것이지만, 왜 그러한 느낌이 드는가는 충분히 이해되고 있지 않다. 일반적으로는 병의 회복기, 노화, 지나치게 살이 찌고, 고열이 날 때 등에 자각된다. 병으로 숨이 차는 것은 기관지 천식과 폐기종 등에 의한 기도의 폐색, 폐렴, 폐암, 폐결핵, 규폐(硅肺) 등에 의한 폐의 신전장해, 울혈성 심부전과 심장천식 등에 의한 혈액순환의 이상 등이 있을 때이다. 또 특별한 기질적 장해가 없고 신경성으로 일어나는 경우도 많다.

▶ 하 품

하품은 몸이 산소를 요구하고 있을 때에 자연스럽게 일어난다. 입을 크게 벌리기 때문에 호흡이 충분하게 된다. 졸음이 왔을 때에 하품이 나오는 것은 폐로 가는 혈액이 줄고 산소가 부족하기 때문이고, 그 자극이 호흡중추로 가서 명령을 내리기 때문이다.

▶ 딸꾹질

딸꾹질은 흡기근의 불수의적 연축 이후에 성대의 갑작스런 폐쇄가 뒤따르는 것을 말한다. 딸꾹질은 일반적으로 횡격막의 자극에 의해 유발되는데 주로 급하게 또는 많이 먹거나 마신 후에 위장의 팽창 혹은 염증에 의해 일어난다. 일반적으로는 딸꾹질이 잠깐 나타나지만, 지속되면 아주 고통스러울 수 있다. 견디기 힘든 딸꾹질이 있으면 먼저 찻숟가락 분량의 마른 백설탕을 급히 삼키게 한다. 이것도 효과가 없으면 비위관을 삽입하여 위장 내의 압력을 줄일 수 있는데 이렇게 하면 인두의 자극효과도 있다. 뇌졸중일 때, 딸꾹질을 하는 경우가 있고 위험하게 생각되는 경우가 있기는 하지만, 딸꾹질 그 자체에는 아무런 위험도 없다.

제 4 장 肺계통의 상관
-동양의학적 고찰-

1. 肺계통에 관해서

폐는 氣의 근원이고 호흡을 담당하며 天氣를 통하고 있다.[1] 이 天氣인 眞氣가 체내에 들어오면 神氣·魂氣·覇氣·意氣 등 각종의 氣가 된다.

폐는 코를 관리하고, 百脈을 활발하게 하며 香臭의 판별, 눈물, 皮毛, 대장에 관련하여 經氣를 발하고 있다.[2]

〈강의〉 폐에는 어떠한 기능이 있는가

첫째 폐라는 것은 어떠한 활동을 하고 있는가를 살펴보면 결국에는 호흡을 담당하는 氣의 근원이라는 것이지요.

氣라는 것은 물론 天氣로 통하고 있습니다만, 우리들이 말하는 天氣라는 것은 하늘과 땅이 교류하는 氣를 말합니다. 그리고 天의

1) <素問 六節藏象論> 肺者 氣之本 魄之處也 其華在毛 其充在皮 爲陽中之太陰 通於秋氣.

2) <素問 六節藏象論> 肺者 氣之本 魄之處也 其華在毛 其充在皮 爲陽中之太陰 通於秋氣.
<素問 經脈別論> 脈氣流經 經氣歸於肺 肺朝百脈 輸精於皮毛.
<素問 金匱眞言論> 西方白色 入通於肺 開竅於鼻.
<靈樞 本輸> 肺合大腸 大腸者 傳道之府.

氣는 우리들의 체내에 들어와 神氣・魂氣・覇氣・元氣・意氣 등, 氣가 붙는 모든 氣의 작용을 하고 있습니다. 단 그 중에 간의 활동이 가해진 氣를 肝氣라고 하고 腎의 활동이 가해지면 그것을 腎氣라고 할 뿐입니다. 중심이 되고 있는 것이 肺氣, 즉 眞氣입니다.

폐의 외후로서는 鼻・皮膚・皮毛입니다.[3,4] 皮膚・毛皮라는 것은 피부호흡을 할 때의 모공을 가리킵니다.

그리고 "百脈을 활발하게 한다"[5]라는 것은 心과 肺는 부부길항하고 있기 때문에 폐는 心의 부인 역할을 하고 있습니다. 이러한 현상은 經絡・經穴이 혈관과 병행하여 달리고 있는 것이 비교적 많다는 사실에서 알 수 있습니다. 즉, 氣가 움직이면 血이 움직이고 血이 움직이면 氣가 활동하는 것처럼 서로 길항하면서 心과 肺는 협력하고 있다는 것이지요. 이 밖에 폐의 활동으로서는 香臭의 판별이 있고, 나아가서는 눈물을 담당하고 있습니다.

나이를 먹어 가면 肺旺體이기 때문에 눈물을 잘 흘리게 됩니다.[6] 눈물이 많은 사람은 폐가 왕성하든지, 아니면 虛해있는 것이고, 중용을 이루지 못한 것이지요. 따라서 다른 네 개의 장기에 비해서 중용을 넘어서 있던지, 아니면 미치지 못하고 있든지 어느 한쪽에 치우쳐져 있는 것입니다.

그리고 폐는 대장과 관련을 맺고 있습니다.[7] 지금부터 대장에 관해서 설명하겠습니다.

---

3) <素問 六節藏象論> 肺者 氣之本 魄之處也 其華在毛 其充在皮 爲陽中之太陰 通於秋氣.

4) <素問 金匱眞言論> 西方白色 入通於肺 開竅於鼻.

5) <素問 經脈別論> 脈氣流經 經氣歸於肺 肺朝百脈 輸精於皮毛.

6) <素問 陰陽應象大論> 年六十 陰痿 氣大衰 九竅不利 下虛上實 涕泣俱出矣.

7) <靈樞 本輸> 肺合大腸 大腸者 傳道之府.

2. 폐와 대장(一)

<폐의 작용과 24시간>

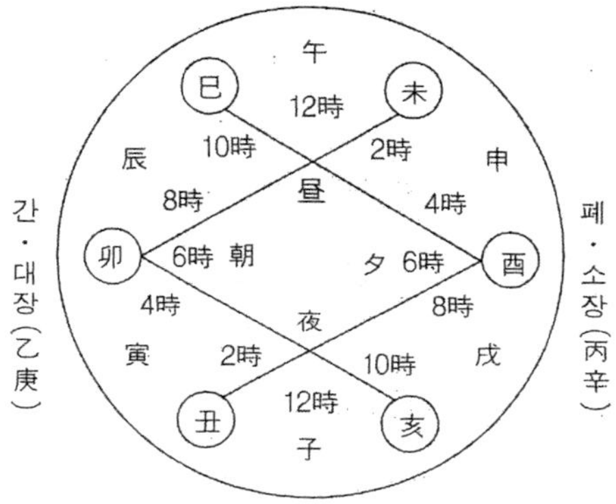

폐와 대장은 庚辛같이 金性의 음양 형제관계이고,[8] 서로 上下表裏로 강하게 관련을 맺으면서 아침·저녁 교대로 氣의 대사를 비롯하여 배변작용을 하고 있다.

폐는 저녁 무렵을 중심으로 巳酉丑과 生旺墓로 활동하고, 대장은 亥卯未와 아침을 중심으로 간과 길항하면서 肺力을 대행하고 있다.

대장은 수분의 흡수, 변을 정리하여 배설하는 활동만이 아니고 소장의 발열에 의해서 대장의 수분이 氣發되는데, 이 氣가 肺氣와 결합하여 體氣를 이루고 있다.

〈강의〉 폐와 대장의 관계에 대해서

폐와 대장은 庚辛같이 金性의 음양형제관계이고, 서로 횡격막을 경계로 위아래에 위치하며 외표의 外氣外壓을 조절 하거나 內

8) <東醫寶鑑 肺臟門> [肺主時日] 肺主秋 手太陰陽明主治 其日 庚辛.

裏의 內氣內壓을 조절 하면서 형제길항협력하고 있습니다. 하루 중에서는 아침과 저녁 무렵의 반대쪽의 시간대이고, 서로 교대로 氣의 대사를 비롯하여 배설작용 등을 하고 있습니다.

폐는 저녁 무렵의 酉 시각을 중심으로 巳酉丑의 시각에 활동하고, 대장은 간과 부부길항하면서 아침의 卯 시각을 중심으로 亥卯未의 시간대에 肺力을 대행 하고 있습니다(부부길항, 형제길항에 관해서는 『우주와 인체의 생성원리』 참조).

3. 폐와 대장(二)

여기에서는 대장의 병증에 관해서 서술하고자 한다.

· 변비: 열이 대장으로 결집하여 변이 마르게 되고 수분이 말라서 변비가 된다.

· 痔: 열이 대장에 정체되어 장벽을 이완시킨 것이다.

· 腸痛

· 腸이 소리가 남: 장의 연동이 심한데, 이때 한기가 들어간 것이라고 본다.

· 설사: 열에 의한 것은 황색죽 상태의 설사변, 추위에 의한 것은 未消化水樣便. 소화 안 된 물 같은 변.

· 便血: 열이 지극히 심해서 便血을 내보내는 경우와 風邪가 장에 들이쳐서 하혈하는 경우가 있다.

· 喘咳: 기침 · 천식은 폐의 주된 증상이지만, 대장에도 관련하고 있다. 대장 實熱은 咽中에 폐색감, 腸腹脹滿, 面赤身熱의 實證을 동반한다. 虛證에서도 기침과 천식 외에 咽中이 막히는 느낌, 즉 氣道의 不利증상을 나타낸다. 虛實의 차이는 있지만 폐뿐만이 아니고 대장과 관련된 원인이 있다.

폐기능저하의 근원은 폐와 대장에 있고, 대장기능저하의 근원도 폐와 대장에 있다.

〈강의〉 대장의 病症에 대해서

▶ 便秘와 치질

대장관계의 病症에 관해서 설명하는 데는 먼저 변비에 관해서 서술해야만 합니다. 이것은 열이 대장에 결집하여 변이 건조하고 수분이 마르는 현상에서 일어납니다.

이것에는 장의 연동운동이 약하기 때문에 장시간 정체된 결과, 변이 건조되는 것과 변이 장에 머무르는 시간은 보통이어도 腸熱이 높기 때문에 수분이 흩어져서 단단하게 되는 경우가 있습니다. 어쨌든 열이 관계되어 있습니다. 그 밖에 담즙분비 부족 때문에 담즙이 십이지장에 충분히 보내어지지 않는 경우도 변비를 일으킵니다.

다음으로 치질에 대해서입니다만, 이것은 열이 대장에 정체하여 腸壁을 이완시켰기 때문에 그곳에 변비로 된 변의 압력으로 항문이 밀려서 밖으로 돌출되어 나온 것입니다. 그리고 그것이 더욱 심해진 상태가 치질이고, 항문부에 세균성의 염증을 일으킨 것이 痔瘻입니다. 이것은 주로 결핵균에 의한 것입니다만, 왜 결핵균에게 쉽게 침범당하는가 하면, 대장은 폐의 일부분이기 때문입니다. 이 경우 폐쪽에도 결핵균이 침입해 있습니다만, 폐는 튼튼하기 때문에 약한 대장쪽이 당하게 되는 것이지요. 腸痛은 여러 원인에 의해서 일어납니다만, 여기에서는 굳이 설명하지 않겠습니다.

▶ 腸에서 소리가 나는 원인

장에서 소리가 나는 경우는 주로 大腸部에서 많이 들리고 맹장부 부근에서 울리는 경우가 많은 것 같습니다. 장이 약해져 있는 곳에 갑자기 강한 연동운동이 일어나는 경우와 같이 강한 자극을 받으면 반드시 장에서 소리가 납니다. 특히 냉기가 들어가 있을 때 많은 것 같습니다. 한마디로 냉기(냉증)라고 해도 외부에의 것과 그렇지 않는 것이 있습니다. 예를 들면 단것을 먹으면 장은 이완하여 늘어나기 때문에 당연히 장운동은 약해지고, 그 결과 열발생이 작아져서 온도는 떨어집니다. 이것도 냉증의 커다란 원인입니다. 이와 같이 대장 자체의 활동이 약해지면 차가워집니다. 다시 말해서 相火가 발생하지 않아 약해지기 때문입니다.

또한 腎기능이 떨어져 있는 경우에도 냉기가 잘 들어옵니다. 아랫배가 팽팽하여 거북하다고 하는 사람이 있습니다만, 이것을 분석해 보면 다리의 정강이로부터 냉기가 들어간 경우에 많은 것 같습니다. 이와 같이 內外의 조건이 겹쳐서 腸에 소리가 나게 됩니다.

▶ 설사와 便血

다음으로 설사입니다만, 이것은 열에 의한 것과 냉기에 의한 것으로 나눠어집니다. 예를 하나 들면 열에 의한 것은 황색의 죽 같은 변이 나옵니다. 이것은 항온보다 腸熱이 올라가 있기 때문에 아마도 소화액과 소화효소가 변화되어 버리기 때문이 아닌가 하고 생각됩니다. 한편 냉기에 의한 경우는 장의 연동이 활발하지 않고 腸管이 경직되어 水氣흡수를 잃어버려 소화 안된 물 같은 변이 됩니다.

便血은 위궤양, 장궤양 등 여러 가지 경우에 일어납니다만, 동양적으로는 바람에 의한 것, 열에 의한 것이라고 생각할 수 있습니다. 바람에 의한 경우는 風邪가 腸에 부딪쳤기 때문에 하혈하는 것입니다. 風이라는 것은 『易經』에서 말하는 震·巽의 모든 활동이 포함되어져 있습니다. 熱體에 냉기가 들어가면 바람이 생깁니다. 바람이라는 활동은 지상에서도 체내에서도 모든 방향으로 불어갑니다. 그리고 그것이 결점이 있는 쪽으로 서서히 침범해 갑니다. 사람마다 체력·체질이 다른 것처럼 風邪의 증상은 각각 다른 형태로 나타나며, 더욱 세세한 것은 개인에 따라서 천차만별입니다.

▶ 喘咳도 대장에 관계한다

마지막으로 喘咳입니다만, 咳는 기침을 말하고 喘은 숨쉬기가 힘든 것을 말합니다. 기침과 천식은 폐의 주된 증상입니다만, 역시 이들도 대장과 상관하고 있습니다. 대장에 변동이 일어나 實熱을 발생시키면 咽中에 저해감이 일어나 무엇인가 목에 막힌 듯한 느낌이 듭니다. 이 경우 腸腹脹滿, 안면이 빨갛게 된다, 몸이 뜨거워진다 — 와 같은 實症이 나타납니다.

기침이나 천식에서 虛熱의 경우도 있습니다. 심하면 咽中이 막히는 느낌이 들어 즉 氣道를 지나가기가 힘들어집니다. 虛證實證의 서로 다른 점은 있다고 하더라도 이와 같이 肺系에 관계가 있다는 것은 폐와 대장이 상관관계를 가지고 있다고 할 수 있습니다.

극단적으로 말하면 진짜 폐장은 대장이고, 우리들이 말하는 폐장은 어쩌면 副폐장일지도 모릅니다. 폐라고 하면 대장, 대장이라고 하면 바로 폐가 머리에 떠오르지 않으면 안 됩니다. 아무튼 上焦에서 활동하는 폐장, 下焦에서 활동하는 폐장, 내부에서 활동하는 폐장, 외표에서 활동하는 폐장 — 으로 각각 활동하는 장소는 달라도 그곳에 작용하는 진리는 하나라고 생각해야만 됩니다. 따라서 처음에 서술했듯이 폐장과 대장은 형제관계입니다. 다시 말해서 형제라는 것은 같은 활동을 한다는 의미입니다.

이상을 정리하면 폐기능저하의 원인은 폐와 대장의 힘의 저하에 있고, 또 대장기능저하의 원인도 마찬가지로 폐와 대장의 힘의 저하에 의합니다.

여기에서 형제관계에 관해서만 서술했습니다만, 그 밖에도 부부관계, 친자관계도 있기 때문에 실제로는 많이 까다롭고 복잡해집니다.

4. 肺와 鼻

鼻는 폐의 감각기관이고, 폐의 상태를 나타내고 있다.

≪五覺官能≫

木--肝--觸覺(눈썹이 담당한다)

火--心--視覺(眼이 담당한다)

土--脾--味覺(口唇이 담당한다)

金--肺--嗅覺(鼻가 담당한다)

水--腎--聽覺(耳가 담당한다)

코를 폐의 外候하는 竅로 하며, 폐에 병이 있을 때는 코가 막히고 폐에 힘이 없어지면 小鼻의 활기가 없어진다.9)

나아가 코 전체는 脾를 나타내며, 자아의 상징이고, 자신감의 유무, 脾土의 힘, 폐의 허실 등을 나타낸다.

- 鼻大, 肉厚, 활기있음, 血色양호: 脾大, 肺力이 있고 자존심이 강하다.
- 鼻小, 肉薄, 활기없음, 혈색 불량: 脾小, 肺力小이고 비굴해지기 쉬우며 자신이 없다(특히 현재의 상태는 혈색과 鼻孔의 활기를 중요시한다).

9) <靈樞 本神> 肺藏氣 氣舍魄 肺氣虛則鼻塞不利少氣.

- 鼻大이며 鼻孔小: 土過金小이므로 肺氣가 작고, 패기가 없으며, 인색하다.
- 鼻小이며 鼻孔大: 土小金大로서 肺질환에 주의. 억지가 통하지 않는 유형.
- 코가 마르고 鼻孔大: 肺系질환에 걸리기 쉽다.

『靈樞』에

폐의 병은 喘息이고 鼻張하고,
간의 병은 모두 청색을 나타내고,
脾의 병은 입술이 노랗게 되고,
心의 병은 혀가 말려 짧으며 광대뼈가 빨갛고,
腎의 병은 광대뼈와 얼굴 모두 검다[10]라고 되어 있다.

〈강의〉 相學으로 보는 鼻

▶ 코의 위치와 구분

코는 얼굴 중앙에 있으므로 그 전체는 脾土에 속하고, 속의 小鼻와 鼻孔이 肺金을 나타낸다고 하는 관계로 되어 있습니다. 그럼 먼저 얼굴에 있어서 코의 위치를 보고 다음으로 코를 구분하여 살펴봅시다.

얼굴은 몸 전체를 대우주로 하면 하나의 소우주에 해당하며 그 사람의 전체가 응축되어 나타나 있습니다. 그리고 이 얼굴이라는 소우주의 한가운데에 코가 있습니다. 얼굴은 이미 말한 것처럼 上停, 中停, 下停의 세 부분으로 크게 구별됩니다만, 이 中停을 다시 한 번 縱으로 셋을 나눈 한가운데에 코가 있습니다. 코는 太極이

10) <靈樞 五閱五使> 肺病者 喘息鼻張 肝病者 眥青 脾病者 脣黃 心病者 舌卷短 顴赤 腎病者 顴與顏黑.

라고 해도 좋을 것입니다. 太極이라는 것은 전체이고 동시에 중심입니다. 전체를 파악하는 것은 요컨대 중심을 살피는 것입니다. 그렇기 때문에 오행에서 말하면 「土」가 이것에 해당합니다. 따라서 코는 오장에서는 脾, 相學에서는 자기자신을 나타내는 것입니다. 相學에서 사람을 볼 때는 코를 중심으로 보아 갑니다. 코는 그 사람 전체의 인상이 되고 그 사람의 성질, 역량이 나타나 있습니다. 그리고 코의 위쪽, 즉 上停은 윗사람과의 관계, 코의 양편이 배우자, 下停은 자식과 부하와의 관계처럼 되어 있습니다.

<코의 구분>

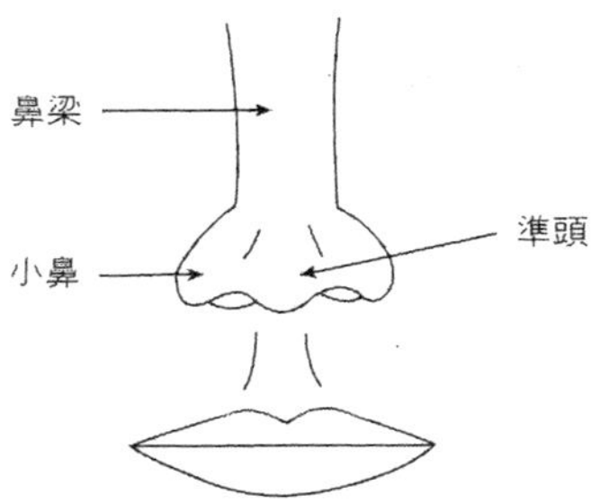

<얼굴의 三停>

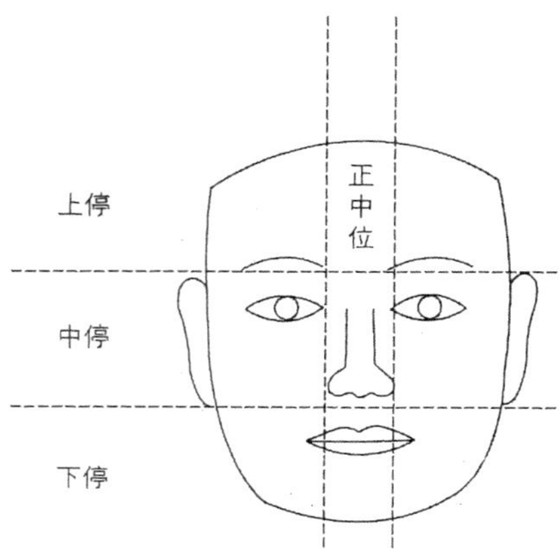

다음으로 코를 구분하여 들어가겠습니다. 코는 다음과 같은 부분으로 되어 있습니다.

鼻梁은 코전체를 나타내고 장기에서는 비장으로 봅니다.

準頭는 코끝의 솟아 올라 있는 부분을 말합니다.

小鼻는 따로 「鼻翼」이라고도 하고, 장기에서는 폐의 힘을, 그리고 相學에서는 「金匱甲匱」라고 부르면서 물질적인 면을 봅니다. 小鼻가 뻗어있는 사람은 재물이 풍족하다는 것을 의미합니다. 이것은 성질 면에서 상당히 패기(肺氣)가 있어 적극적이기 때문입니다. 귀, 특히 귓불이 사람의 끈기력을 나타내는데 반해서 小鼻는 밖으로 발산하는 힘, 즉 외교적인 에너지를 나타냅니다. 귀는 腎의 상징이고 腎은 陰中의 陰臟으로서 가장 깊은 곳의 氣, 뿌리의 氣를 담당하고 있습니다. 폐는 횡격막보다 위에 있는 陽臟이고 피부표면의 氣를 담당하고 있기 때문입니다. 小鼻도 귓불도 견실하면 별다른 불평이 없습니다. 동전 한닢한닢 쌓아 가는 끈기가 있고 또한 적극적이기 때문에 달리 불평이 없습니다.

그런데 코는 코 전체 또는 鼻梁이 脾土이고 그 끝의 小鼻가 肺金이라고 하는 것처럼 土生金의 모자관계를 이루고 있습니다. 그것은 바로 口腔 전체가 脾土이고 그 안의 혀가 心火를 나타내듯이, 전체는 언제나 脾土이고 그 안의 일부가 각각 오행을 나타내게 되어 있습니다. 鼻梁과 小鼻(또는 鼻孔)와의 관계에 관해서는 나중에 다루기 때문에 그곳에서 서술하겠습니다.

▶ 코를 相學으로 보면

코의 형태와 小鼻의 크기 등 코가 나타내는 相學은 실로 여러가지 연구되어 있습니다만(상세한 것은 拙著, 『그림으로 알 수 있는 手相人相의 견해』 有紀書房 참조), 여기에서는 그 기초적인 견해만을 서술하고자 합니다.

먼저 코에만 국한되지 않고 모든것이 그러합니다만, 전체와 균형을 이루는 것이 중요합니다. 너무 커도 너무 작아도 안 되지요. 예를 들면 외교적 상징인 코는 커도 腎根인 귀가 작아서는 역시 좋지 않습니다. 그것은 뿌리의 힘이 점점 소모되어 버리기 때문이고, 코만 크고 다른 것이 작으면 일단 短命하게 됩니다. 다른 것도 커야만 합니다. 언제나 언급하는 것처럼 이 세상은 항상 균형이라든가 길항이라든가하는 수평작용으로 이루어져 있고, 이 수평작용이 균형을 잘 이루고 있을 때에 그 자체의 힘이 가장 잘 발휘됩니다. 어느 하나가 너무 크게 차이가 나면 좋게 말하면 개성입니다만, 실제로는 정신이상입니다. 물론 그것을 잘 사용하는가, 아니면 사람을 상하게 하는 쪽으로 사용하는가에 의해서 결과가 다르게 나타나는 것은 말할 것도 없지만. 그렇기 때문에 무턱대고 코가 높은 사람은 자신과잉이고, 좀처럼 물러나지 않습니다. 비방을 당해도 「저 녀석 뭐라고 한 거야」와 같은 태도를 취하게 됩니다. 반대로 코가 낮은 사람은 약간만 실패하거나 사람에게 비난받거나 하면 미리 걱정을 하고서 바로 물러나 버립니다. 어느 쪽도 일장일단이 있습니다만, 역시 평균을 이루고 있는 것이 가장 좋습니다. 여러분은 환자를 대할 때 이 사람은 아마 이러한 성질이기 때문에 심하게 주의를 해둔다든지, 반대로 부드럽게 말한다든지 하는 판단을 하는 것이 도움이 되겠지요. 대개 병이 났을 때는 氣도 한쪽으로 치우쳐져 있고, 그것이 형태상의 변화가 되어 나타납니다. 만성병과 병이 중증일수록 그러합니다. 그렇기 때문에 밖으로 나타나 있는 것을 보고 사람의 성격을 파악하는 훈련을 해둘 필요가 있습니다.

다음으로 크기와 형태와 함께 활기와 혈색을 잘 보는 것이 중요합니다. 아무리 모양이 좋아도 활기와 혈색이 없으면 소용없습니다. 활기와 혈색은 그 사람의 현재의 질적 상태를 나타내고 있기 때문입니다.

相學에서는 현재상태를 보는 견해, 현재상태까지 만들고 있는 後天생활을 아는 견해, 先天의 질과 힘의 견해라는 세 가지의 시간적 견해가 있습니다.

先天은 주로 골격과 뼈의 두께 등, 뼈대를 중심으로 봅니다. 뼈는 腎이 담당하는 곳이고 부모로부터 이어받은 腎精의 힘과 질이 나타나기 때문입니다.

後天생활은 살집으로 봅니다. 肌肉은 脾가 담당하는 곳이고 先

天의 腎力을 어떤 식으로 脾化살붙이기를 해왔는가가 나타납니다. 코를 예로 들어서 말하면, 코는 탄탄하고 크지만 코에 살이 없다고 하는 것은 先天의 힘을 충분히 내뻗지 못하며 무언가 좋지 않은 후천생활을 하고 있었다는 것을 의미합니다. 코뿐만 아니고 다른 부위를 보더라도 무엇이 원인인가를 대충 알 수 있습니다.

현재상태는 앞에서 서술한 것처럼 혈색이나 활기, 때깔, 나아가서는 피부의 硬軟, 맥으로 봅니다. 활기는 없어도 살집이 좋으면 현재의 증상은 일시적인 것으로 바로 낫게 됩니다. 이와 반대로, 살집도 활기도 없으면 이것은 오랜 동안에 걸쳐서 나쁜 후천생활에 의한 것이이기 때문에 그렇게 바로는 낫지 않는다는 것 등을 알 수 있습니다.

이상의 세 개의 견해는 상호 구별하면서 또한 서로 비교해 보는 것이 필요합니다. 모든 것을 함께 보거나 하나만을 보고 다른 것과 비교하지 않는 것은 아무 것도 알 수 없습니다. 모든 것에는 보는 순서, 구성이 있습니다.

그럼 계속해서 구체적인 예를 들어 설명해 보겠습니다.

▶ 鼻大이고 살집이 좋은 사람

코가 크고 살집이 좋은 사람은 脾가 왕성하기 때문에 식욕과 소화력이 활발합니다. 그러나 굶주림에는 약하다는 특징이 있습니다. 오장 중에서 脾가 중심이 되어 힘을 내고 있기 때문에 식사가 제한된다던가, 식사가 통하지 않게 되면 한순간에 풀이 죽어버립니다. 용기가 크기 때문에 피하지방 등이 많이 축적되지 않을까 하고 생각될지 모르겠습니다만, 인간의 몸이라는 것은 축적하려고 해도 그렇게 할 수 있는 것이 아닙니다. 커다란 용기를 가지고 있는 사람은 그 나름대로 이들을 전부 사용하고 있습니다.

그렇기 때문에 蓄積力이라는 것은 작은 용기를 가진 사람과 아무런 차이가 없습니다. 오히려 코가 작고 체력이 작은 사람이 이틀이나 사흘 먹지 않아도 아무렇지 않는 경우가 많습니다. 체력이 작은 사람은 脾土가 아니고 다른 氣, 예를 들면 肺氣 등이 중심이 되어 활기차게 영위되고 있기 때문에 그렇게 많이 음식물을 섭취하지 않아도 대기 등으로 충분히 대체할 수 있습니다.

▶ 鼻大, 鼻孔小인 사람

鼻孔의 大小는 小鼻의 大小와 상관하며 小鼻가 큰 사람은 대개 鼻孔도 큽니다. 동시에 肺力을 나타냅니다. 그렇기 때문에 鼻大하고 鼻孔小라는 것은 脾母가 지나치게 강하고 肺子가 위축되어 있는것입니다. 鼻孔은 天氣를 받아들이는 출구입니다. 따라서 脾力이 작으면 天氣의 출입이 적고 또한 늦어지며, 그 때문에 鼻孔도 작아집니다. 鼻孔이 작은 사람은 인색하고, 큰 사람은 散財型이라고 자주 말합니다. 그것은 鼻孔이 작은 사람은 肺力이 작기 때문에 패기가 없고 아무리 노력해도 소극적이 되어, 안으로 안으로 움츠려들기 때문입니다. 자신의 힘이 작으면 지키는 것에 모든 힘을 쏟게 되기 때문입니다. 그렇기 때문에 본인은 인색하다고 생각하지 않아도 타인과 비교하면 인색한 사람으로 보이지요. 그리고 인색한 사람이 있으면「저 사람은 肺力이 약해져 있구나」하는 것을 알 수 있습니다. 이와 같이 성질로부터 장기의 힘을 알 수 있습니다. 또 노인이 되면 무엇이든지 버리지 않고 챙겨서 넣어 놓게 됩니다만, 이것도 요컨대 肺의 힘이 떨어져 있다는 증거입니다.

▶ 鼻小, 鼻孔大인 사람

鼻小, 鼻孔大인 사람은 脾土인 어머니의 힘이 작은데, 자식인 肺金의 힘이 지나치게 크기 때문에 脾土의 종합체력(脾力은 그 사람의 종합체력을 나타낸다)을 자식이 먹어버리게 됩니다. 사람은 반드시 자신 안에 있는 강한 것을 중심으로 그 수준에서 움직이기 때문이지요. 종합체력이 없어지면 당연히 병이 생깁니다. 증상은 그 사람의 약점에 나타납니다. 폐에 있어서는 역시 어머니의 힘이 약해지기 때문에 폐 그 자체는 병이 나지 않더라도 폐가 담당하고 있는 코, 피부, 대장 등에 증상이 나타나게 됩니다. 이것이 본문에 있는 「肺疾患」이라는 의미이고, 반드시 폐 그 자체의 질환만이 아니고 폐기능저하의 모든 것이 들어갑니다. 처음에 폐는 100의 힘이 있더라도 폐의 수준으로 움직이게 되면 脾母의 힘을 더한층 소모해 버리는 결과가 되어 결국에는 자기 자신에게도 그 영향이 나타납니다. 전체의 활동수준을 약한 脾母의 수준으로 맞추어서 생활하면 그렇게 쉽게 병에 걸리지는 않습니다.

▶ 코가 야위고 鼻孔大인 사람

「코가 야위다」라는 것은 처음에는 그에 상응하는 살집이 있었는데 후천적인 脾기능저하생활에 의해서 살집이 빠져 버렸다는 것으로 鼻小와는 약간 다릅니다. 鼻小는 코의 뼈대가 원래 작다는 것으로 선천적인 脾弱을 의미합니다.

그러므로 코가 야위고 鼻孔大라고 하더라도 脾母가 작고 肺子가 크기 때문에 앞에 서술한 것처럼 폐기능저하에 주의할 필요가 있습니다. 그러나 鼻小와는 달라서 후천적으로 脾가 약해진 것이기 때문에 脾를 養生하면 괜찮습니다. 脾를 부양하는 요령은 많은 양을 먹지 않고 질이 좋으면서 소화하기 쉬운 것을 소량, 잘 씹어서 먹는 것입니다. 특히 감기에 걸리기 쉬운 사람, 편도선이 잘 붓는 사람, 기관지계통이 약한 사람 등은 이렇게 하면 좋습니다. 그러나 대부분의 사람은 영양을 풍부하게 섭취하려고 너무나도 많이 먹습니다. 특히 코가 큰 사람은 평상시부터 식욕이 왕성하기 때문에 절제하는 것은 어렵습니다. 아직 腎에 힘이 있으면 소화액(腎水가 담당한다)이 계속해서 공급되기 때문에 다소 많이 먹어도 특별히 다른 이상은 생기지 않습니다. 그러나 腎力이 없으면 脾는 갑자기 떨어지고 바로 폐에 그 영향이 나타납니다.

그리고 마지막 부분에 『靈樞』에서 인용했습니다만, 이들 대부분은 상당히 중증인 환자들에게 나타나는 증상입니다. 일반적으로는 이러한 사태를 만날지 어떨지는 모르겠습니다만, 하나의 사고방식으로서 인식해둘 만한 것들입니다.

「鼻張」은 코가 부풀어 올라 있는 것을 말하는데, 이는 한창 나쁠 때에 이렇게 됩니다.11)

간에 관해서는 간에만 병이 들면 파랗게 됩니다만, 간이 튼튼하고 肝實이 되는 때는 木剋土로서 脾가 당하며 황색으로 됩니다. 脾의 황색은 특히 口唇이 황색이 되면 위험합니다. 이 때는 당연히 다른 곳도 황색으로 됩니다.

心病에 있어서 혀는 일반적으로는 오므라듭니다. 그러나 이것이 말아들기 시작하면 생명은 대단히 위험하게 됩니다. 광대뼈는 顴骨을 말하는데, 보통 오른쪽 광대뼈는 폐의 증상을, 왼쪽 광대뼈는 心의 증상을 잘 나타냅니다.

腎의 黑은 腎만이 당했으면 귀만 검게 됩니다만, 얼굴과 광대뼈까지 검게 되면 중증입니다. 당연히 폐와 心도 침해당한 것이지요.

5. 肺와 皮毛

호흡은 폐 이외에 밖에서 피부호흡을 하고 있다. 피부호흡은 생명

11) <靈樞 五閱五使> 肺病者 喘息鼻張.

유지에서도 중요한 역할을 하고 있는데 즉, 예를 들면 체표의 3분의 1 이상이 화상을 입으면 산소부족이 되어 질식사한다고 한다.

그리고 피부에 나있는 穴毛도 外氣와 마땅히 동조하면서 무언가 중요한 역할을 하고 있다. 예를 들면 背部와 前腕에 솜털이 많은 사람은 폐가 허약하다.

이와 같이 피부의 윤기와 활기, 혈색, 穴毛는 폐의 건강 여부를 나타내고 있다.

더욱이 毛에는 胸毛, 頭髮, 脛毛, 陰毛, 脇毛(腋毛)가 있다.

〈강의〉 피부호흡에 대해서

▶ 폐호흡과 피부호흡

호흡에는 폐호흡과 피부호흡의 두 가지가 있다는 것은 잘 알려져 있습니다만, 피부호흡의 구조에 관해서는 아직 알지 못하는 점이 많이 있는 것 같습니다. 체표의 3분의 1 이상 화상을 입으면 산소부족이 되어 窒息死한다고 합니다만, 이러한 사실에서도 피부호흡은 중요하다는 것을 알 수 있습니다. 인간은 폐장을 한쪽 잘라내더라도 죽지 않습니다만, 피부는 3분의 1 이상 손상 당하면 위험하게 됩니다. 이렇게 되면 피부쪽이 진짜 폐장이고 우리들이 알고 있는 폐장은 사실은 副폐장이 아닌가 하는 의문을 가지게 되기도 합니다. 이와 같은 사고방식은 여러 가지를 알 수 있게 합니다. 음양으로 생각하면 폐호흡은 陰이고, 피부호흡은 陽이 되며, 음양길항하여 활동하고 있습니다. 그중에서 구체적인 예를 하나 들면 피부호흡은 양방향순환기(봄·여름, 아침·점심, 청소년기)에 왕성하게 활동하고, 폐호흡은 음방향순환기(가을·겨울, 저녁·밤, 노년기)에 왕성하게 활동하도록 되어 있습니다. 낮 동안에는 폐호흡을 하고 있는지, 하고 있지 않는지는 어지간히 의식하지 않고서는 알지 못합니다만, 밤에는 대단한 기세로 폐호흡을 하고 있습니다. 코고는 소리처럼 소리가 들리기 때문에 잘 알 수 있습니다. 물론 낮에도 달리거나 하면 이야기는 달라지지만, 폐는 필요에 응해서 바로 활동을 개시합니다.

그런데 왜 낮 동안 피부호흡이 왕성해지는가 하면 양방향순환기는 모공이 열려 혈관도 위로 나타나기 때문에 피부를 통하여 산소가 혈중으로 흡입하는 것이 용이하게 되기 때문입니다. 아침에 마른 수건 맛사지를 하는 것도 그 때문입니다.

한편, 음방향순환기는 수렴작용이 활동하기 때문에 피부는 단단하게 갇히게 되고 혈관도 밑으로 가라앉아 피부호흡은 저하됩니다. 노인이 되면 피부가 막히는 증상까지 겹쳐져서 피부호흡이 상당히 저하됩니다. 그렇게 되면 점점 노화가 진행됩니다. 왜냐하면 이것은 산소의 출입이 충분하지 않게 되기 때문입니다. 다시 말해서 산소에는 젊어지는 작용이 있기 때문입니다. 산소는 木氣입니다만, 木氣는 특히 뻗어나가려고 하는 활동, 즉 젊음의 활동이 있습니다. 그렇기 때문에 아침에 조깅을 하거나 三碧木星의 방위를 취하거나 하면 활기가 생겨서 젊어집니다. 노인에 대한 여러분의 치료법으로서는 부항요법이 좋을 것입니다. 허약하지 않는 사람이라면 瀉血을 같이 이용하여 정체되어 있는 어혈을 함께 없애주는 것이 좋습니다. 그러나 瀉血은 血과 함께 氣도 나와버리기 때문에 약해져 있는 사람에게는 하지 않는 편이 좋을 것입니다. 무리를 주면 氣가 빠져서 아주 녹초가 되어 버립니다.

나아가 저녁 무렵과 가을의 음방향순환기는 收斂求引의 氣가 작용하여 피부호흡이 바뀌고, 대신에 폐의 흡인작용이 활발하게 작용합니다.

▶ 穴毛와 피부호흡

피부호흡의 중요성은 알고 있었습니다만, 피부호흡과 穴毛와의 관계는 어떻게 되어 있는가 하는 것이 이 다음의 문제입니다. 이것은 아마도 아직 누구도 해명하지 않은 문제가 아닌가 하고 생각됩니다. 가설입니다만, 穴毛는 하나의 안테나같은 역할을 하면서 外氣의 상태를 관찰하여 모공의 開閉를 담당하며 氣의 출입을 조절하고 있는 것이 아닌가 합니다. 그리고 털의 모근이 폐같은 역할을 하여 氣를 받아들이고 있는 것이라고 볼 수 있습니다. 그렇기 때문에 모공이 피부호흡을 하고 있는 것이라고 생각할 수 있습니다. 피부에는 汗腺과 脂腺 등 여러 가지 穴이 있습니다만, 그것은 아마도 木火土金水의 다섯 가지 종류라고 생각합니다. 모공은 그 안의 金系의 穴이 될 것입니다. 더욱 자세하게 보면 모공도 존재하는 부위에 따라서 조금씩 다른 작용을 하고 있다고 생각합니다. 이것은 나중에 서술할 「皮毛의 종류」라는 것과 관계되는 문제입니다.

이상과 같이 穴毛라는 것은 피부호흡과 밀접한 관계가 있다는 것을 알게 해줍니다. 폐기능이 약한 사람은 털이 길다고 자주 이야기되지요. 이것은 폐는 외표를 지키는 역할을 담당하고 있는 장기이기 때문입니다. 폐가 약하면 신체표층의 氣(衛氣)가 약해지고, 따라서 피부의 윤기와 활기도 없어지며 피부의 저항력이 저하되기 때문에 털에 의해서 衛氣를 강화할 필요가 있습니다. 皮毛로 보온력을 높이고 밖의 냉기로부터 신체를 지키기 위해서입니다. 그리고 또 하나는 피부호흡을 활발하게 만들어 폐에 부담을 주지 않기 위해서라고 생각됩니다. 몸이라고 하는 것은 상당히 빈틈없이 만들어져 있으며, 하나의 器官은 실로 많은 활동을 하고 있습니다. 몸에는 아직 알지 못하는 것이 많이 있습니다. 확실하게 밝혀지지 않은 문제를 제가 여기에서 설명하고 있습니다만, 이것은 여러분들에게 숙제로서 꼭 해결해주기를 바라기 때문입니다. 즉 계기를 조금이라도 제공하려고 생각하기 때문입니다.

〈강의〉 毛의 종류와 기능

▶ 背部·前腕의 솜털

背部, 특히 肩甲部와 前腕은 횡격막보다 윗부분이기 때문에 폐의 상태가 잘 나타나는 부분입니다. 肩甲部에는 폐의 兪穴이 있고, 손에는 肺經이 통과하고 있습니다. 따라서 이들 부위에 솜털이 많다고 하는 것은 肺氣가 적다는 것을 나타내고, 폐가 허약한 사람에게 자주 볼 수 있습니다. 이런 사람은 肩甲部의 근육이 경직되어 몸이 앞으로 구부러지기 쉬우며, 밤에 자고 있을 때에도 손에 힘이 없기 때문에 손은 움츠러 들어서 새우모양으로 자게 되고, 그 상태로 보온을 유지하려고 합니다. 추운 문 밖으로 나가면 자연히 몸이 움츠러 들어 웅크리게 되는데, 이와 같은 이치입니다. 더욱이 背部의 솜털이 허리쪽까지 있는 사람은 체질적으로 상당히 허약한 사람이고, 腎力도 적다는 것을 의미하고 있습니다.

▶ 胸毛

胸毛가 나 있는 사람은 말이 없으면서 상냥한 사람이 많은 것 같습니다. 胸毛가 있기 때문에 거친 듯이 보이지만, 의외로 氣가 약한 사람이 많습니다. 胸毛는 본래 나지 않아야 할 곳에 나 있는 것이고, 가슴은 폐가 담당하고 있습니다.

따라서 肺氣, 즉 폐기가 부족하다는 것을 나타내고 있습니다. 물론 胸毛만으로는 결정할 수 없기 때문에 다른 오장의 힘을 참조하여 종합적으로 판단할 필요가 있습니다. 그렇지 않으면 「저 사람 胸毛가 있는데도 상당히 패기가 있네. 이상한 일인데」 하고 생각하기 쉽습니다. 같은 胸毛가 있는 사람이라도 종합체력이 100에 가까운 사람과 80인 사람, 50인 사람에게 있어서는 자연히 달라집니다. 그러나 胸毛가 없으면 좀더 肺力이 커지고 체력순위가 상승되는 것은 분명합니다.

▶ 頭髮

두발은 腎의 여유이고, 폐보다도 腎의 상태를 잘 보여주고 있습니다.[12] 털은 일단 전부 腎水에 소속됩니다만, 腎水는 肺金으로부터 생겨나는 것이기 때문에 肺金이 많은 것, 腎水가 많은 종류로 나뉩니다. 즉, 金生水로 변하여 가는 과정의 문제로서 명확한 선은 긋기 힘듭니다만, 두발은 털 중에서도 가장 腎이 변한 모습입니다. 따라서 두발이 엷어지는 것도, 하얗게 되는 것도 腎虛에 의합니다. 전자는 心火가 강한 것이기 때문에 열이 위로 올라가고, 이 열기가 腎水에 의하여 단단하게 변한 두발을 강력한 體熱로 분해하려고 한 것입니다. 이 열기가 심하여 완전한 頭毛가 되기 힘들기 때문에 얇은 솜 털모양으로 밖에 나오지 않게 됩니다. 이것은 心旺유형, 脾旺유형, 또는 머리를 많이 사용하는 사람에게 많이 나타납니다. 한편, 하얗게 되는 것은 肺母의 虛, 즉 金生水의 힘이 약하여 두발의 腎化 정도가 떨어지기 때문입니다. 폐는 하얀 색이기 때문에 본래의 색이 나오는 것이지요. 완전하게 腎化할 수 있으면 검게 됩니다.

腎과 髮에 관한 더 자세한 것은 腎의 항목에서 다시 접하게 될 것입니다.

12) <素問 六節藏象論 > 腎者 主蟄封藏之本 精之處也 其華在髮.

▶ 脛毛

脛毛는 다리에 있기 때문에 腎과 肝이 관여하고 있다고 생각할 수 있습니다. 脛毛가 정상 이상으로 발달되어 있는 사람은 腎力이 약하다는 것을 의미합니다. 많이 있으므로 강하다는 의미가 아니고 중용이 가장 좋기 때문입니다. 여분이 있는 경우에는 소유하고 있는 힘 이상의 무리가 생겨서 腎이 항진되는 것을 의미합니다. 가지고 있는 힘 이상의 항진은 언젠가 그만큼 반드시 저하합니다.

다음으로 脛毛가 거의 없는 사람은 五系의 균형 위에서 腎이 강하던가, 또는 후천적으로 腎을 克하는 생활에 의해서 발육이 저해당하고 있다든지 하는, 이중 어느 한쪽에 해당합니다. 어느 쪽인가 하는 것은 바로 알 수 있습니다. 다시 말해서 피부에 윤기와 활기가 있는 것은 전자이고, 뼈가 가늘고 말라있다든지, 필요 이상으로 지나치게 뚱뚱하고 피부 윤택이 나쁘며, 활기가 없는 것은 후자입니다.

또한 脛毛는 腎 중에서도 특히 남성호르몬과 관계있는 것이 아닌가 하고 생각됩니다. 남자로서 脛毛가 없는 사람은 상냥하고 여성적이며, 여자로서 脛毛가 있는 사람은 남성적이고 적극적입니다. 이러한 점에서도 肝木이 관여하고 있다는 것을 알 수 있습니다.

▶ 陰毛

陰毛도 腎과 깊이 관계하고 있으며, 사춘기가 되어 생식능력이 생기게 되면 나오기 시작합니다. 腎力의 균형이 잡혀 있는 사람은 적당하게 나오는 것 같습니다만, 腎力에 過·不足이 있으면 털이 진하고 많은 것 같습니다. 털이 없는 사람은 선천적으로 陰毛의 기능이 작용하지 않는다고 생각합니다.

▶ 脇毛(腋毛)

腋毛는 횡격막보다 위에 있고, 또한 心經의 經絡에 있으므로 心이 조금 관여하고 있을지도 모릅니다. 腋臭가 심한 사람은 心이 강하다고 합니다. 心은 눋는 냄새(단내)를 담당하고 있기 때문입니다. 서양에서는 腋臭가 심한 사람은 환영받는다고 합니다만, 이것은 심장이 강하고 몸이 튼튼하며 활기에 찬 사람으로 여겨지기 때문일 것입니다.

6. 肺와 涕

涕는 한없이 눈물을 흘리고 우는 것이다.

몸 전체의 수분은 모두 腎의 활동이 담당하고 있지만, 그중에서 涕는 肺氣의 활동이 가해진 것이다. 즉 水中의 金작용이다. 안면에 있어서 수액의 五系의 기능을 참고해 보면 다음과 같다.

腎水 + 木氣 = 淚

腎水 + 火氣 = 汗

腎水 + 土氣 = 涎

腎水 + 金氣 = 涕

腎水 + 水氣 = 唾13)

淚는 木氣이고, 木과 金은 길항하므로 淚涕가 서로 관여하고 있는 것 같지만, 淚에 비해서 涕는 한없이 흘러나오는 것이다. 이 涕의 감정은 淚의 감격에 비해서 슬픈 심정이고 또한 콧물을 동반한 淚라고 본다. 코는 폐가 담당하고 있는 곳이기 때문에 콧물이라고 보아도 타당할 것이다.

예를 들면 폐에 냉기가 들어가면 콧물이 나온다. 肺氣가 약하면

13) <素問 宣明五氣篇> 五藏化液 心爲汗 肺爲涕 肝爲淚 脾爲涎 腎爲唾 是謂五液.

슬퍼지고 눈물을 잘 흘리게 된다. 일상생활에서 금속잔이 냉기를 만나면 물방울이 맺힘을 경험한다.

〈강의〉 淚는 木氣, 涕는 金氣의 "눈물"

▶ 淚와 涕는 어디가 다른가

먼저 한자부터 보면 「淚」에서 「氵」을 떼면 「戾」라는 글자가 됩니다. 눈에서 떨어질 것처럼 된 눈물은 둥굴게 되어 머물러 있는 듯한 느낌이 있습니다. 涕는 「氵」을 떼어내면 「弟」가 되어 兄으로 이어집니다. 따라서 끝없이 흐르는 눈물이라는 느낌이 있습니다.

오행의 진리로부터 보면 淚는 木氣의 눈물, 감격과 흥분으로 인해서 나오는 양방향순환의 눈물입니다. 동정의 눈물 등도 측은한 마음에서 나오는 것이기 때문에 木氣의 淚라고 할 수 있을 것입니다. 기뻐서 우는 눈물은 喜의 눈물이기 때문에 木氣와 함께 心火가 활동하여 나온다고 생각합니다.

이들에 반해서 涕는 쓸쓸해지거나 슬퍼지거나 할 때 훌쩍훌쩍 나오는 음방향순환의 눈물입니다. 밖으로 나오는 같은 눈물이라 하더라도 안에서 활동하고 있는 눈물을 내보내는 작용에는 여러 가지 있습니다. 더욱이 涕는 콧물을 동반하는 눈물이라고도 합니다. 鼻孔은 폐의 外候이므로 폐에 냉기가 들어갔거나, 마음이 슬퍼지거나 해서 폐가 허해지면 콧물이 나옵니다. 「금속잔은 냉기를 만나면 물방울이 맺혀진다」라는 말이 있습니다만, 깨끗하게 닦고 아무것도 들어 있지 않는 금속잔에 음방향순환의 냉기를 대면 물방울이 생깁니다. 즉 金生水가 됩니다. 金은 냉기를 초래하기 쉽고 또 냉기는 콧물 등과 같이 水化하는 작용이 있습니다. 그렇기 때문에 여담입니다만, 겨울의 留鍼은 냉기를 몸안으로 불러들이기 쉽기 때문에 鍼을 미리 따뜻하게 해둔다든지, 아니면 撚鍼을 가하기도 하고, 拔鍼 후에 뜸을 하기도 하여 냉기에 대해서 충분히 주의를 할 필요가 있습니다. 겨울에는 당연히 피부도 긴장되어 단단해져 있기 때문에 차가운 침을 놓으면 한층 통증을 느끼게 하고 瀉가 되어 버립니다. 鍼(金), 냉기(水)를 불러서 냉기, 통증(木)을 만들어 내는 관계입니다.

그런데 肺金은 水를 발생시킴과 동시에 水를 外表로 내보내는 작용이 있습니다. 폐는 피부를 담당하고 피부의 개폐를 통해서 氣와 水의 출입을 조정하고 있기 때문입니다. 그렇기 때문에 淚液, 汗, 鼻汁, 涎의 원료인 수분은 腎이 관리하고 그 수분을 눈물, 콧물, 땀으로서 형태를 만드는 것은 肺金의 응결작용입니다. 그리고 눈물이라면 그것을 감격의 淚로서 내보낼 것인지, 슬픔의 涕로 할 것인지, 口腔液이라면 그것을 涎으로 할 것인지, 唾(침)로 내보낼 것인가 등은 각각 다른 五氣가 관여합니다. 마지막으로 피부나 腺으로부터 내보내는 기능은 폐가 담당하도록 되어 있습니다.

▶ 肺虛와 涕

환자 중에 눈물이 나와 곤란하다는 사람이 있었는데, 이들에게 肺虛유형, 바로 涕로 폐를 보완하는 치료를 했습니다. 그러나 중요한 것은 이 肺虛가 어디에서 온 것인가를 아는 것입니다. 이것을 알아내는 중요한 관건은 사계절 어디에서 이 질환이 왔는가 하는 것입니다.

만약 肺系의 병이 가을에 일어났다고 한다면, 그것은 선천적으로 肺旺유형이고, 게다가 전체의 체력순위를 50 이하로 내려놓은 사람입니다. 전체의 힘이 떨어지면 중심이 되고 있는 臟에 모든 부담이 미치게 되어 旺病이 나타납니다. 그러나 肺旺유형이라도 힘이 있으면 그 사람의 결점이 되고 있는 장기계통, 대개는 상극인 肝과 心系統에 증상이 나타납니다. 예를 들면 肩, 背, 胸의 근육에 경련이 일어나는 것이 이것입니다.

가을 이외의 사계에 肺系의 병이 나타나면 이것은 선천적 또는 후천적으로 폐가 다른 장기에 비해서 약하고 결점이 되기 때문입니다. 즉 어딘가의 장기에 미친 부담이 결점으로 나타나는 경우입니다. 예를 들어 봄에 肺疾患이 일어나면 우선 肝에도 별로 힘이 없게 됩니다. 그러나 간은 중심이 되지 않으면 안 되기 때문에 일과성으로 항진하게 되는데, 이 무리한 항진이 가장 약한 폐에 나타납니다. 항진이라는 것은 그 다음에 반드시 마이너스 압력을 발생합니다. 그리고 이 나쁜 여파는 약한 쪽으로, 약한 쪽으로 나타납니다.

따라서 진찰을 할 때에는 그 사람의 체질, 체력, 발병한 때를 잘 짜 맞추어서 旺病인가, 약점에 나타난 병인지 등을 확실하게 분별하는 것이 중요합니다. 旺病이라면 체력을 상당히 떨어뜨리고 있기 때문에 치료에서도 전체의 힘을 상승시키는 것을 고려할 필요가 있습니다.

7. 肺와 悲

木은 陽氣를 상승시키고, 초목을 비롯해서 만상에 발동성을 가지게 한다. 이 動氣의 極이 痙攣性이고, 사람의 志에 맞추어 보면 怒氣이다.

火는 最熱의 기능이며 전신이 열기로 크게 열리고 정신도 열어 젖혀 기뻐하여 웃게 된다.

土는 만물을 간직하게 하고, 때를 얻어서 길러내는 힘, 사람의 志로 생각하면 행동이 길러지기 전에 고려하는 일 즉, 陽思, 陰憂이다.

金은 수렴하는 기능, 陰氣가 높고, 陰氣수렴하여 悲氣를 만든다.
水는 응고하여 몸을 지키는 형태, 무서워하고 몸을 단단히 지킨다.
肺氣의 正은 수렴하여 몸을 단단히 하여 지키고, 또한 길을 지키는 역할이 있으며, 眞義를 행하고, 정의감에 불탄다.
肺氣의 不正은 사람을 슬프게 만들고 정복감을 즐긴다.
肺氣의 强은 劍(權)을 휘두르고, 사람을 지배한다.
肺氣의 弱은 비관을 자주 하고 패기가 없다.

〈강의〉 오장과 다섯 개 心의 활동

▶ 肝과 분노(노여움)

분노는 心의 경련, 木氣의 지나친 항진입니다. 易의 卦로 말하면 震의 上爻, 즉 過爻에 해당합니다. 初爻는 자동차로 말하면 저속기어의 힘이고, 힘의 원동력이 됩니다. 初爻는 不及爻입니다만, 震에 있어서는 陽位(일반적으로 奇數爻를 陽位로 한다)에 陽爻가 있고, 位를 얻고 있으며, 또 이 卦의 主爻(卦의 내용을 대표하는 爻)로 되어 있기 때문에 힘이 있습니다. 二爻의 中庸爻는 최고속도를 놓고 일정하게 달리고 있는 움직임이라고 말할 수 있을 것입니다. 三爻는 陽位에 陰爻가 있고 位를 얻지 못하므로 힘이 없는데도 가지고 있는 힘 이상으로 무리를 하고 있습니다. 자동차에서도 성능 이상의 속도를 내면 진동하기 시작합니다만, 이것과 완전히 똑같습니다.

그렇기 때문에 분노는 肝氣의 항진, 대부분은 肝力이 저하되어 나타나는 일시적 항진입니다. 肝力만 있으면 사소한 일을 가지고 화를 내지 않습니다. 단, 일단 화를 내면 굉장한 분노를 내게 되고, 게다가 오랫동안 계속됩니다. 이에 비해서 肝虛인 사람의 분노는 오래 계속되지 않고, 화를 내고 있는 동안에 지쳐버립니다. 분노에도 實의 분노와 虛의 분노가 있습니다.

▶ 心과 喜笑

喜笑는 心의 開大, 양방향순환 중의 양방향순환입니다. 몸에 열기가 있으면 먼저 가슴을 덮고 있는 옷을 벗게 되지요. 열기는 위로 올라 가는 성질이 있어서 가장 뜨거워지는 것은 사실은 머리입니다. 우리들은 보통 머리에는 아무것도 씌지 않기 때문에 머리에서는 열을 잘 느끼지 못하지만, 반면에 옷을 입고 있는 가슴에서 열을 많이 느끼게 되지요. 그래서 옷을 풀어헤쳐 놓으면 편안해 하지요. 喜笑도 이와 같은 원리입니다. 그렇기 때문에 心旺體인 사람이라도 열기가 넘쳐흐르는 사람은 정신적으로도 웃음이 많으며, 크게 하하하고 웃습니다. 心虛인 사람은 웃음이 많지 않습니다만, 병적으로 항진하면 웃음이 멈추지 않게 됩니다. 이 밖에 크게 心旺體가 아니더라도 웃고 있을 때는 心이 항진하고 있습니다.

▶ 脾와 思憂

土는 견실하게 길러내는 모태의 활동을 가지고 있습니다. 이것을 사람의 志에 적용시키면 행동하기 전에 마음 속에서 고려하는 것에 해당합니다. 이 고려에는 또한 음양이 있는데 즉, 陽의 경우는 「思慮」, 陰의 경우는 「憂慮」가 됩니다. 즉, 土의 길러내는 힘이 강하게 나오는 쪽이 思慮, 안으로 닫아거는 힘, 살멸의 힘이 강하게 활동하는 경우가 憂慮입니다. 土는 바로 양방향순환과 음방향순환의 분기점이고 土의 심정인 考慮는 怒와 喜笑의 발산의 마음과 悲와 恐驚의 수렴의 마음과의 중간에 있습니다. 이것이 양방향순환 쪽으로 향한 것이 思慮, 음방향순환 쪽으로 기운 것이 憂慮

라고 할 수 있습니다. 그렇기 때문에 사람으로 말하면 脾旺의 實證유형은 차분하게 논리적으로 생각하는 힘을 가지고 있고 사소한 일로 걱정하지 않습니다만, 脾虛인 사람은 걱정만 하고 있어 해결이 쉽게 나지 않습니다. 그리고 이와 반대로 걱정만 하고 있으면 脾胃가 허해집니다.

▶ 肺와 슬픔

金은 수렴의 기능으로 이것이 높아지면 고독해집니다. 더욱 높아지면 슬퍼집니다. 항상 지적했듯이 노인이 되면 비관적이 되고, 의기소침해집니다만, 이것은 金氣가 작용하고 있기 때문입니다. 노인이 아니더라도 가을과 저녁 무렵의 金氣가 강하게 활동하는 시기가 되면 자기도 모르게 쓸쓸해집니다만, 이것도 같은 이치입니다.

그런데 心志가 병들어 있는 환자가 왔을 경우, 여러분은 어떠한 치료방법을 행하겠습니까. 아무리 鍼灸가 뛰어나다고 해도, 마음을 치료할 수 없으면 치료하는 사람의 제몫을 다하지 못하게 되는 것이지요. 이것은 언어의 補瀉입니다. 말 이외에 情으로 접촉하는 방법의 補瀉도 있습니다만, 이것은 시간이 걸립니다. 하지만 이것도 필요하다는 것은 말할 것도 없습니다. 언어의 補瀉를 하기 위해서는 상대방의 심정을 꿰뚫어 보지 않고서는 안 됩니다. 예를 들면 비관적인 일만을 생각하는 사람에게는 「아 이것은 肺氣의 虛이기 때문에 어머니인 脾에 힘을 주면 좋지 않을까」 하고 생각하여 土性의 기능인 상냥하고 부드러운 말을 해 준다던가, 아니면 金氣 그 자체의 심리를 이용하여 이 사람보다 훨씬 불행하고 슬픈 사람의 이야기를 해 주든지 하는 예입니다. 이들에 관해서는 심리학 강좌에서 다시 하게 됩니다.

▶ 腎과 恐驚

水의 작용은 金의 수렴작용의 極인 응결작용입니다만, 이것은 동시에 다음의 陽動 준비를 하는 내연작용이기도 합니다. 이것은 흡인 응결하여 안을 지키는 기능이라고 해도 좋을 것입니다. 水系의 것, 예를 들면 水라든지, 오목한 모양의 모든 것은 흡인하는 힘을 가지고 있습니다. 다시 말해서 주위의 것을 자신의 쪽으로 끌어당기는 힘입니다만, 이것은 동시에 자신을 단단하게 지키는 것이 됩니다. 따라서 心情에 있어서 水의 작용은 조심하는, 경계하는 것 등입니다만, 이것이 지나치게 커지면 공포를 느끼거나 놀라거나 무서워서 흠칫흠칫하게 되지요. 소심한 어린이가 조금마한 일에 놀래서 자주 큰소리로 우는 아이가 있습니다만, 이것은 腎이 허약해져 있기 때문입니다. 이러한 어린이에게는 너무 화를 내서는 안 됩니다. 화를 내어서 木氣의 활동을 작용시키면 水生木으로 더욱 腎水가 빠져 나가 버리기 때문입니다. 힘이 있고 충실하면 빠져 나가더라도 기쁨을 느낍니다. 예를 들면 타인에게 무언가를 해주는 것에 기쁨을 느끼는 때가 그러한데 모성이 대표적인 예라고 할 수 있습니다. 그러나 힘이 없으면 기쁨을 느끼기 전에 본인 자신이 질려버립니다. 그리고 약해져서 힘이 없으면 없을수록 또 쉽게 빠져 나갑니다. 부자일수록 빈틈이 없고, 돈이 없는 사람일수록 「이것밖에 없지만 써라」고 하여 빌리려 가더라도 바로 빌려 줍니다. 그래서 돈을 빌리려면 귓불이 크지 않은 사람에게 가는 편이 쉽다고 하는 것이지요.

▶ 肺氣의 正・不正, 强・弱의 심정

肺氣의 正이란 肺氣가 허하지도 넘치지도 않는 상태이고 義의 德을 가집니다. 義라는 것은 몸과 사고방식을 단단히 하고 人道를 바르게 가는 것이라고 할 수 있습니다. 사람이 곤란에 처해 있을 때에 도와주는 것도, 본래의 길로 되돌리는 것은 義입니다.

肺氣의 不正은 肺氣만 허해져 있다든지, 반대로 肺氣만 강해져 있다든지 해서 중용이 아닌 것을 의미합니다. 정복감에 불타고 타인을 슬프게 하는 일이 많습니다. 어린아이의 세계에서 겁쟁이의 남자 아이가 이유도 없이 여자 아이를 괴롭히면서 자신은 강하다고 생각하는 경우가 있습니다만, 이것은 虛에 의한 것입니다. 반대로 높은 산에 오르는 것은 肺의 實 쪽입니다.

肺氣의 强은 權(劍)을 휘두릅니다. 사람 위에 서려고 하는 힘, 사람을 지배하려고 하는 힘입니다. 이러한 유형의 사람은 정치가나 공무원, 경찰관, 군인 등의 일이 잘 어울립니다. 이 모두 정의감이 필요한 일입니다만, 이것이 지나치면 지배하는 힘이 드러나서 사람들을 슬프게 만듭니다. 반대로 肺氣가 약한 사람은 모두가 있는 자리에서 혼자 아무 말 않고 있다든지, 구석에 앉아 있다든지, 모든 점에서 소극적입니다.

이상의 肺氣의 正・不正, 强弱은 한사람의 마음속에서도 여러 가지가 섞여 있으며 그때 그때의 환경에 의해서 다른 형태로 발휘됩니다. 약한 사람은 주체적으로는 소극적입니다만, 어떤 때는 일과성으로 강해지기도 하고 적극성을 띠기도 하고, 또 어느 때는 완전히 의기소침해 있기도 합니다. 또 正의 힘을 가진 사람이더라도 끊임없이 정의를 휘두르고 있을 수 있는 것은 아니고 때로는 부정한 일도 일어나고, 본인 자신은 올바른 일이라고 생각하며 하고 있는 일이라도 다른 사람이 보면 잘못하고 있는 경우도 있습니다. 요컨대 성질・시간・장소・상대관계 등에 의해서 상당히 다른 면이 있다는 것이지요.

8. 肺와 辛味[14]

「辛味가 지나치면 筋脈이 손상당하고 정신이 불안정해진다」라고 고전에서 말하고 있다.[15]

辛味가 지나치면 폐가 항진하여 肝을 누르고, 筋脈을 수렴시킨 다음 나중에 이완시키며, 정신에 있어서도 변덕스러움이 있다는 것이다. 또 辛味를 많이 먹을 때는 筋에 경련이 일어나서 손톱이 마른다고도 한다.

<매운맛의 섭취>

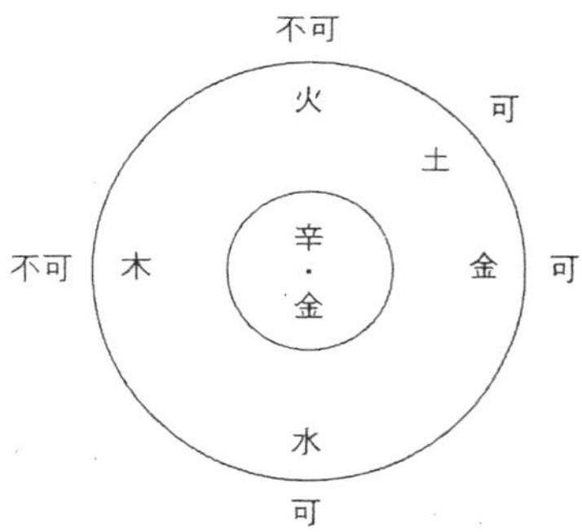

辛味는 皮毛와 筋腱을 적당하게 수렴시켜서 肺氣를 부양한다. 그러나 매운맛이 지나치면 수렴작용이 지나치게 되고, 따라서 전신이 단단히 죄어지게 되며, 결국에는 肺氣를 상하게 한 나머지 肝力까지 剋傷한다.

≪辛味와 五時≫

春·朝………不可

14) <素問 陰陽應象大論> 氣味, 辛甘發散爲陽, 酸苦涌泄爲陰.
15) <素問 生氣通天論> 味過於辛 筋脈沮 精神乃央.

夏・晝………不可
長夏・午後………可
秋・夕………可
冬・夜………可

辛味의 過害는 폐의 旺氣를 통하여 다른 계통의 약점에 剋傷을 일으키는 것이다.

예를 들면 腸이 약한데 辛味가 지나치면 치질이 되고, 腎이 약한 시점에 辛味를 항상 먹으면 결국에는 腎炎이 된다. 또 肝系가 약한데 辛味가 지나치면 근육이 경련을 일으켜서 어깨 결림과 손발의 筋腱이 쥐가 나고 혹은 항상 먹으면 간염이 되기도 한다.*

〈강의〉 辛味의 활동과 작용

「夬」는 『易經』의 「澤天夬☱」의 夬의 글자와 같은 뜻이고 「氵」이 붙은 決과 거의 같습니다. 즉 決心・對決하다 등과 같이 터다, 정하다, 흔적의 뜻이 있습니다.

易象에서는 처음에 地雷復☷이었는데, 이 地雷復의 한 陽이 위로 올라가면서 한 陰만 남겨 澤天夬로 되었다고 봅니다.

▶ 수렴・응결의 작용

辛味는 오행에서는 金氣의 작용, 즉 수렴・응결의 기능이고 이 辛味가 지나치면 근육・혈관은 沮弛됩니다. 沮는 水의 흐름을 멈춘다는 뜻이 있고, 弛는 느슨하게 한다던가, 느슨해진다는 의미가 있습니다. 辛味가 지나치면 먼저 폐가 항진하고, 이어서 간은 剋

역주: *) 견강부회하는 면이 있지만 저자의 사고방법만을 이해하면 좋겠다.

傷당하여 筋脈을 수렴시킵니다. 이것은 金剋木의 상태입니다. 폐가 항진하고 수렴한 후에는 본래의 상태로 되돌아가려고 합니다. 이때, 본래 이상으로 이완하기 때문에 正常性을 상실하게 됩니다. 이와 같이 긴장하거나 이완하거나 해서 고르지 못하게 됩니다. 적당한 辛味는 몸을 긴장시켜 전신의 생리작용을 원활하게 합니다.

다음으로 辛味를 먹으면 왜 몸이 따뜻해지는가 하는 점에 관해서 생각해 봅시다. 辛味는 金氣의 활동으로 수렴작용에 의해서 몸을 긴장시키고 모공을 닫아서 틈새를 없애고 몸을 보온상태로 만듭니다. 또 근육과 혈관을 수렴시키면 그곳에 흐르는 혈액량은 일정하기 때문에 血流壓은 높아집니다. 다시 말해서 혈액과 혈관벽과의 사이에 마찰이 커지게 되고, 발열이 활발해집니다. 이것은 고혈압이 있는 사람이 매운 것을 먹으면 혈압이 올라가는 사실에서도 알 수 있습니다. 반대로 냉증이 있는 경우는 물론 원인은 여러 가지 있습니다만, 여기에서의 원인은 혈관이 수렴하지 않기 때문에 혈압력이 적어지고, 마찰력도 작아져서 결국에는 발열량도 적게 됩니다.16)

한편, 식품 면에서 보면 알칼리성 식품을 많이 먹는 사람은 빈혈의 경향이 있고 냉증에 잘 걸립니다. 냉증인 사람은 과일을 좋아하고 육류는 그렇게 많이 섭취하지 않는 경향이 있습니다. 반대로 육류와 단백질·전분 등의 산성식품을 많이 섭취하는 사람은 혈액의 농도가 진하게 되고, 血流壓이 높아져서 발열량도 커지게 됩니다. 대개의 경우 더위를 타는 사람은 육류나 지방식을 좋아하는 것 같습니다.

16) <靈樞 五味論> 黃帝曰 辛走氣 多食之 令人洞心 何也? 少兪曰 辛入于胃 其氣走于上焦 上焦者 受氣而營諸陽者也 薑韭之氣薰之 營衛之氣不時受之 久留心下 故洞心 辛與氣俱行 故辛入而與汗俱出.

▶ 辛味의 상생 · 상극

金과 火, 金과 木은 상극관계에 있습니다. 火剋金의 順剋의 관계에서는 약간의 힘의 차이에서도 剋을 발하기 쉽고, 剋을 받은 金은 균형이 무너져서 金剋木이 됩니다. 또 肺金이 너무 왕성하게 지나치면 逆剋이 되어서 金剋火가 됩니다. 상생의 모자관계라고 해도 너무 균형이 깨어지면 相剋이 됩니다. 앞서 문헌을 인용하였듯이 「腎이 약한데, 겨울에 辛味가 지나치면 腎炎을 일으킨다」라는 것과 같이 辛金에 腎水가 침투되어 상극이 됩니다.

요컨대 작은 용기 안에 계속해서 큰 힘으로 가득 채워 넣으면 문제가 발생합니다. 상생관계에서도 힘의 차이가 지나치게 크거나 그때의 조건과 조화를 이루지 못하면 상극이 됩니다. 적합한 시기를 얻느냐, 얻지 못하는가는 旺相死囚休의 문제입니다. 즉, 모자의 상생관계에서는 적절한 시기를 얻으면 사소한 일로는 균형이 무너지지 않습니다만, 적절한 시기를 얻지 못하면 상극이 되기 쉽습니다. 그러나 적절한 시기를 얻어도 정도가 지나치면 균형은 무너집니다. 초목의 싹을 예로 들면 적절한 시기를 얻는 旺期는 봄이므로 이 시기에는 사소한 잘못이 있어도 싹을 틔웁니다만, 가을의 수렴 · 응결의 시기에서는 쉬 죽음의 상태가 되어 힘을 발휘할 수 없습니다.

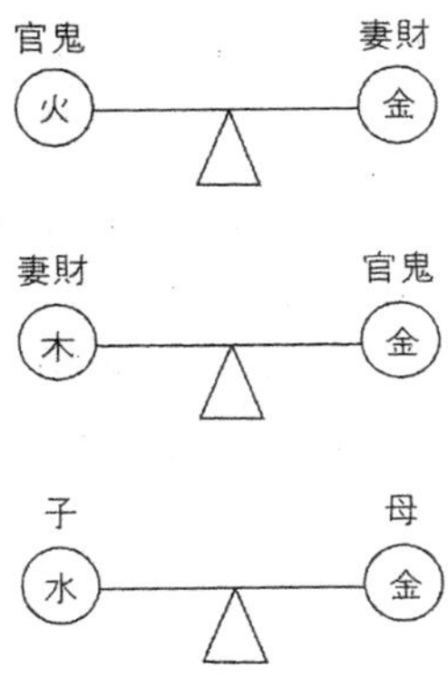

다음페이지의 그림은 「腎이 약한」 하나의 예입니다.

그림은 腎이 약하고 다른 장기보다 마이너스 30의 부담이 있는 것을 나타냅니다. 이와 같이 腎이 약해져 있는 사람이 겨울을 만나면 겨울은 腎이 旺하는 때이므로 다른 장기보다도 활동하지 않으면 안 됩니다. 혹은 평상시에도 다른 장기보다 마이너스 30의 힘을 가지고 있는데, 이때 겨울이므로 당번으로서 더욱 왕성하게 활동하지 않으면 안 되기 때문에 부담은 더욱 커지게 되며, 힘으로서는 50에서 더욱 내려가서 30정도로 약해져 있다고 할 수 있습니다. 이 경우 辛味를 섭취하여 金氣를 더해 주면 肺氣는 상승하여 80에서 일과성으로 160의 힘이 되고, 평상시라면 金生水의 상생 관계가 되는 것이 힘의 차이가 160 대 30으로 되어 金剋水의 剋현상이 일어나게 되고, 따라서 더 한층 腎을 손상하게 됩니다. 腎盂炎인 사람이 겨울에 辛味를 먹으면 바로 상태가 악화되는 것은 이 때문입니다.

▶ 왜 병에 걸리는 것일까

병이란 몸에 있는 다섯 개 장기의 균형이 무너져서 수평을 유지하지 못하는 것을 말합니다. 그렇기 때문에 약간 무리를 하거나 섭생을 잘 하지 못하면 바로 힘이 한쪽으로 기울게 됩니다. 각 장기가 전부 100의 힘을 가지고 있는 100순위를 최상의 건강체라고 한다면 50순위에서 일어나는 것은 고통스럽게 되고, 0이 되면 죽어 버립니다. 이것은 체력에 관한 것입니다. 그러나 50 이하에서 각 장기가 30 · 30 · 30 · 30 · 30이더라도 30나름대로 각 장기가 균형을 이루고 있으면 병이 아닙니다. 순위는 내려가 있고 약한 듯하기는 해도 그 나름대로 건강을 유지하고 있는 것입니다(p. 189 그림 참조).

건강했던 사람이 어느 날 갑자기 급사하는 것은 오장 전부의 힘이 갑자기 내려가 버린 경우가 아니고 하나의 장기가 갑자기 약해지던가, 부담이 생겨서 그것이 급격하게 소모되어 제로에 가까워지면 각 장기와의 불균형이 심해져 결국에는 죽게 되지요.

<腎이 약한 경우>

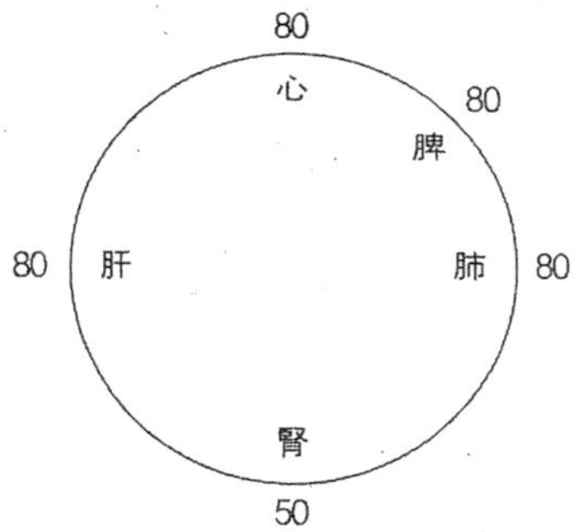

매운 음식을 많이 먹을 때, "筋이 갑자기 굳어지고 손톱이 얇아진다"[17]라는 것은 근육 경련이 일어나고, 손톱이 갈라진다라는 것을 의미합니다. 辛味에 가장 약한 것은 金剋木이므로 손톱은 간의 잎 즉 간의 木氣라는 사실에서 손톱에 간의 병변이 일어납니다. 그러나 힘이 동등하면 부부길항이기 때문에 협력관계가 좋습니다. 요컨대 힘의 차이가 곧 바로 영향을 미치기 때문에 平衡性·中庸性을 유지하는 것이 중요합니다.

▶ 二·三·五로 이루어진 인체

辛味는 皮毛·筋·腱을 수렴시켜서 肺氣를 부양하고, 辛金은 양이 적당하면 폐를 부양합니다. 그리고 폐는 經氣·氣의 흐름을 활발하게 합니다. 氣의 흐름이 충분하지 않을 때는 金의 상극에

17) <素問 五臟生成論> 多食辛 則筋急而爪枯.

해당하는 火를 두려워합니다. 心火는 아주 작은 문제가 있어도 火剋金으로 바로 金肺를 剋하기 때문입니다.

또 經氣는 表皮와 眞皮의 사이를 달리고 있습니다. 그리고 피부는 經氣를 사이에 두고서 三層으로 나뉘어져 있습니다만, 잘 보면 표피는 음양의 二層으로 또 眞皮도 음양의 二層으로 나뉘어져 있습니다. 따라서 經氣를 사이에 두고서 五層으로 나뉘어져 있다는 것을 알 수 있습니다.

이것은 우주진리의 음양, 오행, 삼재의 구조입니다. 이와 같이 인체는 어디에서도 二·三·五로 이루어져 있습니다.

相學에서 말하는 氣色은 표피에 나타납니다. 예를 들면 사람의 얼굴에서 눈초리의 주름이 있는 부분을 魚尾奸門이라고 합니다. 또 입은 愛情丘라고 하고 여성에서는 성기를 나타냅니다. 이것은 남자도 마찬가지입니다.

여성이 연애감정을 가지면 魚尾奸門부터 愛情丘에 氣色이 드러납니다. 氣色이라는 것은 經氣의 한 종류이며 강하게 드러나기 때문에 다른 것보다도 하얗게 보입니다. 이것을 相學에서는 氣色이라고 합니다. 이것이 재판문제라든지, 부모의 문제라든지, 어려운 문제가 여러 가지 있으면 氣色이 가득 나타납니다. 그리고 이 氣色이 정체하면 기색이 나쁜 얼굴이 됩니다. 일반적으로 사용되어지고 있는 기색이 나쁘다고 하는 말은 여기서부터 유래된 것입니다.

鍼灸로 말하는 經氣는 표피에도 그 밑에도 혈관·신경·근육을 따라서 나타나고 있습니다. 인체에서는 이것이 六經氣인데 음양으로 나누면 十二經이 있게 되지요.

十二經의 근원은 任脈·督脈이고, 이것은 『易經』에서 말하는 乾爲天과 坤爲地에 해당하는데, 이 二經의 교합에 의해서 陽六經과 陰六經으로 나뉘어져 있습니다. 陰六經은 任脈의 가지이고, 陽六經은 督脈의 가지입니다. 따라서 任脈·督脈을 一經으로 하여 헤아리는 것은 이상합니다만, 보통은 十四經이라고 하고 있습니다.

<체력순위>

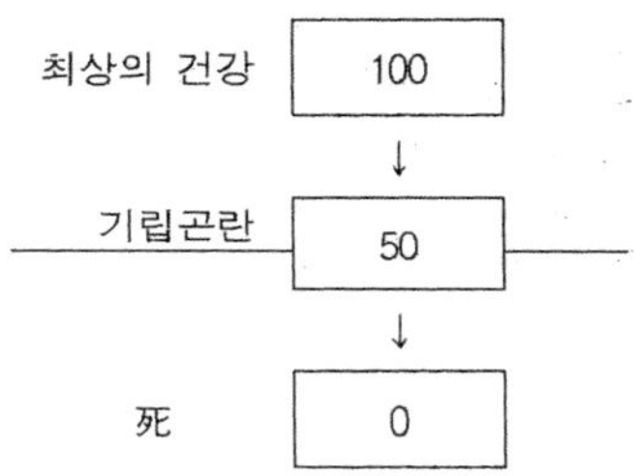

<약자의 체력순위>

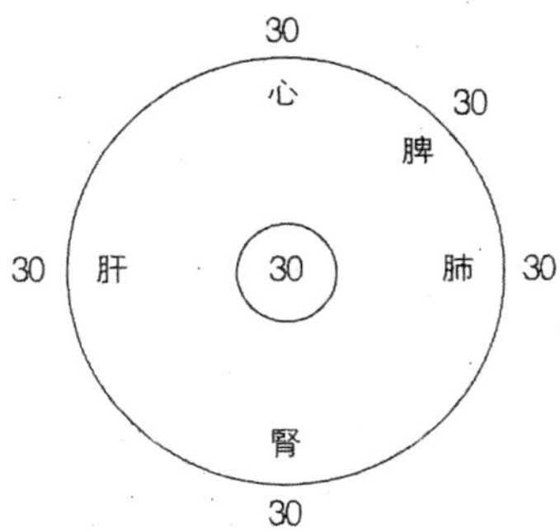

經氣는 앞에서 서술한 것처럼 五系조직을 따라서 五元·六種이 있습니다. 그것이 음양으로 나뉘어져서 十元·十二種이 있습니다. 예를 들면 經氣가 火剋金이 되면 혈관과 함께 나타나고 있는 經이 활동력이 강한 혈관에 過熱을 발생시키고, 이어서 폐의 經氣가 열기에 의해서 氣發·散氣함으로써 心肺의 평형이 깨지고 상극현상이 되어서 결국에는 肺氣가 소모됩니다.

<피부와 經氣>

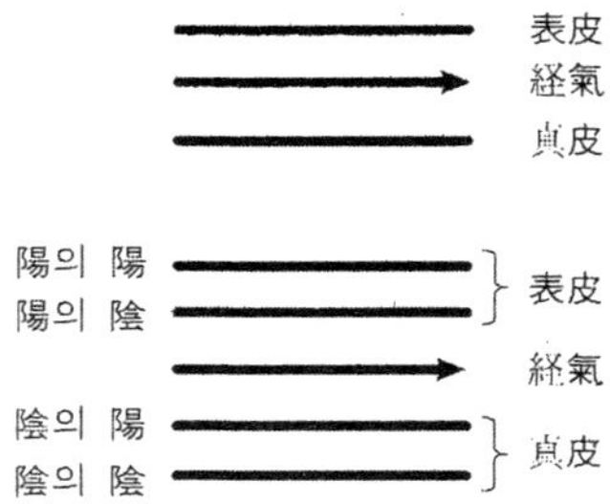

<魚尾奸門과 愛情丘>

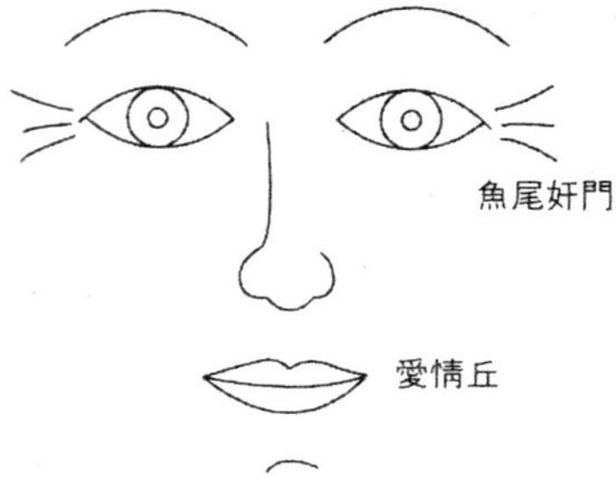

여기에서 다시 한 번 金과 木火의 상극관계를 정리해 봅시다. 金과 木의 관계에서는 木은 妻財이고 金은 官鬼가 됩니다만, 木의 힘이 지나치게 커지면 부인인 木이 남편인 金이 말하는 대로 되지 않고, 그 때문에 經氣가 흘러가기 어려워지는 것입니다.

火와 金에서는 火는 官鬼, 金은 妻財의 관계에 해당하는데 金肺는 火의 열과 만나면 폐의 수렴·응결의 성질은 방해를 받아 느슨해져서 氣의 흐름이 정체를 일으킵니다. 예를 들면 肺질환인 사람은 뜨겁고 더운 것을 무서워하고 가을같은 서늘한 기운이 감도는 곳에서 轉地療法을 하는 것은 바로 이 때문입니다.

앞에서도 기술한 것처럼 官鬼는 조정하는 힘을 가지고 있기 때문에 인체에서는 저항력이 되기도 합니다. 剋害하는 것만이 아니기 때문에 적당한 官鬼의 활동이 기대되는 것입니다.

▶ 辛味와 四時의 관계

辛味는 언제 먹어도 좋은 것은 아닙니다. 봄에는 辛味를 섭취해서는 안 됩니다. 다시 말해서 봄은 肝木이 활동하는 때이고 辛味를 섭취하면 金剋木이 되어서 木의 開大·伸長의 활동을 金氣로 수렴하게 만들어 활동 그 자체를 봉쇄당하기 때문입니다. 만약 봄에 辛味를 취한다고 한다면 저녁 무렵에 조금만 섭취하도록 하는 것이 좋습니다.

봄은 開大·伸長期이고 세포증식의 시기이기 때문에 이때 辛味를 섭취하면 몸이 수렴하고 근육은 경련이 일어납니다. 봄의 근육병이 상반신보다도 하반신에 생기는 것은 肝木의 대부분이 하반신에 작용하기 때문입니다. 이 영향으로 질환이 상반신으로 이행했다고 한다면 그것은 선천적으로 폐라던가 心이 약하기 때문입니다. 그러나 체력이 평균을 유지하는 사람이라면 병은 하반신에 나타나는 것이 보통입니다.

여름도 辛味를 취하지 않는 편이 무난합니다만, 봄 만큼은 아닙니다. 섭취한다면 土用期가 좋을 것입니다.

추위가 혹독한 북국의 사람은 몸을 따뜻하게 하기 위해서 카레를 자주 먹습니다만, 마찬가지로 더운 남방의 사람도 카레를 자주 먹습니다. 이것은 더위 때문에 이완되어 있는 몸을 긴장시키기 위해서 먹는 것입니다. 그렇기 때문에 더운 나라의 사람은 아침이나 낮에 辛味를 먹어서는 안 됩니다. 木의 시기에 먹으면 몸이 수렴하여 모공을 닫아 버리기 때문에 이 영향으로 보온되어서 한낮부터는 더워서 어떻게 해볼 도리가 없게 됩니다.

가을은 辛味를 가장 필요로 합니다만, 겨울에 너무 辛味를 취하면 지나치게 수렴하여 내연력을 떨어뜨리기 때문에 좋지 않습니다. 또 대장 또는 폐가 약한 사람이 辛味를 지나치게 섭취하면 치질이 됩니다. 腎이 약한데 辛味를 너무 많이 섭취하면 腎系統의 병에 걸립니다. 또한 간이 약한 사람은 어깨가 결린다던가 筋·腱이 쥐가 나기도 합니다.*

역주: *) 저자는 辛味의 발산성을 무시하고 결국에는 辛味의 金性이 主라는 것을 주장하고 있다. 한편 역자들은 인체의 항상성유지라는 측면에서 金性의 수렴성에 반대되는 辛味의 발산성을 배당하였다고 생각한다.

9. 肺와 白色(一)[18)]

색은 물체가 가지는 성질을 나타내고 각각의 서로 다른 資質을 나타내고 있다. 태양광선 그 자체는 백색의 빛인데, 이 백색이 물체에 흡수·반영되어 각각 다른 색으로 변화한 것이 우리들의 눈에 비치는 것이다. 즉, 백색은 다른 색으로 변화 가능한 原色인 것이다.

<늦가을 氣>

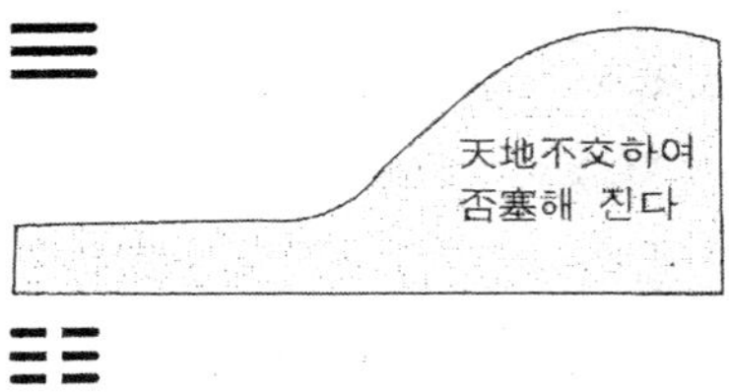

사계에서는 白을 金氣에 배당하고, 서쪽 활동의 상징을 白虎로 칭하고 있다. 九星에서도 만추의 활동을 六白金星이라고 하고, 이곳을 天門이라고 하는데, 시작점으로서 사계의 출발을 나타내고 있다(색의 출발은 白). 戌·亥… 여기에서는 陽氣는 땅속으로 숨어들어가고, 지상은 생기가 空無하게 되며, 地氣가 포함되지 않은 偏天의 氣만으로 되는데, 이것을 神無月이라고 한다. 無는 白을 가리킨다.

『易經』에서도 天地不交하여 否塞하는 것을 알리고 있다. 이 만추의 氣는 지상의 天과 지중의 地氣가 지상에서는 섞여 있지 않다. 또 섞여 있어도 그 정도가 적다. 따라서 지상은 純天의 氣만으로 白氣가 된다. 인체에서는 肺氣를 白으로 하고 天氣·大氣의 호흡을 비롯하여 피부생리도 포함하면서, 外氣壓과 體內壓 조절을 하여 몸을 지키고 있다.

---

18) <素問 陰陽應象大論> 肺主鼻 其在天爲燥 在地爲金 在體爲皮毛 在藏爲肺 在色爲白 在音爲商 在聲爲哭 在變動爲欬 在竅爲鼻 在味爲辛 在志爲憂.

이 白氣를 가진 肺氣만이 강하게 작용하고 있는 것이 가을・겨울이고, 가을・겨울은 심장의 적색이 안으로 숨고, 표피는 白氣를 많이 띠고 있다. 끊임없이 백색을 띠는 사람, 또는 살갗이 흰 사람은 肺氣가 지나치기 때문이고 폐에 변동을 가지고 있는 사람이다. 또는 다른 곳이 약함으로써 폐에 강하게 부담이 되고 있는 증거이다. 즉, 肺系・肝系에 무리가 가기 쉬운 유형이다. 肺질환은 白蠟과 같다고 하는데 즉, 폐가 병들어 있는 사람은 피부에 윤기와 활기가 없는 흰색을 띠고 있다.

〈강의〉 폐와 백색의 관계 및 작용

▶ 백색은 변화한다

색은 그 물체가 가지는 원래의 素質을 나타내고 있습니다. 태양광선은 원래 백색입니다만, 이 백색이 물체에 흡수되어서 각 물체의 성질의 차이에 의해서 모두 다른 색으로서 우리들의 눈에 비칩니다. 태양광선은 우리들은 물론 식물・동물 모두에게 동등하게 주어져 있습니다만, 우리들에게 주어지면 인간이 되고, 동식물에게 주어지면 동식물의 형태가 됩니다.

이와 같이 黑이 되는 형질을 가지는 것에는 흑색으로 변하고, 赤의 원질에는 적색이 됩니다. 즉 백색은 다른 색으로 변화할 수 있는 원색입니다. 사계에서는 白을 金氣에 배당하고 白虎라고 하고 있고, 白虎의 白의 의미는 金氣를 나타내고 있습니다. 九星에서도 만추의 활동을 六白金星이라고 하고, 天門으로 하고 있습니다. 또 활동을 근본, 태초로서 사계・일년의 출발을 나타내고 있습니다. 색의 출발도 白이라는 점에서 동일합니다.

▶ 천지자연의 활동 "四神"

四神이라는 것은 동서남북의 네개의 활동을 가지는 천지자연의 기능을 의미하는데, 지금도 그 자취가 씨름의 靑房·赤房·白房·黑房으로 남아 있습니다. 우리들은 이 네 개 천지자연의 활동에 상응하는 것을 항상 주의하지 않으면 안 됩니다. 그러기 위해서는 무슨 神, 어떤 기능이 어느 쪽에 활동하고 있는가를 알고 그 神에게 순응하는 것이 필요합니다.

봄의 대기에는 밭을 경작하여 씨를 뿌리듯이 그 기능에 맞는 생활을 함으로써 자연의 은혜를 받아들여 순응합니다. 반대로 표현하면 자연을 능숙하게 이용하기 위한 방법이고 이것이 四神相應의 地, 또는 四神相應이라고 합니다.

▶ "靑龍"의 기능

푸른 산소성의 대기가 봄의 가열작용과 만나서 계속해서 증가하고 활발해져 뭉게뭉게 상승해 가는 모습을 靑龍이라고 합니다. 易에서는 震·巽의 활동입니다.

▶ "朱雀"의 기능

남쪽은 여름의 활동이고 풍압은 남쪽에서 가해지며, 태양은 우리들 머리 위에 가장 가까워지고, 붉은 태양이 바로 위에 오기 때문에 공기는 빨갛게 물듭니다. 여름은 열기 때문에 산소성의 대기는 상승하고 下界에는 질소성의 대기가 많기 때문에 태양은 빨갛게 타올라있는 것처럼 보입니다. 또, 저녁놀·아침놀이라고 합니다만, 아침은 산소성의 대기이기 때문에 아침놀이 되는 것은 이상기상입니다. 그러나 저녁 무렵은 질소성의 대기이기 때문에 태양이 빨갛게 보이는 것은 정상입니다.

▶ "白虎"의 활동

서쪽은 가을이고 풍압은 서쪽에서 가해집니다. 天氣・地氣와도 수렴하고 지금까지 상승하고 있던 地氣・水蒸氣는 수렴・응결되어 증발・상승하여 없어집니다. 따라서 天氣와 地氣의 교류는 없어지고, 天氣는 위로 올라가고 地氣는 밑으로 내려가서 공간이 넓어지고 하늘은 더욱 높아지고 아주 맑게 트인 하늘이 됩니다. 그리고 하늘은 본 바탕인 白이 됩니다.

<四神相應>

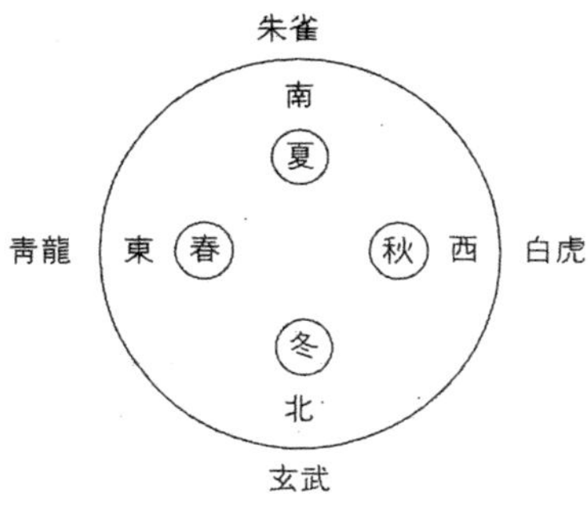

봄은 가열작용 때문에 地氣는 급상승하고 天氣와 地氣의 교류가 활발하게 됨으로써 산소성의 대기가 충만하여 하늘은 낮게 보입니다.

虎는 사람을 집어삼킬수도 있기 때문에 다른 말로 하면 劍難이나, 상처를 입힌다는 의미가 됩니다. 그렇기 때문에 백호라는 것은 地의 氣가 偏天한 氣이고 사물을 殺滅하는 성질이 있습니다. 陰으로서 부양한다던가, 양육하는 氣라고 하면 이 地의 陰氣는 빠져 버리고 天의 氣는 殺伐해 집니다. 요컨대 乾의 心이 坤속에 없고, 한쪽으로 치우쳐 있기 때문입니다.

백호는 지상의 생기를 살멸하여 空無하게 합니다. 空無라고 하는 것은 아무것도 없는 공백, 즉 白입니다. 가을의 지상은 점점 생기가 살멸되어 空無하게 되는데, 이것을 백호라고 합니다.

▶ "玄武"의 작용

玄이란 幽玄이라든지 깊다든지 하는 의미이고, 추위에 의해서 玄氣가 땅속에서 내연하고 있는 것입니다. 武라는 것은 몸을 지킨다는 의미입니다. 즉, 북쪽의 살벌한 한기로부터 몸을 지키고 있는 것이 玄武의 활동입니다.

<六白金星>

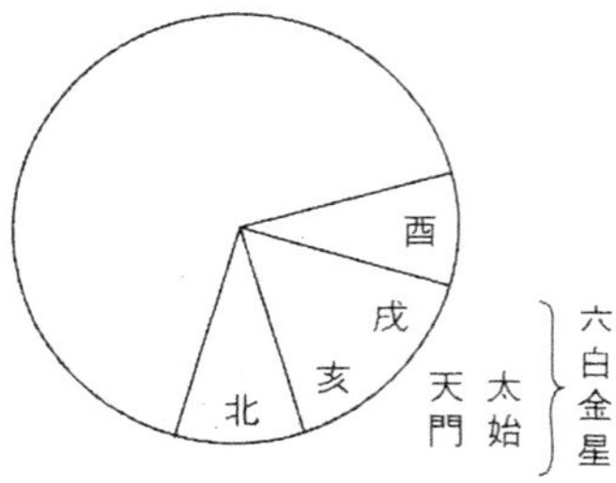

예를 들어 우리들의 일상생활에서 북쪽에 玄武의 산이 있을 때 그곳에 집을 세우면 북풍을 막을 수 있는데, 바로 이러한 것을 말합니다. 그리고 동쪽에 산소를 발생하는 초목이나 맑게 흐르는 물이 있으면 더욱 좋습니다. 또 남쪽은 朱雀이기 때문에 열어두는 편이 좋습니다. 그러한 곳을 四神相應의 地라고 합니다.

서북을 九星에서는 六白金星이라고 하고, 이 활동을 태초라고 하며 天門이라고도 합니다. 戌은 지상에서는 살멸의 활동을 하므로 空白으로 하고 땅속에서는 종핵을 지키는 활동을 하고 있습니다. 다시 말해서 戌의 활동은 음식을 먹고, 그리고 생명을 만들어 내는 一剋一生입니다. 地와 만나서 생명력이 없는 것은 살멸되고,

반대로 생명력이 있는 것은 만들어지지만 亥의 부분에서 생명의 종핵이 확립됩니다. 戌·亥는 이와 같은 작용이 있기 때문에 사물의 시초가 됩니다. 戌·亥인 때는 陽氣는 땅속으로 숨어들고, 지상은 陽氣가 없는 空白의 氣가 되어 神無月이라고 하며 양방향순환의 활동이 없는 때입니다.

▶ 白은 肺氣를 나타낸다

인체에서는 肺氣가 白이고 天氣·大氣를 호흡하고 있습니다. 아울러 피부생리를 포함해서 大氣壓과 體內壓을 조절하면서 신체를 지키고 영위하고 있습니다. 肺氣는 白이기 때문에 기색도 白, 魄氣를 가진 肺氣만이 강하게 순환하고 있는 때가 가을·겨울입니다. 가을·겨울은 심장의 붉은 색이 안으로 가라앉아 있습니다.

얼굴이 붉은 사람은 심장의 힘이 활발하고 반대로 하얀 사람은 肺氣가 활발합니다. 심장이 약하고 肺氣가 강하든지, 거의 같은 힘을 가지면서 약간 肺氣쪽이 강하든지, 어떻든 안색이 하얀 사람은 肺旺體라고 볼 수 있습니다. 이것은 얼굴 색뿐만이 아니고 몸이 흰 사람도 마찬가지입니다. 또한 활기의 유무도 중요합니다. 색이 하얗고 피부에 활기가 있으며 윤기가 좋으면 肺旺으로서 가장 좋은 상태이고, 활기가 없는 경우는 肺旺體이더라도 肺力이 약한 상태입니다.

살갗이 희거나 또는 백색을 띠는 사람은 肺氣가 지나쳐 폐에 변동을 가지는 사람입니다. 肺氣가 지나친 경우는 實證·虛證이 있습니다. 또 다른 장기가 약하기 때문에 폐에 심하게 부담이 가는 경우도 있습니다.

實證이라는 것은 모든 五臟이 60 이상의 힘으로 짝을 지어 이루어져 있는 사람을 말합니다.

<실증타입과 허증타입>

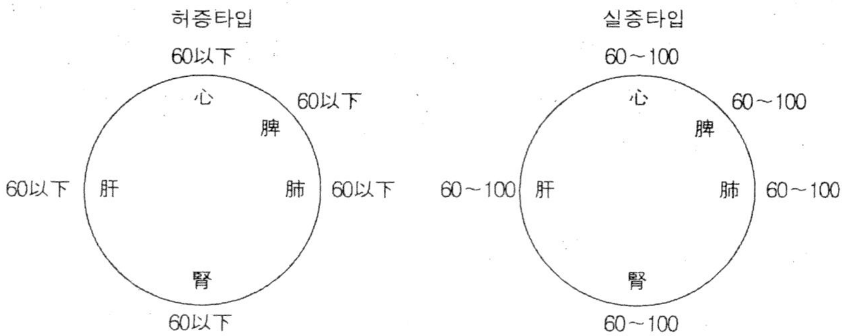

폐왕타입의 실증과 허증

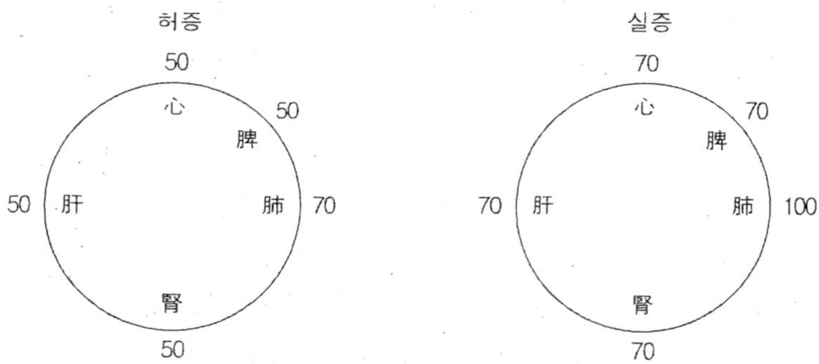

그리도 虛證이라는 것은 五臟의 힘이 實證유형보다 낮은 힘으로 평형을 유지하고 있는 사람으로서 虛弱體입니다. 虛라는 것은 그 사람의 체질과 체력을 나타내는 것이고 진단과 치료를 용이하게 하기 위해서 기준이 되는 부호입니다. 예를 들면 葛根湯의 證이라고 하면 葛根湯 체질인 것처럼 됩니다.

병에 있어서도 實邪는 實證타입에 침범합니다. 만약 虛證유형에게 實邪가 들어가면 죽지 않을 수 없습니다. 또 죽지 않더라도 상당한 중증이 됩니다. 각각의 사람에게는 체질이 있고, 그 체질에 病質이 달라붙은 것이 병입니다. 체질이 병이 되는 것입니다. 그렇기 때문에 허약체질인 사람에게는 허약유형의 병이 생깁니다.

實證으로 肺旺유형, 예를 들면 폐의 힘이 100이고 다른 장기의 힘이 70인 경우와, 虛證으로 肺旺유형 즉, 폐의 힘만이 70이고 다른 장기의 힘이 50인 경우처럼 전체의 체력순위가 높은 肺旺유형과 낮은 肺旺유형이 있습니다. 이 양쪽의 肺旺유형의 편성은 아주 비슷합니다만, 힘은 상당히 다릅니다. 이 치료방법은 본질적으로는 같습니다만, 자극량·질이 다릅니다.

▶ 肺旺타입과 肺疾

고전에 「肺疾은 백랍과 같다」라고 했는데 肺旺유형은 肺질환에 걸리기 쉽고 또한 폐가 가장 약한 유형도 肺질환에 쉽게 걸립니다.

肺旺유형이라는 것은 實證이든 虛證이든 균형을 상실하고 있기 때문에 상극현상을 일으키고, 폐의 힘이 점차 저하되어 갑니다. 肺旺유형은 폐가 주체이고 폐의 힘이 강하기 때문에 먼저 간이 눌리게 되고 다음으로 脾·腎·心의 순으로 당해갑니다. 이 핸디캡이 폐에 미쳐 肺力이 저하하기 때문에 肺疾에 걸리기 쉽습니다. 그렇기 때문에 살갗이 흰 사람, 항상 혈색이 좋지 않는 사람은 肺系의 질환에 걸리기 쉽기 때문에 주의해야만 합니다. 이에 비해서 보통 얼굴이 빨간 사람은 心旺體이기 때문에 좀처럼 감기에 걸리거나 하지 않습니다.

肺疾에도 여러 가지 유형이 있는데 즉, 색이 하얗게 되는 사람, 검게 되는 사람, 또는 흑백으로 되는 사람 등 여러 가지입니다. 백랍타입은 肺旺유형입니다. 腎 또는 脾旺유형이 결핵에 걸리면 색은 검게 됩니다. 이와 같이 肺疾이 되면 색은 하얗게 됩니다만, 강한 장기의 색이 白을 이겨서 나타나는 경우도 있습니다.

혈색의 견해는 대개 귓전의 색으로 판단할 수 있습니다. 항상 귓전이 하얀 사람은 肺系에 변동을 일으키기 쉽기 때문에 감기에 걸리기 쉽다고 할 수 있습니다.

귀의 색은 하루에도 몇 번이나 변동하는데, 아침은 대개 빨강, 낮이 되면 보통의 색으로 되고, 저녁때가 되면 백색의 방향으로 변합니다. 백색이더라도 윤기나 활기가 있으면 肺旺유형의 건강체입니다.

10. 肺와 白色(二)

귀밑에 나타나는 색이 그 사람이 가지는 常色이라고 하지만, 일과성의 面色은 面部·耳體部에 나타나기 쉽다. 혈색은 윤기·활기여하로 건강한지 그렇지 않는지를 안다. 金旺유형에서 實證의 體色은 白이 주가 되더라도 피부에 윤기와 활기가 있다. 金旺유형에서 虛證의 색은 白이면서 윤기와 활기가 적고 또 귀 전체가 백색을 띠고 있다. 人相에서의 백색이 가지는 의미는 生死別·이별·실연·실의·실업 등의 슬픔을 나타낸다. 下墓의 白輪은 사별을 나타내고 魚尾의 백색은 이혼·실연을 나타낸다. 上停正中은 실업, 印堂은 실의, 食祿은 도난 등을 나타낸다.

〈강의〉 常色을 구별하는 방법

▶ 常色이라는 것은

常色을 보는 경우는 귀밑의 색이 본래의 색입니다. 바깥 면을 언뜻 보고 알 수 있는 것은 귀밑이 됩니다. 어부처럼 햇볕에 탄 사람, 또 눈이 많이 오는 나라에서 눈에 탄 사람이더라도 귀밑은 비교적 체질 그 자체의 색을 띠고 있습니다. 이것이 常色이고 평소의 색입니다. 이에 반해서 일과성의 색도 있습니다. 부끄럽다고 느꼈을 때, 귓불이 순간적으로 빨개지는데, 이것은 즉 일과성입니다. 더욱이 일시적으로 감기에 걸렸을 때 나타나는 색도 일과성에 들어갑니다. 常色이 白의 속에서 윤기와 활기가 있는지, 즉 혈색이 좋은지 나쁜지에 의해서 건강한지, 그렇지 않은지를 알 수 있습니다.

金旺유형으로 實證인 사람은 하얀색이 주를 이루고 그 속에서도 특히 혈색이 좋은 사람입니다. 반대로 金旺유형으로 虛證인 사람은 색이 하얗고 혈색 즉 윤기, 활기가 적은 사람을 말합니다. 그렇기 때문에 대단히 하얗다든지, 또는 하얀 속에 홍윤색이 포함되어있는 여부로 심장의 힘을 알 수 있습니다. 심장의 색은 빨갛기 때문에 이 색에 의해서 알 수 있습니다.

장기의 색이 체표에 나타나는 때는

肝=靑, 心=赤, 脾=黃, 肺=白, 腎=黑으로 됩니다.

혈색에 이들의 색이 나타나는 때는 그 장기가 활발하게 활동하고 있든지, 또는 항진하고 있을 때입니다. 그렇기 때문에 검은색으로 윤기, 활기가 있으면 腎旺유형이 됩니다. 또 병적으로 검으면 그것은 腎질환이고, 腎이 이상항진하고 있다는 증거입니다.

간의 경우, 일단 푸른색이 나타난다고 하고 있습니다만, 이를 알기는 어렵고 대개의 기준으로서는 노란색이 나타날 때가 간이 항진하고 있을 때입니다. 이것은 간의 妻財에 해당하는 脾의 黃이 간에서 脾에 반사하여 나타나고 있는 것입니다. 脾는 대개가 수동적인 장기입니다만, 간이 항진하는 것에 이끌려서 항진하는 경우가 많습니다. 발바닥이 노란 것은 간이 항진하고 있다는 증거이고 손바닥이 노랄 때는 더욱 강한 항진을 나타냅니다.

또 손톱에 縱筋이 나타난 사람은 간이 천천히 만성적으로 항진하고 있다는 것을 나타냅니다. 홍윤색과는 다른 적색의 얼굴은 특히 젊은 사람에게 많습니다만, 이것은 心旺體입니다. 항상 볼에 붉은 기미를 띠고 있는 사람은 心항진이 폐에 영향을 미치고 있습니다. 그리고 오른쪽 광대뼈는 폐, 왼쪽 광대뼈는 대장을 나타내고 있습니다. 폐도 대장도 형제관계에 있기 때문에 어느 쪽에 나타나더라도 양쪽에 영향을 미치고 있으며 오른쪽은 폐를, 왼쪽은 대장의 상태를 나타내고 있습니다. 그 오른쪽 광대뼈 위에 탁구공만한 크기의 적색이 나타나 있는 경우는 폐에 내열을 가지고 있다는 것을 의미합니다.

<체표에 나타나는 장기의 색>

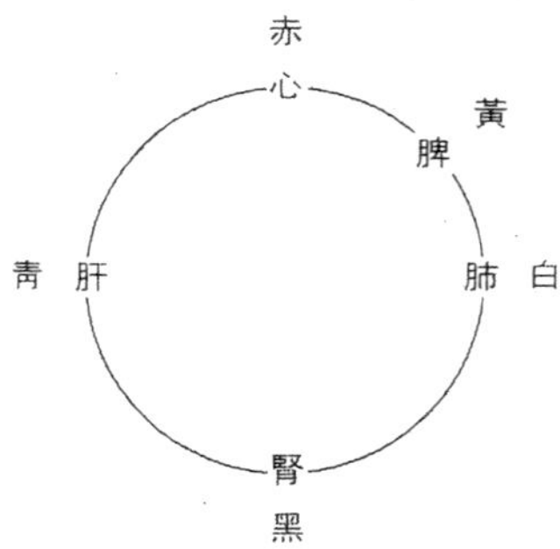

가을은 肺旺期이고, 이 계절에 치질증상이 나타나는 사람은 肺力이 약하고, 그 때문에 형제관계에 있는 대장이 약해져 치질이 됩니다. 이 경우 전체와 비교해서 살갗이 하얀 때는 肺旺유형이기 때문에 상당히 체력이 떨어져 있든지, 또는 폐를 호되게 괴롭히는 생활을 하고 있든지 이중 어느 한쪽입니다. 만약 赤系의 안색을 띠고 있는 사람은 心旺유형이기 때문에 火剋金이 되어 폐를 손상하기 쉬운 체질이라는 것을 알 수 있습니다.

▶ 왕성한 장기일수록 혹사하기 쉽다

대부분의 인간은 왕성한 장기를 중심으로 하여 가장 강한 장기를 혹사하기 쉽습니다. 장기가 가지고 있는 힘의 범위 내에서 사용하고 있는 사람은 적으며, 오히려 그 이상의 힘으로 활동하기 때문에 과잉분이 무리가 되어 항진됩니다. 이 不攝生의 亢進分이 상극현상을 불러일으킵니다.

예를 들어 과식하면 脾가 항진하고, 이어서 土剋水에서 腎을 항진시키며, 계속하여 剋傷의 활동이 心으로 갑니다. 상극적으로 악순환함으로써 완전히 소화할 수 없고 끊임없이 힘이 약한 장기, 또는 결점이 있는 곳에 증상이 나타나게 됩니다. 결국은 허약한 곳이 상처를 입게 됩니다만, 이것은 자연의 이치입니다. 인간사회에는 일단은 약자를 구제하는 구조가 있지만, 결국 약한 것은 패하게 됩니다. 이것은 숙명이라고 할 수 있을지 모르겠습니다.

心旺유형은 肺질환에 걸리더라도 비교적 회복 정도가 빠른 것이 특징입니다. 心旺의 경우는 心이 100인 것이 120이 되어 상극현상을 일으켜 폐에 부담을 주기 때문에 心을 사용하지 않으면 상극현상은 일어나지 않습니다. 다시 말해서 아무것도 하지 않고 가만히 있어 心을 사용하지 않으면 心은 항진하지 않고, 다른 장기에 부담을 주게 되는 경우도 없어집니다. 대체로 實證유형이 병에 걸리더라도 회복이 빠른 것은 일을 쉬면서 휴식을 취하면 다른 장기에 부담을 주지 않기 때문에 쉽게 회복되는 것입니다. 다시 말해서 쉬기라도 하면 좋습니다.

그러나 實證유형은 무리를 하기 때문에 일을 그만두고 가만히 있지를 못하고 마지막까지 활동하고 쓰러질 때까지 일을 한다는 결점이 있습니다. 젊은 시절의 경험만을 생각하여 무엇이든지 하면 할 수 있다고 지나치게 믿습니다. 또한 하면 할 수 있는 힘을 사실 가지고 있기 때문에 약한 장기와의 밸런스를 매우 무너뜨리면서까지 활동하다가 갑자기 쓰러지는 경우가 많습니다. 아무튼 힘이 적은 장기에 질병이 생기는 것 같습니다.

또 급성병이라는 것은 한 장기의 힘을 갑자기 저하시키는 것입니다. 각 장기의 힘을 조금씩 저하시키면 반드시 만성병이 됩니다.

11. 肺와 浮脈[19)]

가을·저녁에 浮맥이 나타나는 것은 정상이고 이밖에 나타나는 浮脈은 病脈이고 病位를 나타냅니다.

肺系는 체표부에 활동을 담당하여 衛氣를 가지면서 表를 지키고 있다. 맥도 肺旺일 때에는 表部에 있고, 체표 가까이에 떠 있다. 즉 肺位에 맥이 있다.

浮脈은 손가락을 가볍게 표피에 대보면 느낄 수 있고, 약간 강하게 누르면 맥이 약해지고 숨어 버린다. 洪脈은 浮이면서 實大이고, 浮脈은 浮大이면서 軟이다.

≪浮의 病脈≫

- 浮脈: 病邪가 체표에 있는 것을 나타낸다.
- 浮이면서 強: 實證유형의 체표에 邪가 들어간 것을 나타내고 열이 있는 것을 나타낸다.
- 浮이면서 弱: 虛證유형의 체표에 邪가 들어간 것으로 陽虛證이 된다. 심장이 약한 상태에서 風邪에 침범당했다.
- 浮이면서 洪大: 전신의 表裏 모두 강한 邪熱이 발하고 있다.
- 浮이면서 遲大: 체력이 약하고 전신의 열이 완전히 해열할 수

19) <素問 玉機眞藏論> 秋脈如浮 何如而浮? 岐伯曰 秋脈者肺也 西方金也 萬物之所以收成也 故其氣來 輕虛以浮 來急去散 故曰浮 反此者病.

없을 때의 虛脈(遲脈은 1분 동안에 60 이하)

· 浮이면서 柔細: 心肺가 항진하여 表部에 열이 나고 腎肝이 허약해져 있을 때의 맥

≪浮脈의 脈症≫

· 浮數 = 風熱: 침법에서 速刺 · 速拔하여 表部를 치료한다.
· 浮緊 = 風寒: 침법에서 補刺한 후에 치료한다.
· 浮弦 = 痰飮: 水毒性
· 浮緩 = 風濕: 表部에 濕邪가 들어가 몸이 나른하다.
· 浮遲 = 陰虛邪: 裏部에 邪가 들어간다.
· 浮虛 = 中暑: 暑가 裏에 들어와서 暑邪를 만난다.
· 浮濇 = 虛熱: 몸이 허약해져 있다.
· 浮散 = 陰虛邪: 몸이 허약해져 있다.
· 浮芤 = 빈혈: 心이 약하고 心壓이 없다.

浮脈은 表位에 병이 있기 때문에 침법에서 淺刺하는 것이 원칙이다. 또 實證은 表部를 치료하고, 虛證은 表裏를 보완한다.

〈강의〉 맥의 진단과 浮의 病脈

肺系는 주로 體表部이고 衛氣를 가지면서 표면을 지키는 역할을 하고 있습니다. 폐의 맥도 表部에 있기 때문에 체표에 맥을 보면 폐와 관련되어 있다는 것을 알 수 있습니다. 또 表部에 많은 혈액이 가고 있다는 것을 알 수 있습니다. 맥이 위로 떠오를 때는 혈액이 표부에 있고, 가라앉아 있을 때는 혈액은 깊은 곳에 집중하여 흐르고 있습니다.

▶ 맥으로 무엇을 볼 것인가

맥의 상태에는 위로 떠오른 맥, 밑으로 가라앉아 있는 맥, 한가운데에 있는 맥의 三位가 있습니다. 이 상·중·하 가운데 어느 맥의 위치에 있는지, 또는 큰지, 작게 위축되어 있는지, 두꺼운지 가는지, 흐름이 빠른지 느린지, 강하게 뛰고 있는가 약하게 뛰고 있는지, 즉 압력이 있는지 없는지, 등의 구별이 있습니다. 이와 같이 맥을 통하여 몸의 상태를 알 수 있습니다. 다시 말해 몸이 약하면 약한 맥이, 몸이 추우면 추운 맥이, 더우면 더운 맥이 각각 나타납니다. 요컨대 뿌리가 약하면 잎도 약합니다. 이것은 맥뿐만이 아니고 피부의 윤택 등 여러 가지에서 알 수 있습니다. 단, 맥은 그 사람의 현재 상태를 재빠르게 알 수 있습니다.

<맥의 3부위>

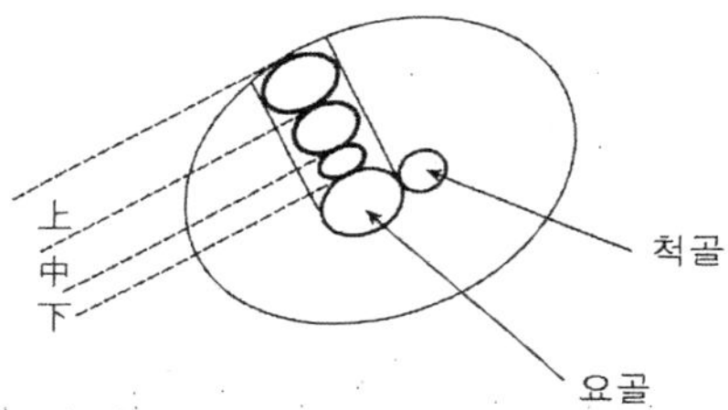

그렇기 때문에 어느 방법을 사용했을 때, 무엇을 가장 잘 알 수 있는지를 알아둘 필요가 있습니다.

예를 들어 혈색은 현재상태를 진단합니다만, 현재상태를 발판으로 한 가까운 과거를 알 수 있습니다. 또, 혈색에도 여러 가지가 있기 때문에 맥과 비교하면 과거를 알 수 있습니다.

그리고 맥은 심장의 상황을 나타내기 때문에 몸의 상태를 심장을 통해서 진단합니다. 맥은 현재 속의 현재를 나타내고 있습니다. 浮脈은 손가락을 가볍게 표피에 대고 느낄 정도의 맥이고, 약간 세게 누르면 숨어 버리는 맥이 濇脈입니다. 浮脈에서 濇脈이 가을·저녁 무렵에 나타나는 경우는 정상입니다만, 그 이외의 계절에 나타나는 경우는 病脈입니다. 맥과 춘하추동의 사계와 하루 중의 시간은 상당히 밀접한 관계가 있습니다.

洪脈은 위로 떠 있어서 다른 浮脈과 비교하면 實大합니다. 상당히 두껍고 강하며 沈脈과 비교하면 빠른 맥입니다. 洪脈이라는 것은 원래 여름의 맥이기 때문입니다. 여름은 몸이 뜨겁고 양방향순환기이기 때문에 혈액은 내장의 裏보다도 앞쪽에 떠 있습니다. 이것은 體熱을 발산시키기 때문입니다. 그렇기 때문에 맥의 존재에 의해서 몸의 혈액의 배분을 알 수 있습니다.

浮脈은 위로 떠 있고 부드러운 것이 보통입니다. 여름은 양방향순환이고 무덥기 때문이고, 土用에서 초가을에 들어가면 서늘한 기운이 가해지고 陽의 힘으로 뛰고 있던 맥은 조금 속력을 떨어뜨리고, 냉기 때문에 몸은 약간 위축됩니다. 이 위축된 부분은, 즉 주위는 약간 단단해지지만 안은 부드러워 예를 들면 파와 같은 상태가 됩니다. 그렇기 때문에 강하게 누르면 맥은 느끼지 못하게 됩니다. 이것은 숙련되면 잘 알 수 있게 됩니다.

따라서 浮(濇)脈이라는 것은 浮, 大하면서 軟입니다. 그리고 가을·저녁 무렵에 나타나는 맥입니다. 이 계절 이외에 나타나는 浮脈은 病脈이고, 病位를 나타냅니다. 「맥이 있는 곳에 병이 있다」라고 하는 것처럼 病狀과 病位를 알 수 있습니다.

▶ 病脈의 종류

浮脈 = 病邪가 몸의 表部에 있는 것을 표시합니다. 陽位에 있고 치료에서 주로 陽經을 사용합니다.

浮이면서 强 = 實證유형의 체표에 邪가 들어간 것을 나타내고 열기도 나타냅니다. 감기에 걸려 이렇게 되어 있으면 葛根湯유형의 표시입니다.

浮하면서 弱 = 체력이 없는 사람의 체표에 邪가 들어간 것으로 陽虛證, 血虛의 감기입니다. 심장이 약한 사람이 열이 나면 이 맥이 나타납니다. 桂枝加葛根湯의 유형입니다.

浮하면서 洪大 = 여름도 가을도 아닌데도 이 맥이 보이는 것은 여름과 같은 상태로 되어 있다는 것으로 겉에도 속에도 전신에 邪熱이 들어 있습니다.

浮이면서 遲大 = 虛脈, 表裏에 邪熱이 들어 있습니다만, 체력이 현저하게 약해져 있는 상태입니다.

浮이면서 柔細 = 病弱의 맥으로 유연하여 파처럼 중심부가 텅 비어 있는 것으로 腎虛, 內熱이 있어 腎에 힘이 없고 열이 겉에 있습니다. 그렇기 때문에 가는 것입니다.

12. 肺와 商音

商은 金系의 부호 중 하나이고, 五音에서는 齒音에 속한다. ㅅ·ㅆ·ㅈ·ㅊ·ㅉ이 치음이다. 치음은 폐를 부활시키나, 지나치면 폐를 손상한다. 經穴名으로는 肺經의 少商, 大腸經의 商陽이며 金經의 이름으로 사용되고 있다.

〈강의〉 商音은 金系의 音

金系의 음성은 소리가 높고 분명하게 들립니다. 흥분해서 내는 쇠된 소리라고도 합니다만, 이런 범주의 소리입니다. 테이프에 녹음할 때에도 소리에 따라서 녹음하기 쉬운 것, 녹음하기 어려운 것이 있습니다. 金系·木系의 소리는 비교적 확실하게 녹음됩니다. 音은 肝系가 담당하고 있습니다만, 商音은 肺系의 활동이 개입하여 발음됩니다. 적당한 잇소리는 肺系·肝系를 부활시킵니다만, 商音을 지나치게 내면 肺系·肝系를 剋傷하게 됩니다.

13. 肺와 哭

哭은 한탄하다·울다·외치다·불쌍히 여긴다는 소리의 뜻이다. 肺金은 침착성인데 이것을 극으로 몰아치면 슬퍼한다·한탄한다·가련히 여긴다 등이 된다. 한탄과 슬픔은 폐를 상하게 하나, 침착하고 조용한 것은 폐를 여유있게 만든다.

金氣는 "안정되다"와 "확립"이라고 한다. 九星術에서는 六白金星의 吉方祐氣를 취하면 정신이 확립된다고 한다.

〈강의〉 한탄하여 슬퍼하는 것은 "金氣"의 작용

폐의 志활동은 슬퍼하는 것입니다. 肝은 怒, 心은 喜悅, 土는 思憂, 腎은 恐驚입니다. 金氣는 침착성·수렴성을 가지기 때문에 이 상태가 극에 달하면 슬픔·한탄이 됩니다. 그렇기 때문에 金氣의 활동 정도, 즉 100을 활동할 것인지, 40을 활동할 것인 지와 같이 활동 정도에 따라서 슬퍼지기도 하고 침울하고, 침착하고, 냉정하게 보이기도 합니다. 이것은 같은 계통의 것을 긁어 모은 것이 아니고 이쪽에서 맞은편으로 작용한 결과입니다. 金氣를 A에게 작용한 경우는 냉정하게 되고, B에 작용하면 슬프게 되는 것처럼 A·B 그 자체의 성질이 다른 곳으로 가게 되지요.

金氣의 활동이 A·B 각각에게 소화된 형태가 되어 나온 것이 냉정함이고 슬픔이기도 합니다. 金氣의 활동을 이것저것 모은다는 사고방식이 서양적이라면, 동양 의학적 사고방식은 어느 정도의 힘이 어떠한 조건아래에서 작용하는지의 관찰처럼 서로 반대 입장에서 견해를 가지고 있다는 점이 크게 다릅니다.

예를 들면 일년으로 말하면 金氣의 활동이 겨울이 되면 어떻게 될 것인가, 여름이 되면 어떤가 — 이것을 시간적 표현으로 설명하고 있는 것이 旺相死囚休의 사고방식입니다. 동양의학이라는 것은 모두 이러한 사고구조를 하고 있습니다.

인간에게는 다섯 개의 心이 있고, 그것이 모아져서 하나의 개성이 됩니다. 폐에는 폐 자체의 心이 있고, 이것이 활동하면 정의가 됩니다.

金性의 성질은 수렴작용이고 사물에서 수렴이라는 것은 단단해지는 성질이고, 인간으로 말하면 자신을 긴장시키고 확립시키는 기능입니다. 金氣가 강한 사람은 자기의 정신이 확립되어 있다고 할 수 있습니다.

그러나 金氣가 약한 사람은 한탄을 잘 하거나 잘 슬퍼합니다만, 너무 비관적으로 한탄만 하고 있으면 肺系기능이 더욱 저하됩니다.

14. 肺와 가을

가을은 태양이 남극회귀선상에 있고 下降温이며, 이때 지상의 물체는 冷却의 氣와 만나 수렴·응결하고, 本氣는 뿌리로 돌아가며, 가지 끝에서 수렴을 일으켜서 과실을 맺는다. 인체에서는 肺氣를 활발하게 하고, 이 衛氣를 체표에 모아서 전신을 긴장시켜 내장하는 작용을 하고 있다.

〈강의〉 가을에 활동하는 "음방향순환"의 氣

왜 가을이 되면 열매를 맺는가 하면, 金氣작용이 활동하고 있기 때문입니다. 봄부터 여름에 걸쳐서 초목이 생장할 때는 잎의 끝 방향으로 원심성으로 퍼져갑니다. 이것이 양방향순환의 작용입니다. 가을의 음방향순환의 氣와 만난 초목은 이번에는 수렴되어서 잎의 끝에서 뿌리 쪽으로 향하여 내장하려고 되돌아갑니다. 이것이 응결작용이 되어 가지 끝에서 열매를 맺게 되는 것입니다. 그렇기 때문에 과실을 맺게 하는 것은 金氣작용에 의한 것입니다. 가을은 이 金氣작용이 왕성하게 활동하고, 자연만상은 이 작용과 만나고 있습니다. 인체로 말하면 金氣작용은 폐가 담당하고 있기 때문에 가을은 폐를 중심으로 활동하고 있습니다. 그리고 이 肺氣의 수렴성을 가지고 겨울의 추위에 대비합니다.

맛으로서는 가을은 辛味가 담당합니다. 그러므로 辛味는 가을의 활동, 저녁 무렵의 작용에 의해서 만들어지는 것은 아닐까 하고 추측됩니다. 그럼 봄에 辛味가 만들어지는 것은 어떻게 된 것인가 하면 그것은 봄에도 저녁 무렵의 활동이 辛味를 만들기 때문이라고 할 수 있을 것입니다. 이 경우 辛味는 木系속에 생육되는 辛味이므로 가을에 만들어지는 辛味와는 다소 다릅니다.

이 辛味도 가을의 대기와 마찬가지로 체내에 들어가면 근육과 피부를 수렴·응결시키고, 體氣를 활발하게 순환시키는 작용을 합니다.

15. 肺와 西

서쪽은 가을・저녁 무렵의 대기가 활동하는 위치이고, 이 시기의 이 방향에는 질소성대기가 충만해 있다. 즉, 地氣가 적은 冷涼한 純天氣가 많은 대기이고, 이 대기는 특히 肺氣를 고무시킨다고 추측된다. 요컨대 서쪽의 氣는 폐를 왕성하게 만드는 작용이다.

家相學에서는 서쪽이 凶相인데, 肺系의 질환 및 婦人科系의 질병에 걸리기 쉽다고 한다.

〈강의〉 서쪽의 "氣"는 어떠한 활동을 하는가

이미 설명한 것처럼 폐와 가을과는 상관성을 가지고 있습니다. 그리고 또 폐와 서쪽도 상관성이 있기 때문에 당연히 서쪽과 가을도 상관성을 가지게 됩니다. 이들은 金氣가 자연계에서 활동하는 모습은 가을, 방위에서 활동하면 서쪽, 인체에서 활동하고 있는 것이 폐라고 하는 것처럼, 이들은 모두 동일성입니다만, 단지 활동하는 장소가 다를 뿐입니다.

서쪽은 일년 중에서는 가을, 하루 중에서는 저녁때의 金氣性 대기가 활동하는 방위를 말합니다.

가을・저녁때는 金氣性의 대기가 사방팔방 전체를 덮어씌우고 있습니다만, 우리들은 입체이고 또 집이라는 입체 안에서 생활하고 있기 때문에 서쪽에서 풍압이 가해집니다. 그렇기 때문에 서쪽면이 가장 金氣가 왕성한 곳이 됩니다. 그리고 가을・저녁때는 지상에서는 天地不交의 질소성 대기가 충만해 있습니다. 더욱이 양방향순환은 天氣와 地氣가 교류합니다. 天氣가 지상에 陽光을 부여하고 그것을 받아서 地氣는 올라가고 天地交合의 氣가 생겨납니다. 이곳에 우리들이 필요로 하는 편안하고 아무런 해가 없는 대기가 성립합니다.

그런데 음방향순환기에는 天氣와 地氣가 교류하지 않고 天氣는 위로 높이 올라가고 地氣는 낮게 땅속으로 숨어들어 이들의 背反작용으로 질소성의 대기가 됩니다. 질소에는 생물을 응축시키거나, 말라죽게 하는 작용이 있습니다. 반대로 산소에는 생물을 살려내는 힘이 있습니다만, 저녁때가 되면 초목은 산소를 빨아들이고 질소를 내뿜습니다. 인간도 역시 저녁때에는 산소를 별로 필요로 하지 않습니다. 이것은 저녁때가 되면 몸을 응결시켜서 內藏內燃하기 때문입니다. 이 시기는 肺旺期가 되기 때문에 肺가 활동하고 호흡을 조절하고 필요에 따른 산소를 흡입합니다. 아침·낮에는 피부호흡이 활발하게 이루어지고, 저녁때는 피부도 수렴의 氣와 만나서 위축되기 때문에 폐호흡이 활발해집니다. 낮동안에는 호흡하고 있다는 사실을 그다지 의식하지 않습니다만, 저녁때가 되면 확실하게 느끼게 됩니다.

또 저녁때에 산소를 많이 필요로 하는 사람은 질병을 가진 사람입니다. 질병이 산소를 요구하고 있기 때문입니다. 저녁때부터는 우리들은 주로 질소성의 대기가 필요하게 되고, 산소를 많이 흡수하면 오히려 교감신경이 강하게 활동하여 머리가 맑아지나 밤이 되어도 좀처럼 잠을 잘 수 없습니다.

가을·저녁때는 地氣가 적고 天氣가 많은 대기입니다. 이 음방향순환기에는 天氣와 地氣는 離反되기 때문에 원래 존재했던 天地不交의 氣, 즉 純天氣가 활동하고 있습니다. 가을은 하늘이 높고-라는 말을 자주 합니다만, 하늘이 높다는 것은 지상에서 하늘까지가 높다는 것이고, 높다는 것은 용적이 넓다는 것을 의미하기 때문에 질소성의 純天氣가 충만해 있다는 뜻입니다.

이러한 서쪽의 氣가 肺氣로서 폐를 부활시키고 또 經氣를 만들고 있다고 생각해도 좋습니다. 그리고 이 서쪽에 凶相이 있으면 당연히 肺疾에 걸리기 쉽고 또 婦人科系의 병에도 걸리기 쉽습니다. 더욱이 가을의 金氣로부터 腎系가 생기기 때문에 金母가 침해당하면 腎子까지 영향을 받아 婦人科系의 병이 잘 생깁니다.

16. 肺와 庚辛 · 申酉[20]

庚辛 · 申酉는 金氣의 干支이며, 이 시기의 활동은 肺氣를 왕성하게 한다.

일반적으로 金神을 庚申님이라고 하고 金財의 신으로서 모셔지고 있으며, 그들이 모셔져 있는 塚을 庚申塚이라고 부르고 있다.

庚이란 변한다 · 새로워지다 · 변상하다(陽氣가 끝나고 陰氣가 되살아난다)의 뜻이 있다.

<干支와 氣의 작용>

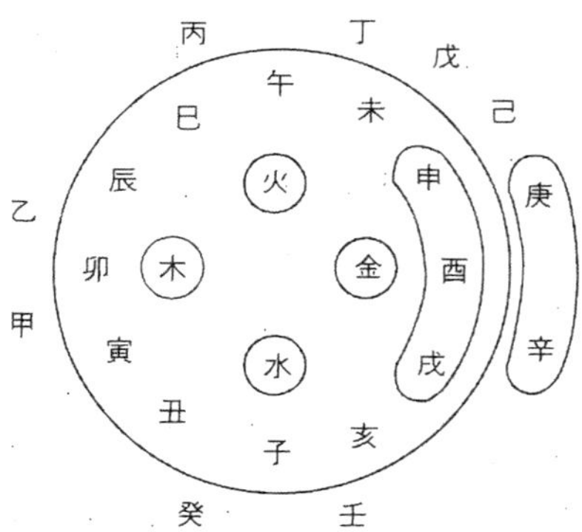

庚의 氣를 받고서 태어난 사람은 焦燥 · 不定 · 離合 · 空元氣 · 雄弁이고, 타산적이며 물질 중심적인 반면 수완가라고도 한다.

辛이라는 것은 고쳐지다 · 새롭다는 의미가 있다. 辛은 새로운 것

20) <東醫寶鑑 肺臟門> [肺主時日] 肺主秋 手太陰陽明主治 其日 庚辛.

으로 통하고, 辯舌·沒義(義를 잃어버리고, 한쪽으로 기운다)·利己·辛勞를 의미하고 쓸데없는 걱정이 많으며 陰氣의 質, 아첨 애교가 있어 교제하는 솜씨가 좋지만, 입만큼 속으로 친절한 마음은 없다고 한다.

〈강의〉 庚辛·申酉의 활동에 대해서

庚申은 十干, 申酉는 十二支의 金氣를 담당하는 부호입니다. 戌은 土氣입니다만, 金氣를 가지고, 가을의 土用입니다.

金은 土에서 생겨나기 때문에 土에서 산출되는 수확물은 金氣입니다. 일반적으로 일컬어지는 金神이라는 것은 財·物質의 신이고 庚申님이라고도 합니다. 金銀財寶, 논밭의 수확물 등 물질의 신입니다.

庚은 陽氣가 끝나고 陰氣로 바뀌는 것으로, 바뀐다·새로워진다 등의 의미입니다. 祐氣를 가지면 안정성이 있고, 剋氣를 가지면 불안정한 기분이 듭니다. 金性의 좋은 면은 침착성이 있다는 것입니다. 庚年의 사람은 침착하고 듬직한 것 같으나, 마음 속은 의외로 불안정한 면이 있습니다.

辛은 庚의 陽에 대한 陰이며, 같은 金氣로서 새로워진다는 의미가 있습니다. 辛은 新으로 통하고 오래된 것을 바꾸어서 새롭게 한다는 것이지요.

十二支의 申은 陽金, 酉는 陰金으로 十干의 天干과 짝을 맞추면서 天地의 활동을 나타내는 부호로서 사용되고 있습니다(상세한 것은 『동양의학강좌 1, 우주와 인체의 생성원리』 참조).

17. 肺와 兌·乾

兌와 乾은 金氣의 易象이고, 사계에서는 仲秋와 晩秋를 가리키고 있다.

兌라는 것은 기뻐하다·벌어지다·부서지다·빠지다·멈추다·겉으로 나타난다·소녀의 의미이다.

乾이라는 것은 天의 氣·純陽의 氣·剛健·正確·단단하다(濕體를 건조시키면 단단해진다)·크다·군주·아버지의 의미이다.

인체에 있어서 兌는 口腔·婦人科系·泌尿器·左肺가, 乾은 頭部·腦·中樞神經·右肺가 배당되어 있다.

〈강의〉 兌·乾은 金性을 나타내는 易象이다

兌와 乾은 易象으로 金性이기 때문에 폐와 동일한 진리를 가집니다. 兌는 사계에서는 초가을·중추에 해당하고, 乾은 만추가 됩니다.

▶ 兌·乾이라는 것은

兌라는 것은 기뻐하다·벌어지다의 의미이고, 하나의 형태가 무너지는 것입니다. 얼굴이 벌어진다라는 것은 진지한 얼굴이 무너져 웃는 얼굴이 된다는 것입니다만, 깨진다라는 의미를 유추하여 부족하다·멈추다의 의미로도 해석할 수 있습니다. 물로 말하면 흐르고 있는 물을 정상적이라고 하는데 반하여, 고여 있으면 멈춘다라는 의미가 됩니다. 이것은 무언가가 부족하다는 의미에서도 알 수 있을 것입니다. 물은 멈춰있으면 정상이 아닙니다.

또한 겉으로 나타나는, 인간으로 말하면 소녀입니다. 소녀는 쉽게 기뻐하고, 감정의 기복이 심하여 무너지기 쉽고, 능숙하게 감추지 못하는 것이 이 兌라는 진리 안에 포함되어 있다고 생각합니다. 이들의 활동은 가을의 활동과 통합니다. 가을은 생명이 있는 것을 살멸하는 활동을 하고 있습니다.

乾은 天의 활동이고 純陽의 氣를 의미합니다. 가을은 陰의 氣가 섞이지 않는 金陽의 氣입니다. 또 봄은 역시 陽氣라고 합니다만, 地의 陰氣와 교합된 陽氣입니다. 가을은 純陽의 氣이기 때문에 한쪽으로 치우치기 쉽고, 단단하며, 사람에게 있어서는 강건합니다. 또 건조성 대기이기 때문에 수렴작용 · 응집작용이 일어나서 단단해집니다.

<지상의 평면배당표>

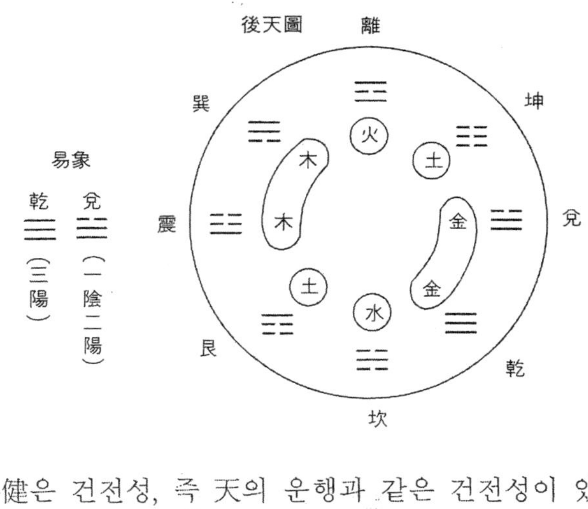

剛健의 健은 건전성, 즉 天의 운행과 같은 건전성이 있다는 것을 말하고, 정확성을 가지고 있습니다. 그리고 자연계에서는 天이 근본이 되고 있습니다. 天은 크고, 한 나라에서는 군주가, 한 가정에서는 아버지가 근본이 되고 있기 때문에 乾이 이들을 포괄합니다.

▶ 자연과 인체의 동일성

앞페이지의 그림은 지상에 있어서 입체적인 활동을 평면도로 나타낸 것입니다. 이것은 후천의 활동을 易象배당한 것이고 북은 坎, 동북은 艮, 동은 震, 동남은 巽, 남은 離, 남서는 坤, 서는 兌, 서북은 乾인 것처럼 각각의 氣가 작용하고 있습니다. 또 木氣와 金氣는 음양의 二氣로 나뉘어져 있습니다.

인체에서는 兌的인 활동은 모두 口에 배당됩니다. 口腔과 婦人科系・泌尿器系가 그러합니다. 乾은 頭部・腦・中樞神經 등 中樞性이 배당됩니다.

또한 폐와의 관련에서 右肺가 乾이고, 左肺는 兌가 배당되는데 이들은 모두 金性입니다. 左肺는 二葉으로 되어 있고, 易象에 있어서도 一陰二陽으로 일치합니다. 한편 右肺는 三葉으로 되어 있는데 이것 역시 易象에 있어서 乾의 三陽과 통합니다.

<肺와 易象>

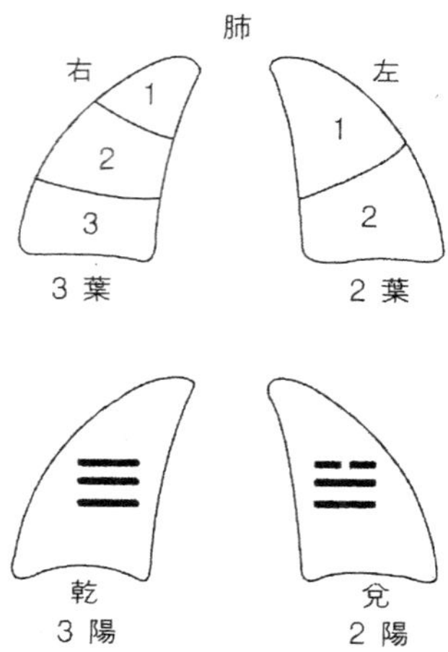

이들은 자연의 기능과 인체의 기능이 동일하다는 것을 증명 해

주고 있으며, 당연한 논리이기도 합니다. 그리고 시간적으로는 저녁 무렵 폐는 왕성합니다만, 兌의 시간대에는 左肺가 중심이 되어 활동하고, 乾일 때에는 右肺가 중심이 되어 활동하고 있다고 생각해도 좋습니다.

저녁때, 열이 나는 병은 폐가 나쁜 경우가 많습니다만, 저녁 일찍부터 미열이 있거나 하면 左肺가 나쁘고, 저녁 늦게 되어 미열이 나타나면 右肺에 장애가 있다는 식으로 응용할 수 있을 것입니다.

18. 폐와 四 · 九

폐는 金行, 生數 四, 成數 九는 金系의 숫자이다. 이 四 · 九의 金系의 숫자는 선천적인 활동에 의해서 성립된 숫자이고, 후천적으로 배당되는 숫자는 다음과 같다.

木 = 一 · 二(甲 · 乙)
火 = 三 · 四(丙 · 丁)
土 = 五 · 六(戊 · 己)
金 = 七 · 八(庚 · 辛)
水 = 九 · 十(壬 · 癸)

이상은 오행이 후천적으로 배당되어져 있는 숫자이고, 十干의 활동과 일치한다. 이들의 숫자는 오행이 음양으로 나뉘어지고 각각의 숫자에 오행의 활동을 가지고 있다. 성명판단 등에서 숫자에 대한 의미의 길흉은 여기서부터 시작되었다.

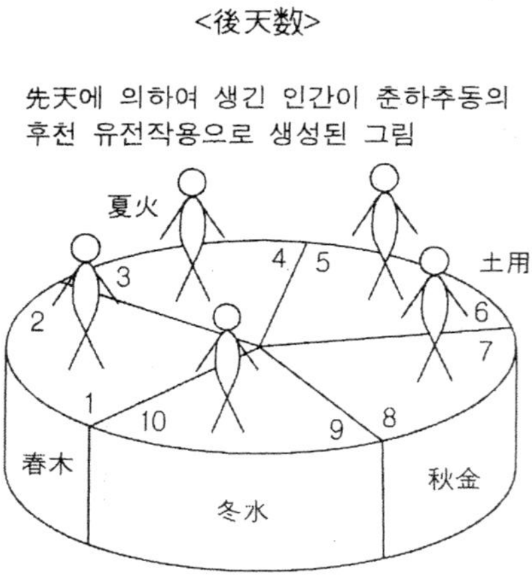

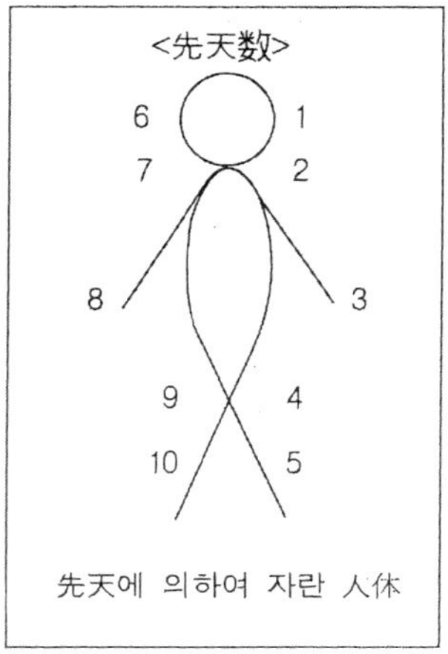

〈강의〉 先天數와 後天數의 구성

四·九의 숫자는 金系의 숫자입니다. 이 숫자는 天一水를 낳고, 두 번째에는 火를, 세 번째에는 木을, 네 번째에는 金을, 다섯 번째는 土를, 여섯 번째는 다시 원래로 되돌아와서 水를 이루고, 七은 火가 되고, 八은 木, 九는 金, 十은 土를 이루면서 先天數가 성립, 오행이 생성되는 것입니다.

이 선천의 성립을 한 숫자가 춘하추동이라는 순환을 하고 있는 것이 後天數理입니다. 즉, 순환의 시작은 春氣가 일어나고 一은 陽木, 二는 陰木, 三은 陽火, 四는 陰火, 五는 陽土, 六은 陰土, 七은 陽金, 八은 陰金, 九는 陽水, 十은 陰水에 배당되고, 이 오행의 의미를 각 숫자가 포함하고 있습니다.

이들의 靈意를 가지는 숫자에는 길흉이 작용한다고 여겨지며, 성명판단을 비롯한 숫자의 길흉이 논하여지고 있습니다.

예를 들면 이름이 和子인 경우, 和의 글자는 8획, 子의 글자는 3획이고 합계 11획입니다. 이 11획의 숫자에는 端數 1의 힘이 있어

창시력 · 지배력 · 향상심 등의 작용이 있다고 생각되며, 이 사람은 이 숫자의 의미에 좌우되고 있다는 식으로 활용되고 있습니다.

19. 폐와 燥

燥라는 것은 마르다 · 말린다라는 의미로서 乾과 같고, 건조를 말한다. 가을이 되면 長夏土用의 습도가 많은 대기가 냉각과 건조를 만나서 水濕을 없애고, 燥氣가 된다. 地濕의 氣가 땅속에 내재하고, 대기 중에는 純陽의 天氣만이 남는다. 이것을 오행에서는 金氣라고 한다.

폐는 燥氣와 만나면 활동하기 쉽고, 燥가 지나치면 이 힘을 잃게 된다. 적당한 燥氣를 좋아한다.

가을 · 저녁의 대기는 건조된 질소성의 대기이고, 산소(수중산소 · 초목산소 · 대기 습도 안의 산소)와 습도가 적어지기 때문에 폐호흡이 많아지고, 폐활동이 왕성해진다.

몸 생리는 가을은 호흡을 활발하게 하고, 피부를 비롯한 外表를 왕성하게 지키며, 衛氣를 강화하고, 내재시키며, 겨울을 지낼 준비를 한다.

가을 · 겨울은 몸이 닫혀져 閉方으로 향하고, 봄 · 여름은 몸이 느슨해져 開方으로 향한다.

〈강의〉 폐는 "燥氣"를 좋아한다

燥라는 것은 건조를 말하는 것이고 마르다 · 말린다라는 의미입니다만, 활동의 중심은 단단해지는 것이 주가 됩니다.

가을이 되면 長夏에서 습도가 많았던 것이 냉각의 氣를 만나, 습도가 줄어들어 수렴·건조한 대기가 됩니다. 건조라는 것은 가열에 의한 것도 있습니다만, 냉각에 의한 습도감소의 건조도 있습니다. 냉장고 안의 물건이 쉬 마르는 것이 그 좋은 예입니다.

이와 같이 金性의 燥는 냉각에 의한 건조이고, 습도가 없어지며, 응고되는 건조입니다. 이 때문에 가을은 地濕의 氣가 땅속에 내재하여 증발하지 않기 때문에 地氣가 올라가지 않고, 대기중은 純陽의 天氣만으로 됩니다. 이것이 金氣입니다. 따라서 燥는 金氣입니다.

폐는 燥氣와 만나면 활동하기 쉽습니다. 하지만, 燥가 지나치면 폐는 힘들어지고, 힘을 잃어버립니다. 건조도가 높아도, 습도가 지나치게 많아도, 폐에는 좋지 않습니다. 폐에는 역시 봄·가을 같은 온도와 가을의 燥한 공기, 특히 가을의 대기가 가장 적합하다고 할 수 있습니다. 건강한 사람이라도 수렴성이 있는 가을의 陽氣는 기분적으로도 상쾌하고, 육체적으로도 좋습니다. 폐결핵인 사람의 전지요양지에 凉氣가 있는 고원이 선택되는 것도 이런 이유라고 생각합니다. 수렴성의 기후는 환자에게 적합합니다. 봄은 원심성·진행성의 작용이고, 陽動期이기 때문에 질병도 나빠지기 쉬우며, 반대로 가을은 구심성·수렴성의 氣가 순환하고 있기 때문에 병세에 대해서 제지하는 방향으로 작용하여 환자가 안정되는 계절입니다.

가을·저녁은 건조한 질소성의 대기이고 산소가 적기 때문에 폐는 왕성하게 활동하지 않으면 안 됩니다. 음방향순환기는 피부를 비롯한 외부를 단단히 지키고 衛氣를 강화하며 안으로 안으로 내재시켜 몸을 긴장시키고, 일년 중에서 겨울을 지내기 위한 준비에 들어갑니다. 폐호흡이 왕성하다는 것은 피부를 긴장시켜, 외부로부터 지키려고 하는 작용입니다. 하루 중에서는 夜陰의 공기로부터 몸을 지키는 기능입니다.

어쨌든 燥의 氣는 폐를 활동하기 쉽게 하고, 지나치면 폐는 힘들어지는 것입니다.

20. 金氣의 생성

고전에서는 金氣를 다음과 같이 정리하고 있다.[21]

天에 있어서는 燥가 된다.

地에 있어서는 金이 된다.

體에 있어서는 皮毛가 된다.

臟에 있어서는 肺가 된다.

色에 있어서는 白이 된다.

音에 있어서는 商이 된다.

聲에 있어서는 한탄하게 된다.

變動에 있어서는 欬가 된다.

竅에 있어서는 鼻가 된다.

味에 있어서는 辛이 된다.

志에 있어서는 悲가 된다.

서방의 활동은 燥를 만들어 낸다(西日에는 습성을 없애고, 대기를 燥氣로 만든다).

燥는 金氣를 만들어 낸다(생물체를 건조시키면 수렴하여 金形으로 된다).

金은 辛을 만들어 낸다(수렴의 대기를 충분히 수렴한 식물은 辛味를 만들어 낸다).

21) <東醫寶監 肺臟門> [肺屬物類] 肺在天爲燥 在地爲金 在卦爲兌 在體爲皮毛 在臟爲肺 在色爲白 在音爲商 在聲爲哭 在變動爲咳 在竅爲鼻 在味爲辛 在志爲憂 其脈爲手太陰 其液爲涕 其榮爲毛 其臭爲腥 其數爲九 其穀爲稻 其畜爲鷄 其虫爲介 其果爲桃 其菜爲蔥.

辛은 肺를 만들어낸다(肺氣를 만들어 낸다).

肺는 皮毛를 만들어 낸다.

皮毛는 腎을 만들어 낸다.

肺는 鼻를 담당하고 聲音의 門戶를 담당한다.

白色은 肺氣로부터 만들어 낸다.

涕液은 肺로부터 만들어 진다(鼻汁은 肺虛風邪에 의한다).

비린내 나는 냄새는 폐로부터 발생한다(豚·犬 등의 냄새 같은 비린내).

肺는 金으로 상징하고, 가을에 旺한다. 이 맥은 浮濇하며 皮毛를 부양하고 氣를 저장한다.

手의 太陰肺經과 手의 陽明大腸經이 합해서 表裏를 담당한다.[22]

〈강의〉 金氣의 구성과 활동

金氣생성이라는 것으로 총정리를 하겠습니다. 본론에서 언급한 것은 『素問』에 실려 있는 것을 발췌한 것입니다만, 지금까지 폐에 관해서 공부한 것을 총정리한 것입니다.

「天에 있어서는 燥가 된다」라는 것은 天으로서의 金性의 활동은 燥라고 하는 것입니다. 이하에 「志에 있어서는 悲가 된다」까지 똑같이 생각해 가면 됩니다.

다음으로 燥는 金氣를 발생한다라고 했습니다만, 이것은 燥라는 활동을 생각하면 이해할 수 있을 것입니다. 燥는 건조하여 견고해지는 것이기 때문에 金氣를 발생하게 됩니다. 그리고 이 金氣는 辛을 만들어 낸다고 합니다. 가을과 저녁때의 대기가 辛味를 만든다고 합니다. 또 皮毛는 腎을 발생한다라고 했습니다만, 이것

22) <靈樞 九鍼> 足陽明太陰爲表裏, 少陽厥陰爲表裏, 太陽少陰爲表裏, 是謂足之陰陽也. 手陽明太陰爲表裏, 少陽心主爲表裏, 太陽少陰爲表裏, 是謂手之陰陽也.

은 金生水의 접점에 대한 설명이라고 생각합니다. 이 부분에 대해서는 더욱 깊게 연구할 필요가 있다고 생각합니다.

이상 간단히 언급했습니다만, 지금까지 이미 여러 번 설명해 왔기 때문에 이 정도로 충분하다고 생각합니다.

21. 폐계통의 病理(一)

≪사계에 있어서 病理≫

「폐에 병이 있으면 겨울에 낫기 쉽고, 겨울에 낫지 않으면 여름에 심해지고, 여름에 죽지 않으면 長夏를 기다려서 가을에 일어나는 성질이 있다」고 고전에 있다.[23)]

폐의 병은 喘咳로부터 시작된다.

≪時에 있어서 病理≫

時에 있어서 病理도 사계와 같고, 대낮·저녁 무렵이 좋지 않다.

≪日에 있어서 病理≫

치유되는 것은 壬癸이고, 丙丁에 죽지 않으면 戊己를 기다려서 庚辛에 일어난다.

23) <東醫寶監 肺臟門> [肺病間甚] 病在肺 愈在冬 冬不愈 甚於夏 夏不死 持於長夏 起於秋. 肺病者 愈在壬癸 壬癸不愈 加於丙丁 丙丁不死 持於戊己 起於庚辛. 肺病者 下晡慧 日中甚 夜半靜.

<사계절의 병리>

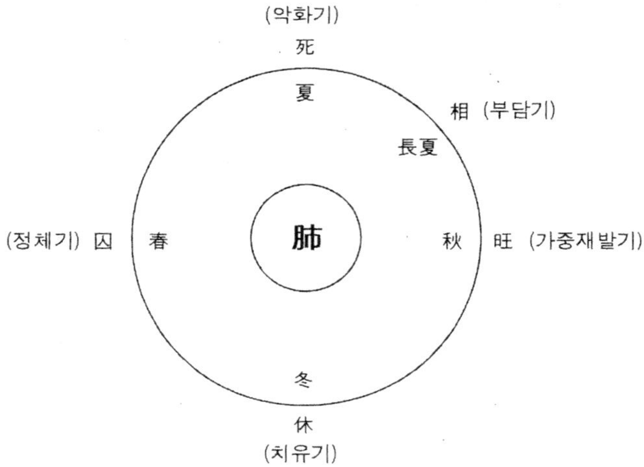

<日・時의 병리>

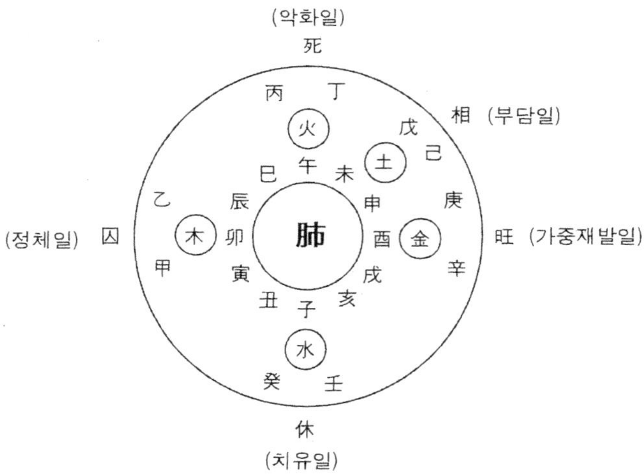

〈강의〉 폐계통의 병리에 대해서

▶ 사계의 病理

첫 번째로 肺系의 사계에 있어서 病理입니다만, 이것은 旺相死囚休의 원리에 의해서 이해할 수 있습니다. 즉, 병이 폐에 있으면 休地인 겨울에 치유되기 쉽고, 그리고 치유되지 않으면 악화되는 시기인 여름에 심해집니다. 폐에 있어서 여름은 死地에 해당하기 때문에 死地에서는 아무 것도 하지 않고 있다고도 합니다. 더욱이 여름에 치유되지 않을 때는 土用을 기다리고, 다시 旺地인 가을에 일어납니다. 旺期는 폐가 활동하기 쉬운 때이기도 합니다만, 그 힘이 충분하지 않기 때문에 오히려 활동하지 않으면 안 되어 무거운 짐이 됩니다.

가을에 병이 발생하는 것은 肺力이 저하되었기 때문입니다. 그리고 폐를 통하여 결점이 있는 방향으로 가고, 또 결점을 통하여 폐로 오기도 하는 것입니다. 또한 폐의 병은 호흡이 힘들고, 목이 아프다든지, 기침이 나오는 등의 증상을 보입니다.

▶ 時의 病理

時에 있어서 病理도 사계와 같은 방정식으로 풀어나가면 됩니다. 알기 쉽게 하기 위해서 24시간에 十二支를 배당해 가면 酉의 시각이 肺旺期이고, 이때 폐에 가장 부담이 갑니다. 金系는 申酉戌의 시각에 활동하기 때문에 肺系에 힘이 없으면 이 시간대에 폐에 미열 등이 나기 쉽습니다.

병은 하나의 장기가 침해당한 경우보다도 두 개의 장기, 세 개의 장기가 복잡하게 얽혀서 나타나는 경우가 많습니다. 이 복잡성을 이해하는 데에는 먼저 기본이 되는 것을 하나하나 공부해 가야만 합니다.

▶ ≪日의 病理≫

다음으로 日에 있어서 病理입니다만, 이것은 甲의 日, 乙의 日, 丙의 日, 丁의 日…… 에는 폐계의 병은 어떤가 하는 것입니다.

壬·癸의 日은 休地이므로 肺系는 편안하고 치료하기 쉽습니다. 甲·乙의 日은 囚地이기 때문에 停滯日, 丙·丁의 日은 死地에 앉아 있기 때문에 惡化日, 戊·己의 日은 相地에 들어가 있기 때문에 負擔日, 庚·辛의 日은 旺地이기 때문에 加重再發日입니다. 이와 같이 풀이해 가면 치료를 하는 경우에도 적합한 날, 부적합한 날이 자연히 정해지는 것이 아닌가 하고 생각됩니다. 실제로 임상에서 보면 치료 효과가 있는 날과 그렇지 않는 날이 있다는 것을 앞으로 여러분도 경험하리라 생각합니다.

22. 폐계통의 病理(二)

≪肺氣實할 때의 증상≫24)

· 肺氣왕성할 때는 氣가 남아돈다고 한다.
· 喘咳하여 氣가 가슴에서 위로 逆氣한다.
· 肩背가 아프다.
· 땀이 난다.
· 尻·陰部·股·膝·喉·足首·脛骨·足 등이 아프다.

이들은 肺氣의 實邪이고 瀉하는 것이 좋다.

24) <東醫寶鑑 肺臟門> [肺病證] 肺病者 喘咳 逆氣 肩背痛 汗出 尻陰 股膝 髀腨胻足 皆痛.

≪肺氣虛할 때의 증상≫25)

· 肺氣가 부족할 때는 호흡에 원기가 없다. 呼氣가 약하고, 呼와 吸이 불규칙하다.

· 耳聾한다(귀가 먹어 들리지 않는다).

· 목이 탄다.

· 소변색이 변하고, 오금이 저리며 또는 무의식중에 싸게 된다.

이것들은 肺氣의 虛體에 邪가 들어가 있기 때문에 補하는 것이 좋다(溫補腎).

〈강의〉 폐계통의 實邪 증상

▶ 實의 증상

肺氣가 實한 증상을 보이는 것은 대개 實證유형에게 많지만 虛證이라도 자신의 체력 이상의 강한 邪가 들어온 경우에 일어납니다.

肺氣가 왕성할 때는 폐는 氣이기 때문에 氣에 여유가 있을 때입니다. 肺氣가 왕성하다는 것은 그것을 억제하는 火氣의 힘이 부족하다고도 할 수 있습니다. 火의 힘이 내려가는 것은 차가워지기 때문에 肺氣는 왕성해집니다. 肺氣는 냉각의 氣이기 때문에 이 金氣를 瀉함으로써 무너진 균형은 평형성을 유지하게 됩니다.

肺氣가 實할 때의 증상은 喘咳해서 가슴에서 위로 치밀어 올라갑니다. 上實下虛가 되기 쉽고 식사하기가 힘든 상태가 됩니다. 다음으로 肩背가 아픈 경우도 肺氣가 實한 증상입니다만, 이것은 다른 상태에서도 나타납니다.

예를 들면 감기에 걸려서 股와 膝, 발목과 脛이 아픈 증상이 나

25) <東醫寶鑑 肺臟門> [肺病證] 虛則少氣 不能報息 耳聾 嗌乾.

타나는 경우는 實證體인 감기이고, 또는 虛證體에 강한 邪가 침범한 경우라는 것을 알 수 있습니다. 그리고 일반적으로 땀은 나기 쉽습니다만, 나지 않으면 몸의 마디마디가 더욱 아프게 되는 경향이 있습니다. 이들은 폐의 實邪이고 앞에서 서술한 대로 瀉함으로써 몸의 평형을 유지할 수 있다고 할 수 있습니다.

▶ 虛의 증상

다음으로 肺氣虛할 때의 증상입니다. 肺氣가 부족하면 呼氣·吸氣가 불규칙해집니다. 다시 말해서 吸氣가 강하고, 呼氣가 적고, 또한 약해집니다. 그리고 귀가 들리지 않게 되고, 목이 타게되는 증상이 나타납니다.

<폐기가 왕성한 경우>

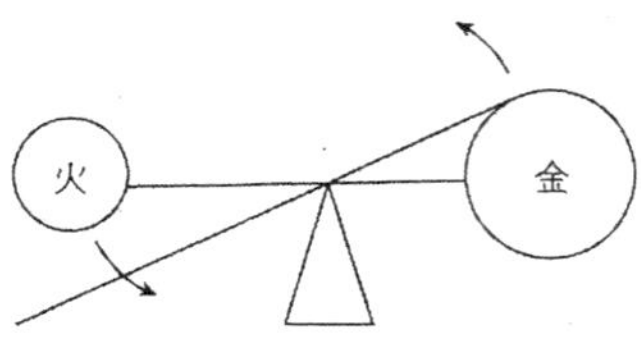

이들의 좋은 예가 야뇨증이고, 肺氣가 약하기 때문에 일어납니다. 이것은 반대로 肝氣가 강하다고도 할 수 있습니다. 어린이들은 낮 동안에는 개구쟁이가 많고, 신경이 흥분되어 있기 때문에 버릇없는 아이가 많습니다. 이것은 木氣가 강하다기 보다도 그것을 제동하는 金氣의 힘이 부족하다는 편이 정확할 것입니다. 오줌을 찔끔찔끔 싸거나, 야뇨증의 어린이의 치료법은 金氣를 補하고 木氣를 瀉하는 것이 좋습니다만, 더 간단한 방법으로서 간지럼을 피우는 요법이 있습니다. 밤에 잠자기 전에 몸을 간지럽게 하여 木氣를 빼 주면 좋습니다.

또 肺氣가 작아져 있는 것은 선천성에 의한 경우도 있습니다만, 후천적 생활의 영향도 상당히 큽니다. 이것은 양친이 엄한 가정에서 자라나면 肺氣가 작아져서 이와 같은 증상이 나타납니다.
肺氣가 저하되어 있는 경우의 요법으로서는 선천적으로 폐의 어머니인 腎을 보완하면 좋고, 무엇보다도 따뜻하게 해 줍니다. 그렇게 하면 肺氣가 증가하고, 肺氣의 기능이 왕성해집니다.

23. 폐계통의 治病觀

肺金은 脾土에 의해 부양되고, 腎水를 만들며, 肝木을 剋하고, 心火에 억제당하기 쉽다. 폐가 허약하면 腎水가 부족하고 肝木의 길항균형의 힘이 남아서 心火에 더해준다. 肝木·心火의 剋側이 평형을 넘는 힘을 가지게 되면 肺金에 심한 부담이 가게 된다. 이 肺氣부족의 원인은 어머니인 脾土의 부족에서 시작된다.

<폐기의 상생·상극>

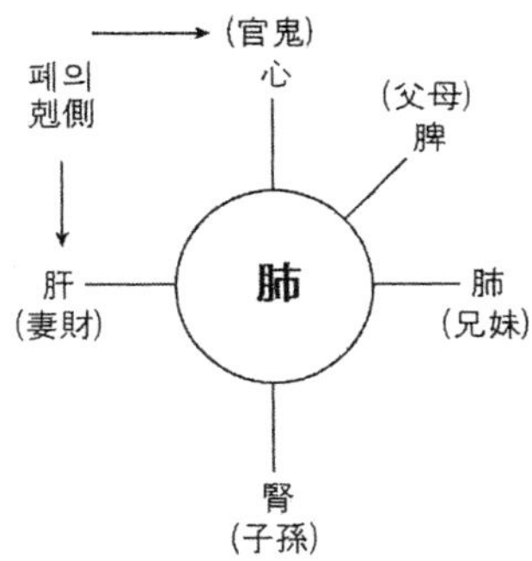

脾土가 건실할 때는 肺金은 쇠약해지지 않고, 水가 피곤해 지지 않으며, 木이 업신여겨지지 않고, 火는 항진하지 않으며, 오장이 건

전하다.

肺질환은 열과 추위를 싫어하고, 따뜻한 것을 좋아한다. 熱·辛味가 지나칠 때는 폐를 상하게 한다. 몸을 차게 하면 폐를 손상시킨다.

肺질환은 氣를 전신에 衛氣 할 수 없고, 逆上하기 때문에 힘들다. 逆上이 심할 때는 苦味를 먹어서 항진하는 肺氣를 제압하면 된다.

▶ ≪肺와 欬≫

欬라는 것은 기침을 뜻하는 것이고, 폐장에 變動 또는 病變이 일어나면 폐기능을 부활시키기 위해서 기침을 한다.

이것은 폐기관 기능의 촉진과 폐기능 저하를 막기 위해서 부활과 보조발열작용을 일으킨다.

〈강의〉 폐계통 질환의 원인

▶ 왜 발병하는 것일까

肺金은 어머니인 脾土에게 부양되고, 金生水에 의해 腎水를 만들어냅니다. 또, 肝木과는 상극길항관계에 있고, 상대를 누르든지 억제를 당하든지는 肺金과 肝木의 힘의 조건에 의해서 달라집니다만, 선천적으로 肝木을 剋하기 쉬운 관계에 있습니다. 그리고 心火에 억제당하기 쉽습니다.

이상, 상생상극론에 따르면 肺母가 허약하면 腎水力은 부족합니다. 그리고 肝木과의 길항균형이 무너지면 간의 힘이 남아서 心火의 힘에 보태줍니다. 그렇기 때문에 肝木과 心火의 逆剋의 힘이 커지게 되고, 평형을 넘는 힘을 가지면 肺金에 심한 부담이 갑니다. 이 肺氣부족의 대부분 원인은 어머니인 脾土의 부족에서 시작

됩니다. 脾力의 부족은 과식, 영양부족과 같이 중용을 넘은 모든 경우에 원인이 있습니다. 脾力이 부족한 상태는 갑작스럽게 이루어지는 것이 아니고 5년, 10년이라는 오랜 기간 동안 쌓인 결과이고, 발병직전의 원인은 사실상 유인에 불과 합니다.

이 장기간의 후천적 원인이 평형한계에 이르렀을 때에, 誘因이 겹치면 발병으로 진행됩니다.

『素問』의 한 구절에 「脾土가 건실하면 肺金은 쇠약해지지 않고, 腎水는 피곤하지 않으며, 肝木은 업신당하지 않고, 心火는 항진하지 않는다」라는 것이 있습니다만,* 이것은 後天脾化작용이 건전하면 오장의 균형을 유지할 수 있다는 것을 말하고 있습니다. 그 後天脾化작용은 음식물과 공기에 의해서 이루어지는 것이기 때문에 중심이 되는 음식을 바르게 섭취하는 것이 건강의 중요한 요점이 됩니다.

폐는 가을처럼 너무 덥지도 너무 춥지도 않은 조건이 가장 활동하기 쉽지만, 열과 辛味가 지나치면 폐를 상하게 합니다. 또 차갑게 하는 것은 폐를 손상합니다. 腎에 힘이 있으면 폐의 대행 역할을 하기 때문에 추위에는 지장이 없습니다만, 단 肺力을 소모시킵니다. 감기에 걸린 경우에도 기침이 많은 경우는 腎力보다 肺力의 저하가 눈에 띄고, 콧물과 편도염 등의 증상이 있으면 腎力이 더욱 저하되었다고 할 수 있습니다.

肺疾의 경우는 氣가 전신을 榮氣할 수 없고, 이 때문에 上逆하여 힘들게 됩니다. 머리로 피가 올라가는 것과 기침 등의 上逆증상이 있을 때는 苦味로서 제압하는 것도 하나의 방법이나, 지나치면 역효과가 생깁니다.

역주: *) 여기에 해당하는 구절은 찾아볼 수 없으며, 아마 저자의 착각인 것 같다.

▶ 기침의 두 가지 작용

폐에 病變이 일어나면 폐기능을 부활시키기 위해서 기침이 나옵니다. 외부에서 물질이 침입하여, 그것이 막힌 경우에 그 자극물을 배설하는 작용으로서 나옵니다만, 이것은 폐기관 작용이 촉진되기 때문입니다. 또한 폐와 피부가 차가워져 있는 경우는 폐가 기능하기 위하여 온도의 저하를 막기 위한 목적으로 기침을 합니다. 이상과 같이 기침에는 두 가지 작용이 있습니다.

24. 肺와 腎

肺와 腎은 金生水의 모자협력관계에 있고, 肺母가 건실할 때는 腎子는 안심하고 활약할 수 있다.

肺氣가 활발하게 외표를 지키고, 肌肉·조직에 적당한 수렴을 주면, 腎水의 체액순환은 흩어지는 일없이 평상시의 상태를 유지하면서 생리작용을 영위한다.

만약 肺氣가 약하면 수렴·긴장의 힘이 부족하고 피부도 메마르게 되며, 陽動하는 활동이 저하되고, 腎水의 체액환류를 고르지 못하게 한다.

金氣는 乾氣·燥氣이면서 水氣를 氣化시키는 활동을 하기 때문에 金氣가 잘 작용하지 않을 때는 물이 고여 水毒化하기 쉽다.

水毒은 水性 속의 「氣」를 잃은 상태이고 吸引力이 없으며, 활동성·유동성이 부족하다.

폐호흡운동은 氣를 몸에 순환시킴과 동시에 체액(정맥혈을 포함한다)의 순환을 촉진하고 있다.

(母子相互)		(子가 강하다)		(母가 강하다)	
腎 —	肺	腎 —	肺	腎 —	肺
100	100	200	50	50	200

〈강의〉 肺와 腎의 길항관계에 대해서

肺와 腎은 金生水의 모자협력관계에 있고, 어머니인 폐가 건실할 때는 자식인 腎은 안심하고 활약할 수 있습니다.

肺氣가 활발하게 활동하면 외표를 지키고, 또 肌肉·組織에도 당연히 그 힘은 미치게 되며, 그들에게 적당한 수렴성을 주기 때문에 腎水가 담당하는 체액순환은 흩어지는 일없이 평상시의 상태를 유지하면서, 생리작용을 할 수 있습니다.

이것과는 반대로 肺氣가 약하면 腎에 문제가 일어날 뿐만이 아니고, 수렴성·긴장성의 기능이 저하되고 몸이 무겁고 나른한 증상으로서 나타나며, 패기도 없어집니다. 그리고 피부의 윤기도 없어지고 腎水의 체액환류도 고르지 못하게 됩니다.

金氣는 乾氣·燥氣이기 때문에 水氣를 氣化시키는 작용을 합니다. 폐기능이 저하하면 水氣가 氣化하는 힘이 저하되기 때문에 몸은 水毒化하기 쉬워집니다. 水毒은 水性안의 氣를 잃어버린 상태로서 死水가 됩니다. 死水가 되면 흡인력이 없어지고 활동성·유동성이 부족해 집니다.

폐호흡운동은 氣를 몸에 순환시키는 것과 함께 체액환류를 촉진하고 있습니다.

여기에서 肺와 腎의 길항에 관해서 살펴보면, 肺와 腎이 동등한 힘으로 길항하고 있는 것이 가장 좋은데, 이것은 평형성·중용을 유지할 수 있어 好拮抗입니다.

다음으로 腎力이 지나치게 크면 폐에 부담이 가고, 자식이 부모를 누르는 관계가 됩니다. 이것은 폐가 약해져 있을 때에 차가운 것, 단것, 夜食을 먹으면 腎을 과잉으로 활동하게 만들어 부담을 주게 되고, 이 부담으로 일과성의 腎의 항진이 일어나며, 이 항진이 폐에 부담을 줍니다. 따라서 일과성의 腎의 항진에 의해 당연히 腎 자체도 약해져 버립니다.

반면 肺力이 지나치게 큰 경우는 어머니가 자식을 누르는 관계가 됩니다. 腎이 약해져 있을 때에 肺力을 지나치게 사용하면, 예를 들어 지나치게 달리기를 하거나, 辛味를 너무 섭취하면 腎을 부양하는 힘이 부족하여 腎이 손상을 입게 됩니다.

제 5 장 腎계통의 구성과 기능
-현대의학적 고찰*-

1. 신장의 구성

신장은 후복강(retroperitoneal cavity)에 쌍으로 있는, 체중의 0.4%에 불과한 콩 모양의 작은 기관으로서 생명을 유지하는 데 필수 불가결한 장기이며 기본기능은 배설기능, 생체내 환경을 일정하게 유지하는 조절기능 및 내분비기능으로 대별할 수 있다.

[위치] 신장은 실질성의 기관이고, 후복강에 제11흉추에서 제3요추에 걸쳐서 척추의 양측에 좌우 한 쌍으로 이루어져 있다. 右腎의 전상방에는 간장, 左腎의 상방에는 비장이 있고, 兩腎의 전방에는 각각의 상행결장과 하행결장이 있다.

[형상] 강낭콩 모양을 하고 있다. 움푹 패인 쪽을 척추를 향하여 상대하고 이 부분을 「腎門」이라고 하고 신동・정맥, 요관, 림프관, 신경이 출입하고 있다.

[크기] 성인의 주먹보다 약간 작고 縱=10～12cm, 橫=5～6cm, 두께=3cm, 무게=100～150g

[색] 적갈색

역주: *) 원저가 이미 20년 전에 나왔기 때문에 서양의학적인 고찰에서 약간의 수정이 필요한 부분이 있어 역자들이 최신지견을 참고하여 원저의 내용을 훼손하지 않는 범위에서 첨삭하였다.

[구조] 신장은 바깥쪽부터 被膜, 皮質, 髓質의 세 개의 부분으로 이루어져 있다.

<신소체의 모형도>

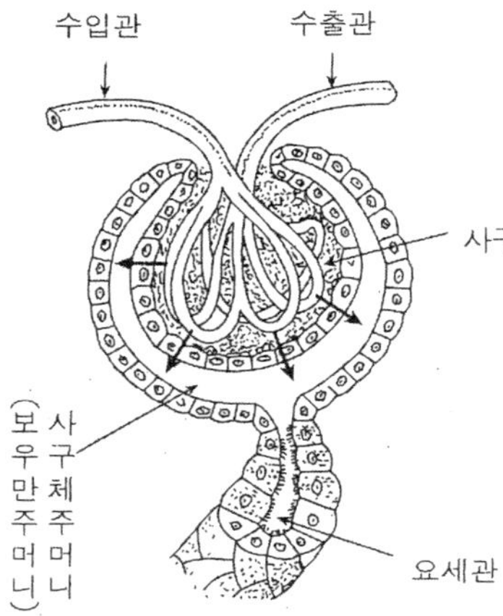

<신장의 단면도>

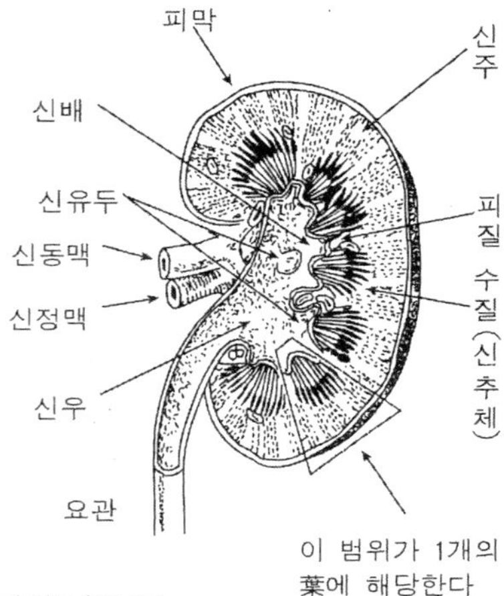

<신장의 구조단위(네프론)>

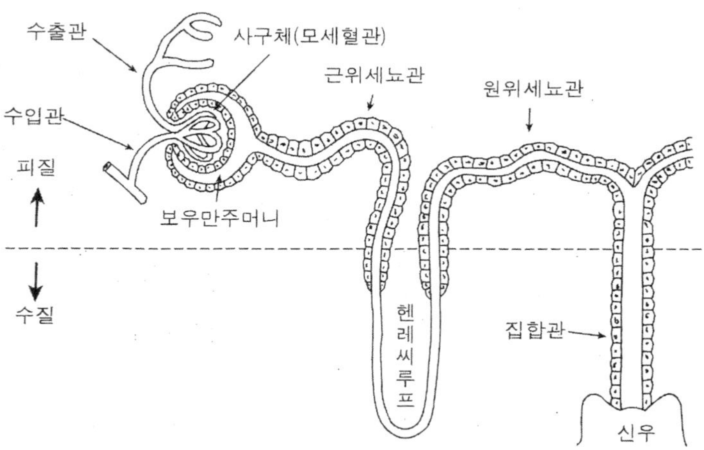

(1) 被膜(adipose capsule)

신장의 표면을 둘러싸는 線維性의 막이다. 이 피막의 바깥쪽에는 그 위에 지방조직이 있어 신장을 보호하고 있다. 신장은 간장과 같이 이것을 고정하는 인대가 없고, 주위의 조직에 느슨하게 부착되어 있기 때문에 때로는 이동성이 강하고 아래로 처지거나, 유주신(流走腎)이 되는 경우가 있다.

(2) 皮質(cortex)

피막의 바로 안측, 즉 신장의 외층에 해당하고, 적갈색을 띠고 있다. 이곳에는 혈관, 腎小體(renal corpuscles), 曲細尿管(convoluted uriniferous tubule)이 있다.

(3) 髓質(medulla)

신장의 내층으로 적담색을 띠고, 요관의 상단인 신우를 향하고, 12개 내외의 腎錐體로 이루어져 있다. 腎錐體(renal pyramid)에는 피질로 만들어진 尿를 모으는 집합관이 직선상으로 많이 모여 있다. 腎錐體의 선단은 腎乳頭라고 하고, 신우의 선단인 잔모양(杯狀)의 腎杯(renal calyx)를 향하여 열려있다.

[구조단위](네프론: nephron) 신장의 복잡한 활동은 네프론이라고 불리는 신장의 한 단위에 의해서 영위되고 있다. 그 수는 한쪽 신장만으로 수백만 개나 된다. 네프론은 한 개의 腎小體와 이것에 이어지는 하나의 尿細管으로 이루어진다. 그 길이는 약 25~60mm, 두께는 10~50μ이다.

- 네프론
  - 腎小體
    - 사구체
    - 보우만氏囊
  - 尿細管
    - 근위세뇨관
    - 헨레씨루프
    - 원위세뇨관

(1) 腎小體(renal corpuscles)

신소체는 직경 0.2mm이고, 사구체와 보우만씨낭(사구체낭)으로 되어있고, 피질 속에 산재한다. 사구체는 모세관망이고 사구체에 들어가는 혈관을 수입관, 나오는 혈관을 수출관이라고 한다. 보우만씨낭은 단층편평상피세포로 이루어지고, 사구체를 둘러싸고, 사구체로부터 여과된 요를 받아들여서 세뇨관으로 보낸다.

(2) 細尿管(renal tubules)

세뇨관은 사구체에서 여과된 原尿의 99%를 다시 혈중으로 재흡수하는 곳이고, 다음의 각 부분으로 이루어진다.

① 근위세뇨관: 보우만씨낭으로부터 나오는 皮質內를 蛇行하는 부분과 그 끝이 똑바로 髓質로 향하는 부분(直尿細管)으로 이루어진다.

② 헨레씨루프: 가늘어져서 髓質을 똑바로 내려가는 부분과 반전하여 두꺼워져서 피질로 되돌아가는 부분으로 이루어진다.

③ 원위세뇨관: 피질 내에서 腎小體부근을 다시 蛇行하여 그 다음에 집합관으로 흘러 들어가는 부분

2. 신장의 생리작용

신장활동의 중심은 尿의 생성이지만, 이밖에도 여러 가지 활동을 하고 있다.

▶ 신장을 흐르는 혈액량

신 혈류량(renal blood flow)은 안정시 성인에서 약 1.2 *l*/min으로서 신장은 심박출량의 20%에 해당하는 엄청나게 많은 혈액을 공급받고 있다. 무게당 혈액 공급량은 4ml/g로 관상 및 대뇌 혈류량(0.5ml/g)의 약 8배이며 안정상태의 근육 혈류량(0.01ml/g)에 비하면 무려 400배나 된다. 그러나 신 혈관계는 풍부한 교감신경계 지배를 받고 있어서 교감신경 흥분을 통하여 신 혈류량이 조절되며 전신 혈압 조절에도 커다란 영향을 미친다. 출혈과 같은 쇽 상태에서는 신혈류량이 안정시의 50% 이하로 감소되어 심장 및 대뇌와 같은 중요한 조직의 혈액 공급을 지원한다. 전신 동맥압이 60mmHg 이하까지 하강하면 사구체 여과가 정지되고 무뇨증이 초래된다.

▶ 尿의 생성

요는 사구체에 있어서 여과작용과, 세뇨관에서의 재흡수에 의해서 만들어진다.

(1) 絲球體의 여과작용

사구체에는 1분간에 약 1*l* 의 혈액이 흐르지만, 그중 혈구와 단백질을 뺀 성분, 즉 수분, 요소, 요산, 크레아틴, 나트륨, 칼륨, 포도당, 아미노산, 각종 호르몬 등이 사구체벽의 여과막(내피세포, 기저막, 상피세포의 세개의 층으로 이루어진다)에서 여과되어 들어온다. 그

양은 매분 약 100ml이다. 이 여과작용의 원동력은 사구체에 있어서 혈압이다. 사구체에서는 수출관이 수입관보다 가늘기 때문에 다른 모세혈관부보다 특히 혈압이 높아져 있다.

(2) 細尿管에서의 재흡수

세뇨관에서는 사구체에서 여과된 原尿의 99%가 세뇨관의 주위를 달리고 있는 모세혈관에 재흡수되지만, 이것은 몸에 필요한 성분을 버리지 않기 위해서이다. 재흡수의 구조는 크게 구별해서 확산과 능동수송으로 나뉘어진다. 확산에 의해서 세뇨관막을 통하는 물질은 물, 요소, 칼륨 등이다. 특히 물은 나트륨 등의 물질이 管腔內에서 재흡수되어 管腔內의 농도가 저하되고, 반대로 外液의 농도가 상승하는 것에 의해서 삼투압의 힘으로 관 밖으로 나간다.

또 원위세뇨관과 집합관에서의 물의 재흡수에는 뇌하수체 후엽에서 분비되는 항이뇨호르몬(Antidiuretic hormone : ADH)이 관여하고, 이 부분의 물의 투과성을 높이는 것과 동시에 나트륨의 능동수송과 요소의 투과성을 촉진하는 것에 의해서 삼투압을 높이고, 물의 재흡수를 촉진하고 있다. 만약, 항이뇨호르몬의 분비장해가 일어나면 수분이 많은 尿가 이상적으로 증가하고 요붕증이 된다.

능동수송에 의해서 재흡수된 물질은 나트륨이온, 아미노산, 칼슘, 인산이온, 요산이온 등이다. 예를 들면, 나트륨은 세뇨관의 상피세포에서 만들어진 수소이온과 교체되어 재흡수된다.

이상의 재흡수의 구조를 부위별로 정리해 보면,

① 근위세뇨관: 原尿의 3분의 2가 여기에서 재흡수된다. 단백질, 아미노산, 비타민, 포도당 등의 영양소는 거의 전부, 나머지 물, 나트륨이온, 칼륨이온이 재흡수된다. 반대로 분비된 물질로서는 수소 이온과 크레아틴이 있다.

② 헨레씨루프: 물 및 나트륨의 재흡수

③ 원위세뇨관: 물, 나트륨, 탄산수소이온의 재흡수와 칼륨이온, 수소이온, 암모니아의 분비. 암모니아는 세뇨관 내에서 만들어지고, 原尿속의 산이온인 염소이온과 결합하여 염화암모니아가 되고, 뇨속에 배설된다. 이것에 의해서 혈중의 과잉 염소이온(혈액을 산성으로 기울게 한다)이 처리된다.

④ 집합관: 물과 요소의 일부분이 재흡수. 요소는 세뇨관의 전체를 흐르는 사이에 약 40%밖에 재흡수되지 않는다. 더욱이 크레아틴은 전혀 흡수되지 않는다. 요산이온은 요소보다는 훨씬 많이 재흡수되지만, 그래도 상당한 양이 요속으로 배설된다.

▶ 尿의 양

정상 성인에서 하루에 약 180L의 수분이 사구체에서 여과되며 평균 요 배설량은 하루에 1L 내외에 불과하다. 내부환경을 일정하게 유지하기 위하여 생체는 하루에 대사과정에서 산출된 노폐물질 또는 섭취한 잉여물질 등을 배설하여야 한다. 이들을 배설하기 위하여 최소 500ml의 요량이 필요하다. 최대 23.1 *l*/day의 희석뇨로 배설할 수도 있다. 여기서 알 수 있는 것은 요량이 23 *l*/day에 달하는 경우에도 여과된 수분의 87% 이상이 재흡수되었다는 사실이며, 또 하나는 여과된 수분이 어떻게 변화하든 간에 용질의 총 배설량은 불변하다는 사실이다. 따라서 요가 농축될 때에는 용질 양에 비하여 여분의 수분이 체내에 보전되는 셈이 되고 요가 희석될 때에는 용질 양에 비하여 여분의 수분이 소실되는 결과가 된다.

요의 양의 증가를 생리 면에서 보면,

① 사구체에 있어서 여과량이 증가하는 경우

② 세뇨관에의 재흡수의 감소

③ ①과 ②의 합병

요의 양이 감소하는 경우는 위의 조건이 반대로 되었을 때이다.

사구체 여과량에 영향을 주는 인자에는 사구체 모세혈관의 혈압의 차이, 사구체를 흐르는 신혈액량의 증감, 교질삼투압을 결정하는 혈장단백질의 증감, 보우만씨낭 내압의 고저 등이 있다. 또, 세뇨관 재흡수량에 영향을 주는 인자에는 세뇨관 안의 여과액이 흐르는 속도와 삼투압, 항이뇨호르몬의 작용 등이 있다.

▶ 尿量의 변화

요의 양이 변화하는 형태로서는 無尿, 乏尿, 多尿의 세 가지 종류가 있다.

① 無尿: 신장에서의 요분비가 완전히 정지된 상태
② 乏尿: 하루의 요의 양이 500ml 이하의 상태를 말한다. 단, 여름철의 發汗처럼 腎 이외의 경로로 체내의 수분이 배설된 경우는 핍뇨라고는 하지 않는다.
③ 多尿: 하루의 요의 양이 2*l* 이상의 상태를 말한다. 일반적으로 口渴, 多飮을 동반한다.

▶ 尿의 성분

- pH: 약산성(pH5~7)
- 비중: 1.015~1.025
- 냄새: 암모니아냄새(노인의 경우는 젊은 사람에 비해서 냄새가 심하다)
- 성분: 물이 95%, 고형물 5%

요
- 물(95%)
- 고형물(5%)
  - 유기물: 요소, 요산, 클레아틴, 암모니아
  - 무기물: 염화나트륨, 나트륨, 칼륨, 마그네슘, 칼슘의 인산염 · 유산염

(염화나트륨은 무기물총량의 절반 이상을 차지한다)

異常成分으로서는 단백질, 당, 담즙염소, 아세톤체, 적혈구, 백혈구 원추세포 등.

▶ 尿의 색

건강한 사람의 요는 투명하고, 보릿짚 색을 띠고 있다. 수분을 많이 취하면 요는 연해지고, 반대로 체내의 수분이 줄면 진해진다.

(1) 색의 종류

① 육즙색 또는 선홍색: 요에 혈액이 섞여 있기 때문에 혈뇨라고 하고, 급성 신염, 신결핵, 신종양, 특발성 신출혈 등일 때에 나타난다.
② 요에 침전이 생겨서 빨갛게 보이는 경우: 발열, 피로, 수면부족
③ 황달뇨: 간장에 가까운 갈색을 띠고, 저으면 거품이 일고, 거품색이 황색을 띤다.
④ 백색투명색: 몸이 차가워져 있을 때.
⑤ 흑색은 멜라닌 요로서 유전체질적인 것이다.

(2) 요의 침전(탁함)

보통 요는 배설 직후는 투명하게 보이지만, 방치해 놓아 차가워지면 침전이 생기고, 탁해진다. 요가 진할수록 침전도 많다. 침전물은

주로 염류이고, 요산, 요산염, 수산석회 등이다. 또 알칼리성 반응을 나타내고 탄산석회, 인산석회, 요산암모니아가 침전한다. 이들은 따뜻하게 하든가, 산 또는 알칼리를 가하면 투명하게 된다.

배뇨 직후에 탁해져 있는 것은 적혈구, 백혈구, 상피세포, 세균 등의 혼입을 생각할 수 있다. 이 경우는 따뜻하게 해도, 산과 알칼리를 가해도 투명하게 되지 않는다.

▶ 蛋白尿라고 하는 것은

여러 신질환이나 어떤 특수 조건하에서 사구체 모세혈관 투과성이 증대하면 평소에는 흔적뿐이었던 요 중의 단백질이 다량 배설된다. 요 중에 배설되는 단백질의 대부분은 알부민(albumin)이므로 일반적으로 알부민 요(albuminuria)라고 부른다. 사구체 여과 간격의 주변은 음하전을 띠고 있기 때문에 직경이 여과 간격과 비슷한 알부민이 정상적으로는 전기적 반발로 인해 여과되지 못하지만 nephrosis 등으로 음하전이 소실되면 상당한 양의 알부민이 여과되어 알부민요를 초래한다. 요 중에서 단백소실율이 간장에서의 혈장 단백생산율보다 커지면 저단백혈증을 초래하여 혈장 교질삼투압 저하로 조직에 부종을 일으키고 혈장 양을 감소시킨다. 단백뇨는 정상인에서도 특수한 경우에 일어날 수 있다. 그 원인은 확실히 밝혀지지 않았지만 신장의 혈류역학적 변화에 기인된 것으로서, 예컨대 사람이 기립하면 단백뇨를 배설한다. 이런 증상을 기립성 단백뇨라고 부른다. 이런 사람은 누우면 단백뇨가 없어진다.

▶ 당뇨라는 것은

체내의 당대사가 잘 이루어지지 않아 혈액 중에 포도당이 늘고, 그것이 요로 나오는 것. 당뇨병을 말한다.

▶ 배뇨작용

신장에서 만들어진 요는 신우에 모여서 수뇨관을 거쳐서 방광으로 보내진다. 수뇨관은 길이 약 28cm, 직경 4~7mm이고, 연동운동에 의해서 요를 방광으로 보내고 있다. 연동은 매분 1~5회 행해진다.

방광에 보내진 요는 그 내압이 15~20cm水柱, 양으로서 200~250ml 정도 고이면 이것이 자극이 되어 척수를 거쳐서 대뇌피질에 전달되고 요의를 느낀다. 방광에 괸 요는 얼마 안있어 요도를 거쳐서 몸밖으로 배설되지만 그 배설은 방광벽을 구성하고 있는 배뇨근과, 내·외의 방광괄약근, 그리고 그것들의 筋을 지배하고 있는 신경의 활동에 의해서 이루어진다.

- 교감신경: 배뇨근의 이완, 내방광괄약근의 수축(요의 배설억제)
- 부교감신경: 배뇨근의 수축, 내방광괄약근의 이완(배뇨촉진)
- 음부신경(仙髓에서 나오는 척수신경): 외방광괄약근은 횡문근이기 때문에 음부신경을 사이에 두고, 자기 마음대로 수렴시켜서 배뇨를 억제하기도 하고, 중단할 수도 있다.
- 배뇨중추

① 대뇌피질: 腰仙髓에 있는 배뇨중추의 활동을 조절하는 상위중추. 또한 의지에 의해서 배뇨반사를 억제할 때 또는 배뇨를 유발할 때에 활동한다.

② 시상하부: 자율신경의 중추가 되고 있다.

③ 방광척수중추: 척수의 腰仙部에 있는 중추이고, 간단하게 방광중추라고도 한다. 이 중추만으로도 배뇨는 할 수 있지만 종합적인 조정은 ①, ②의 활동을 필요로 한다.

▶ 배뇨장애

배뇨장애는 크게 구별하면 요를 모아두는 것에 관한 장애와 배설하는 것에 관한 장애로 구분된다.

(1) 요를 모아두는 것에 관한 장애

· 요의빈삭: 하루에 열 번 이상 배뇨가 있는 경우. 단, 물과 맥주를 다량으로 마신 경우는 제외한다. 원인으로서는,

① 방광점막이 과민해져서 구심성의 흥분이 빈번하게 전달되는 경우

② 중추부에 질환이 있을 때

③ 몸을 차게 했을 때

④ 신경성, 예를 들면 긴장이 고조되었을 때 등

또한 노인은 젊은이에 비해서 배뇨횟수가 많은 것이 일반적 경향이다. 하루 6～7회, 야간에 1회 이내가 노인의 정상적인 횟수라고 할 수 있다.

· 요실금: 자기도 모르는 사이에 요가 새어나오는 상태이고, 주로 上位의 중추의 장애에 의한다. 그 밖의 배뇨근의 활동이 불충분한 경우

(2) 요를 배설하는 것에 관한 장애

방광 안에 모여 있는 요를 생리적으로 배설할 수 없는 상태를「尿閉」라고 한다. 원인으로서는,

① 기계적 장애(요로의 기계적 폐색): 극도의 포경, 요도외상, 요도협착, 요도종양, 요도염증, 요도압박, 전립선 염증, 부종, 비대, 암, 결석, 방광괄약근의 장애

② 동통성 장애(심한 동통): 요도·전립선·방광의 염증, 복부수술 후와 항문수술 후의 동통

③ 신경성 장애(배뇨반사의 장애): 노이로제, 히스테리, 중추신경성 장애, 방광지배말초신경 장애

④ 방광벽 장애(배뇨근 장애): 배뇨근의 염증, 동맥경화에 의한 장애

▶ 腎과 혈압의 관계

腎과 혈압 사이에는 밀접한 관계가 있다는 것은 알려져 있지만, 그 상세한 관계는 아직 충분히 밝혀져 있지 않다. 알고 있는 점을 정리하면,

① 신장의 동맥의 일부가 협착 또는 폐색되면 혈압이 높아진다. 이와 같은 질환을 腎혈관성 고혈압이라고 하지만, 그것은 적절한 수술에 의해서 치료될 수 있다.
이 기전에는 신장의 방사구체세포에서 분비된 레닌·안지오텐션이라는 혈압상승에 관계한 호르몬이 관여하고 있다.

② 여러 가지 신장병(급성·만성 신염, 만성 신우신염, 임신신 등)에서 혈압항진이 일어나지만, 그 원인은 아직 명확히 밝혀지지 않았다.

③ 고혈압이 오랫동안 계속되면 전신의 세소동맥, 특히 신장의 세소동맥에 특유의 변화가 일어나고, 그 벽은 두껍고, 내강은 좁아진다. 그 때문에 더욱 고혈압이 조장된다.

④ 건강한 신장에는 항고혈압작용이 있고 강압물질을 포함할 가능성이 있다. 예를 들면 한쪽 신장의 동맥이 협착되어 있어도 다른 한쪽이 정상이면 신혈관성 고혈압의 발생을 어느 정도 억제할 수 있다.

▶ 腎의 체액조절기능

신장은 요를 생성하고 배설하는 것에 의해서 체액조절을 담당하고 있다.

① 수분대사의 조절: 신장은 수분을 배설하고, 전체액량 및 혈액량조절을 하고 있다.

② 혈액 속의 불필요대사산물과 유해물질의 배설: 예를 들면 단백질의 대사에 의해서 생기는 질소와 약물 등을 요속으로 배설

한다.

③ 체액 및 혈장조성의 조절: 신장은 무기이온의 대부분을 몸 밖으로 배설하고, 또 비전해물질인 포도당, 요소 등의 농도를 일정하게 유지하는 활동을 하고 있다.

④ 체액 및 혈액의 삼투압의 조절: 삼투압은 주로 항이뇨호르몬의 활동에 의해서 이루어진다. 혈장의 삼투압이 상승하면 항이뇨호르몬의 분비가 항진하고, 세뇨관에 있어서 수분의 재흡수가 촉진되고, 그 결과, 수분이 유지되어 혈장이 묽게 된다. 반대로 혈장의 삼투압이 저하되면 항이뇨호르몬의 분비가 저하된다.

⑤ 혈액의 pH의 조절: 불휘발성의 산 및, 알칼리기의 배설, 암모니아의 생성에 의한 염소이온의 처리 등에 의해서 혈액의 산, 염기평형을 조절하고 있다.

체액조절기능 이외의 활동으로서는

① 레닌 등의 혈압에 관계하는 물질을 분비하고, 혈압의 유지, 조절을 행하고 있다.

② 암모니아, hippuric acid(馬尿酸), 구연산, 크레아틴, urochrome 등의 물질을 생산
이중 암모니아는 요속에 배설되는 산을 중화하는 데에 도움이 된다.

3. 신장의 病理

▶ 신장병의 자각증상

자각증상은 요의 변화와 부종이 주이다.

① 혈뇨 ② 핍뇨 또는 다뇨 ③ 빈뇨 ④ 단백뇨

⑤ 부종(눈꺼풀이 부어오르는 것은 급성 신염과 네프로제로 보인다)

⑥ 두통 ⑦ 숨이 참 ⑧ 고열 ⑨ 요통

▶ 신장병의 종류

① 급성 신염 ② 만성 신염 ③ 네프로제증후군 ④ 위축신
⑤ 신우염 ⑥ 신우신염 ⑦ 신종양 ⑧ 신장결핵
⑨ 임신신 ⑩ 신장결석
⑪ 그 밖에 특발성 신출혈, 신외상, 울혈신, 울뇨신, 신수종, 낭포신, 輸血, 신염, 유주신.

▶ 비뇨기질환의 종류

① 방광염 ② 방광종양 ③ 전립선비대 ④ 뇨도협착
⑤ 신경성 빈뇨 ⑥ 야뇨증 ⑦ 요실금 ⑧ 요로결석

▶ 신장병과 합병하기 쉬운 질환

① 고혈압증 ② 심장병
③ 눈의 변화(눈 저혈압의 상승과 안저동맥의 협세화 등)

제 6 장 腎계통의 상관

-동양의학적 고찰-

1. 腎계통에 관해서

腎은 생명의 근원으로서 腦髓를 가지며, 체조직으로서는 신장·방광을 중심으로 體液系·骨齒系·關節系·毛髮系·穴狀·毛穴·管狀계통에 관여하고, 생명의 근원을 담당하고 있다.[1)]

① 體液系: 혈액·림프액·체액·점막액·淚液·鼻汁·唾液·소화액·精液·요 등의 수분생성과 그 활동을 조절하고 있다.

② 骨齒系: 성장기에 있어서는 뼈·치아를 만들고, 그 다음에는 이것을 보호하고 유지하는 데에 관여하고 있다(뼈가 약하면 치아가 허약해진다).

③ 關節系: 뼈에 관련하고, 관절에도 腎의 활동이 반영되어 있다. 關節腔에 관련하고 관절액과 그 활동을 조절하고 있다.

④ 毛髮系: 모발에 관계를 가지고 있는데 즉, 腎液이 外氣에 접해서 생긴 것이 머리카락이고, 호르몬작용의 강약과 체질에 의해서 머리카락질에 차이가 생긴다(가늘다, 두껍다, 질다, 엷다, 검은색, 갈색, 흰색, 회색).

⑤ 穴狀: 귀·눈·코·입·요도·膣·자궁·항문 등과 깊은 관련

---

1) <東醫寶鑑 腎屬物類> ○ 腎在天爲寒 在地爲水 在卦爲坎 在體爲骨 在藏爲腎 在色爲黑 在音爲羽 在聲爲呻 在變動爲慄在竅爲耳 在味爲鹹 在志爲恐 其脈爲足少陰 其液爲唾 其榮爲髮 其臭爲腐 其數爲六 其穀爲豆 其畜爲彘 其蟲爲鱗 其果爲栗 其菜爲藿.

을 가지고, 이들의 생리작용에 관여하며 점액을 비롯한 모든 체액의 활동을 조절하고 있다.

⑥ 毛穴: 전신의 무수한 모공과 관련을 맺으며, 체온조절을 하기 위한 發汗작용을 하고 있다.

⑦ 管狀系: 六腑를 비롯하여 식도·혈관 등의 管狀기관에 관여하며 점액·소화액·혈액 등을 생성 삼출시켜서 원활하게 생리작용이 이루어지도록 조절하고 있다.

≪생리작용≫

- 체액의 생성과 대사(호르몬, 혈액, 소화액을 비롯한 전신의 체액)
- 골격형성과 보호유지
- 管狀의 液性대사와 수축조절
- 생식기관의 생리와 液性대사
- 삼투압의 조절(肥瘦에 관여)

〈강의〉 腎에는 어떠한 기능이 있는가

신장의 기능에 대해서 살펴보겠습니다만, 이미 지적한 것처럼 일곱 개의 항목으로 크게 구별할 수 있습니다. 물론 이보다 더 많은 활동을 합니다만, 腎은 이 일곱 개의 계통에 깊이 관계·관련을 가지고 있습니다.

관련을 가지고 있다는 것은 예를 들면 胃의 경우, 위의 활동에 신장의 힘이 깊이 관계하고 있다는 뜻입니다. 위 속에 위액·소화액이 없으면, 아무리 연동운동을 해도 음식물을 소화할 수 없습니다. 이러한 식으로 관여를 하고 있습니다. 이들을 한꺼번에 모아서 생리작용으로 설명하겠습니다.

체액의 생성과 신진대사는 호르몬도 혈액도 전부 신장이 깊은 관련을 맺고 있습니다. 예를 들어 심장이 활동하여도 혈액의 양이나 질이 심장의 힘에 맞지 않으면 신장의 힘이 부족하다는 것을 의미합니다. 또한 管狀器官의 液性의 신진대사도 하고 있고, 胃나 腸, 생식기 등과는 특히 깊은 관련을 맺고 있습니다. 그리고 신장과 염분의 관계를 보면 삼투압이나, 水質을 변화시키는 힘은 鹽의 힘이 아닌가 하고 생각됩니다.

생리작용은 이상과 같기 때문에 다음과 같은 증상이 나타나면 앞에서 서술한 설명을 확대시켜 가면 대체로 어떠한 질병에 걸렸는가를 알 수 있을 것입니다.

體液系의 질병은 모두 신장기능저하에 의해서 일어납니다. 여기에도 여러 가지가 있는데 즉, 腎 그 자체가 약해서 기능이 저하된 경우와 다른 것에 눌려서 腎기능이 저하된 경우가 있습니다.

예를 들면 염좌하기 쉽고(삐기 쉽고), 골절하기 쉬우며, 충치가 많고, 머리카락이 적다고 하는 것도 원래는 모두 腎기능이 저하된 것이라고 볼 수 있습니다.

이렇게 생각하면 자연스럽게 病理를 알 수 있습니다. 해부 · 생리 · 병리를 한꺼번에 다루고 있습니다만, 이들은 본래는 하나이지요. 의학을 지망하는 사람은 사물을 보는 방법, 즉 시야가 넓지 않으면 안 됩니다. 대우주를 推察할 수 없고서는 소우주인 인체를 이해할 수가 없습니다.

2. 腎기능저하의 진단법

증상에 의한 신기능저하에 대한 진단법의 한 예를 든다.

① 치아로 뼈의 虛實, 腎의 강약을 알 수 있다.

② 모발로 호르몬의 균형, 腎의 상태를 알 수 있다.

③ 소변으로서 혈액의 異變, 腎의 상태를 알 수 있다.
④ 귀로서 腎의 선천적인 힘, 대뇌의 腦力 및 건강여부를 알 수 있다.
⑤ 시력으로 腎의 근원적인 건강여부를 알 수 있다.
⑥ 下肢의 강약으로 腎의 건강여부를 알 수 있다.
⑦ 口渴으로 구강내액 분비의 良否, 腎의 건강여부를 알 수 있다.
⑧ 부어오르는 것은 水性 대사不能이고 腎弱인 것을 알 수 있다.

〈강의〉 진단 · 치료의 기본

항상 지적하고 있듯이 식물의 잎을 보면 뿌리의 상태를 알 수 있는 것처럼 腎이 관여하고 있는 것의 활동, 또 그 활동에 의해서 만들어져 있는 형태를 보면 腎 활동의 힘을 알 수 있는데 즉, 이것을 크게 나누면 두 종류입니다.

다시 말해서 인체를 생성하기까지의 先天의 힘 즉, 기초체력을 만드는 범위에서 활동하는 생성작용과 현재의 생성생리라는 두 가지가 있습니다. 이들을 분명하게 구별하지 않으면 실수를 범하는 원인이 됩니다.

치아를 예로 들어 보면 크기, 치열 등은 대개 8세 정도까지 형성됩니다. 이것을 보면 그때까지 그 사람에게 어떠한 일이 일어났는가를 알 수 있습니다. 치아나 골격이 만들어지는 나이는 여러분은 알고 있다고 생각합니다만, 이러한 것을 응용 · 활용해 보는 것입니다. 그 다음에 어떠한 생리가 이루어졌는지, 또는 현재 신장의 상태가 어떤가를 아는 방법은 여러 가지 있습니다.

환자라면 증상으로 알 수 있습니다만, 환자가 아니더라도 피부의 활기 · 혈색 등을 주의깊게 살펴보면 대강 알 수 있습니다. 또 여러분이 가장 자신있어 하는 맥으로는 현재의 생리상태를 전부 알 수 있습니다. 이와 같은 것을 무엇보다 중요하게 생각해서 공부하길 바랍니다.

예를 들면 콧물 등이 나오는 경우, 이것은 몸이 차서 腎기능이 저하되었기 때문이라는 것을 바로 알 수 있습니다. 다시 말해서 그것에 대처하는 방법으로는 몸을 따뜻하게 한다든지, 아니면 따뜻하게 하는 치료를 하게 되면 콧물은 멈춘다는 것을 알 수 있습니다. 모두 이런 요령으로 감기에 걸렸다거나 열이 나거나 하는 경우에도 원인을 알면 치료법은 자연히 알 수 있습니다.

증상을 들으면 바로 그 사람의 생리상태를 알 수 있도록 되어야만 합니다. 예를 들어 눈물이 멈추지 않는다고 하면 腎虛와 肝虛라고 바로 알 수 있어야만 한다는 것이지요. 이와 같이 동양학은 공부할 때는 매우 어려워도 한 번 이해하면 계속해서 활용할 수 있어 가치가 큽니다.

증상의 진단법 중에 口渴이라는 것이 있습니다만, 이것은 입이 말라서 물을 마시고 싶어하는 것이고, 水分異常을 보이고 있습니다. 그렇지만 이것은 체내에서 물을 원하고 있는 것이 아니고 병이 원하고 있는 것입니다. 이와 같은 때는 가만히 참고서 물을 주지 않는 쪽이 좋습니다. 한마디로 단정지을 수는 없습니다만, 커다란 방침으로서는 병이 원하고 있는 것은 해주지 않는 편이 좋습니다. 그 밖의 세세한 문제에 대해서는 지금부터 하나씩 설명해 가겠습니다.

3. 腎과 命門

일반적으로 사람은 부모의 兩精이 어머니의 자궁에서 교합해서, 妊養이 시작된다. 이 精은 태아의 腎精이 되어 兩腎을 만들어 낸다.

이 腎 안에는 스스로 살려고 하는 생명력이 갖추어져 있다. 생명력의 動源은 胸中에 저장되며, 오장이 생기는 순서는 먼저 腎, 心이 생기고, 이어서 그 밖의 臟腑가 생겨난다. 오장은 腎, 心의 精과 神心으로부터 생겨나지만, 형태는 두뇌로부터 만들어지고, 뿌리는 腎이다.

左腎은 水에 속하고, 右腎은 火에 속하며 이를 命門이라고 한다.[2] 命門은 陰속의 陽이고, 몸안의 動源이며, 생명의 근원이지만,[3] 이것을 腎間의 動氣라고 한다.[4] 心은 腎과 그 氣를 통하고, 心의 動源인 命門은 心火의 뿌리가 되고 있다. 이 心腎의 火의 교류는 君火와 相火의 교합이다.

〈강의〉 생명력의 動源 "腎"

▶ 생명전체를 "腎"이라고 본다

이미 앞에서 설명했습니다만, 인체의 생성기전에서 부모의 兩精이 근본입니다. 이것은 後天의 脾氣, 즉 소화활동에 의해서 팽창·성장했다는 것은 여러분이 알고 있는 그대로입니다. 그 근원이 되고 있는 것은 腎精입니다. 보통 우리들이 알고 있는 腎이라는 것은 右腎과 左腎을 가르킵니다만, 여기에서 말하는 腎은 더욱 광범위한 의미입니다. 즉 좁은 의미의 腎도 포함해서 생명력의 動源인 腎, 腎의 기능 속에 動源인 心神의 작용까지 입니다.

---

2) <東醫寶鑑 腎臟有二> ○ 藏各有一 腎獨有兩 者何也? 然. 腎兩者 皆腎也. 其左爲腎 其右爲命門.

3) <東醫寶鑑 腎臟有二> 命門者 精神之所舍 元氣之所係也. 男子以藏精 女子以繫胞 故知腎有一也.

4) <東醫寶鑑 生氣之原> ○ <難經疏>曰 十二經脈者 皆係於生氣之原. 所謂生氣之原者 謂腎間動氣也.

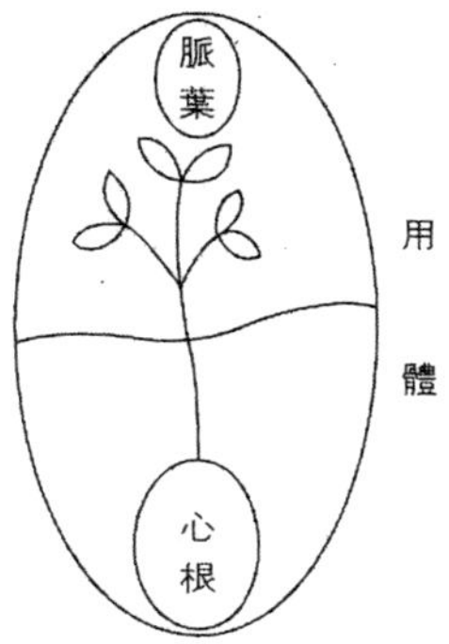

요컨대 부모로부터 받은 정자·난자의 생명체가 즉 腎精이고, 그 속의 動源이 심장의 활동이라고 설명할 수 있습니다. 이 경우 생명전체를 腎이라고 보는 것이고, 그 속에 커다란 腎을 뿌리로 한 左右兩腎이 있으며, 또 뇌가 있습니다. 腎속에 있는 動源을 다른 장기와 구별하기 위해서 심장이라고 이름을 붙였던 것입니다. 앞에서 설명한 「體」와 「用」의 用은 여러 곳에서 활동하기 때문에 어느 쪽에 활동하는 用인지 명칭을 붙이지 않으면 안 됩니다. 그 명칭의 하나입니다.

또 심장의 활동자체도 커다란 의미에서 腎의 활동입니다. 이것을 처음부터 완전히 다른 용어로 사용하였기 때문에 잘 알 수 없게 된 것이지요. 원래 하나의 대상, 同體이기 때문에 심장도 신장도 전부 같습니다만, 알기 쉽게 하기 위해서 구분한 것뿐입니다. 구분해서 생각하는 훈련만 잘 되어 있으면 사용할 때, 함께 붙여서 생각하면 됩니다. 생명력인 動源은 胸中에 저장되어 있다고 합니다만, 이것은 편견이고, 下焦에 저장되어 있다고 해야 합니다. 왜냐하면 횡격막에서 생명체가 음양으로 나뉘어져 있기 때문입니다.

動源인 몸은 心根의 腎이고, 그 用이 심장이라는 활동으로 되어 있습니다(위의 그림 참조). 그리고 생성의 순서는 먼저 腎에서 心

으로 되고, 이어서 다른 것, 예를 들면 이것을 뿌리 삼아서 간장과 폐장이 생기게 됩니다. 이 설명은 상당히 어려워 아마 여러분들도 이해하기 힘들 것이라고 생각합니다만, 조금씩 이해될 것입니다.

또 오장은 腎의 精과 心의 神으로 만들어져 있습니다. 그렇기 때문에 精神이라고 하지요.

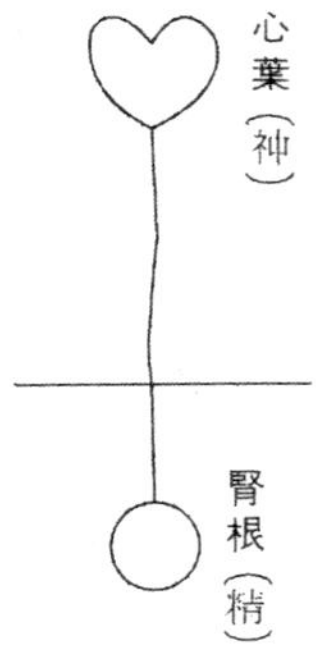

그림으로 나타내면 위의 그림과 같습니다.

心葉과 腎根이라는 것이고, 음과 양입니다. 그래서 또한 精은 여러 가지 활동을 하고 神도 여러 가지 활동을 하고 있는 것이지요. 그리고 양쪽이 협력하면서 자신의 계통을 여러 방면으로 파생시키고 있습니다.

인간관계도 이것과 마찬가지입니다. 다시 말해서 縱 계열의 친자관계, 橫계열의 부부관계 등 복잡한 관계를 만들어 내고 있습니다.

▶ 命門이란

인체전체의 뿌리는 뇌입니다만, 뇌는 腎系에 속해 있습니다. 다시 말해서 腎은 인체의 근원입니다. 그리고 左腎은 水에 속하는데, 이것은 좁은 의미의 신장입니다만, 한쪽의 右腎은 火에 속한다고 선배들은 지적했습니다. 火에 속해 있는 쪽을 命門이라고 합니다만, 命門이라는 것은 腎속의 陽 또는 心입니다. 그리고 이것은 陰속의 陽으로 몸안의 動源이고, 생명의 뿌리이기도 합니다. 命門에 대해서는 상당히 복잡해서 알기 어려우며, 전문적으로 연구하고 있는 사람이라도 좀처럼 분명하게 설명하기 힘든 어려움이 있습니다.

조금 전에 맥에 대해서 이야기를 했습니다만, 그것을 정리하면 다음과 같습니다.

左手	心	肝	腎
右手	肺	脾	命門
	寸	關	尺

위치가 위와 같기 때문에 右腎쪽이 일단 腎 중의 火라고 볼 수 있고, 左手의 腎이 우리들이 알고 있는 수분대사를 담당하는 신장 기능을 움직이는 腎이 되는 것 같습니다.

命門은 전체의 뿌리가 되고 있습니다. 이와 같이 여기에서도 水와 火, 음과 양으로 구분되어 있습니다. 어쨌든 腎間의 動氣라는 것은 命門을 가리킵니다.

心과 腎은 그 氣를 통한다는 것은 心腎은 결국, 즉 전체 안에 길항하고 있다는 것을 의미합니다. 이것은 동일한 곳에서 분화된 것이라 하더라도 다른 활동을 하고 있는 것을 보여주지요.

心의 動源의 命門은 心火의 근원이 되고 있습니다. 이 心腎의 火의 교류를 君火와 相火가 교합하고 있다고 합니다. 그러나 이것도 또 대단히 어려운 설명입니다. 앞에서 서술한 것처럼 君火와 相火의 관계[5]를 알지 못하면 이해할 수 없을지도 모르겠습니다.

5) <內經 天元紀大論篇 第六十六> 君火以明, 相火以位.

▶ "君火" "相火"라는 것은

君火라는 것은 이 지구상에서 말하면 지구상의 온도, 즉 올라갔다 내려갔다 합니다만, 이 범위 안에서 이 이상은 올라가지 않는다, 이 이하는 내려가지 않는다라고 정해진 온도의 폭이 있습니다. 이와 같이 오르내림은 있지만 대체로 정해진 온도 범위를 전부 포함해서 항온이라고 합니다. 인체로 말하면 36.5°라는 항온이 있습니다. 이 항온을 君火라고 합니다. 이 君火는 항온을 만들고 있는 기반이라고도 할 수 있을지 모르겠습니다.

相火에 대해서 설명해 드리겠습니다. 성냥을 그으면 불이 붙습니다만, 자신이 그어서 불을 붙인 것이 아니고, 자연의 활동 속에 마찰을 하면 불이 붙는 작용이 있습니다. 이 불을 붙이는 작용의 어느 온도가 君火입니다. 성냥을 그은 것에 의해서 붙여진 불, 즉 인공적으로 붙인 불이 相火입니다. 항온이 君火이고, 인공의 불이 相火라고 할 수 있습니다. 이것은 總體溫과 部分溫이라고 생각해도 될 것 같습니다.

여러분이 달리기를 하거나 식사를 하면 몸이 따뜻해집니다. 이것도 相火입니다. 그것은 36.5°라는 기본이 있기 때문에 발열하는 것이지요. 이것이 君火와 相火의 차이입니다.

열의 문제는 어쨌든 腎과 心의 활동입니다. 상당히 미묘하기 때문에 표현을 달리하였습니다만, 기능은 같습니다.

4. 모태 안의 化育에 관해서

임신한 腎精液의 태내변화는 자연의 율동에 의해서 64조직으로 분화되면서 다섯 계통으로 化育되어 간다.

물은 겨울의 추위를 만나면 얼음으로 단단하게 변하듯이 腎精도 저온과 만나면 응고하고, 이것이 뼈가 된다. 또 봄과 같은 따뜻한 氣를 만나면 凝形化한 표면은 느슨해지고, 부드러운 筋腱으로 바뀌며, 夏火를 만나면 氣化·液化하여 혈액을 비롯하여 氣熱을 발생시킨다. 더욱이 長夏土用의 냉열교합의 氣를 만나면 몸 전신의 肌肉을 膨化育成시키고, 가을의 急凉의 氣를 만나면 연화된 체표를 얇고 단단한 피부로 만든다. 이와 같이 선천의 腎精이 후천의 冷熱五種의 유전하는 대기에 의해서 체형이 만들어져 가는 것이다.

〈강의〉 인체의 구성

腎精體의 생성기전을 살펴보면 난자가 난소에서 나와 나팔관에서 수정하며, 이때 먼저 음과 양의 두 개로 분열합니다. 그리고 조금 하강하면서 4분열, 좀더 하강하면서 8분열합니다. 또한 16, 32, 64로 분열해서 자궁에 착상합니다. 우리들 인간은 64분열되어 만들어져 있습니다.

64분열한 것이 어떤 방법으로 성장되어 가는가를 살펴보겠습니다. 이것은 완전히 상상입니다만, 우주 천문학의 논리를 방정식으로 한 것이기 때문에 단순한 개인적인 상상만은 아닙니다.

먼저 처음에 腎精體가 일정한 항온 36.5°에서 하나의 안정된 형태로 굳어집니다. 이것이 생성작용을 일으키는 데에는 반드시 발열현상이 일어나며 이것이 일어나지 않으면 변화하지 않습니다. 이곳은 곧 가열상태가 됩니다. 이 현상은 木化현상입니다. 굳어져 있던 것이 뻗어나가 변화해 가는 작용이기 때문에 이 작용에 적합한 조직, 즉 木의 조직이 木의 활동과 만나서 성장합니다. 木의 조직이라는 것은 신경·筋·腱의 조직이기 때문에 이 가열온도와 만나서 형태를 만들게 됩니다. 다음다음으로 변화가 계속되는 생성운동은 발열운동이기 때문에 열은 최고온도에 달합니다. 그렇게 되면 火星에 해당하는 조직이 열의 힘을 받아서 이번에는 자신의 힘을 발휘합니다. 그리고 氣化・液化・熱化로 변화합니다. 열도 천정부지로 고온이 되면 죽어 버리기 때문에 그 생명체의 최고온도에 달하면 다음은 하강온도로 바뀝니다. 자연현상이 뜨거워지거나 서늘해지거나 하는 것과 마찬가지로 인체의 생리도 그렇게 되어 있습니다.

<腎精의 胎內 변화>

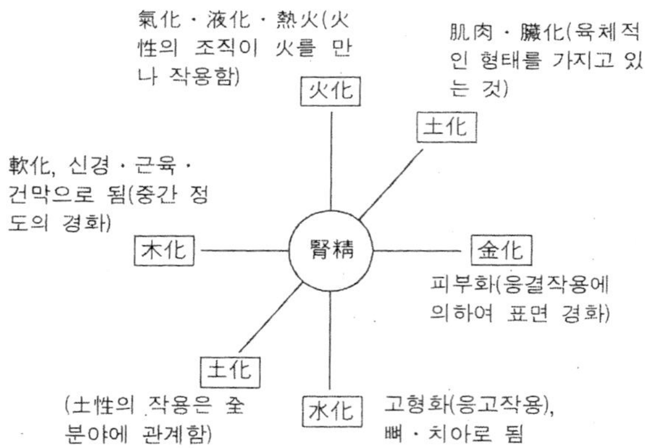

또, 우리들의 체온이 하루종일 36.5°라고 생각하는 것은 잘못된 생각입니다. 체표온도는 36.5°일지라도 내장온도는 낮과 밤이 다릅니다. 몸 안은 지구와 마찬가지로 끊임없이 온도가 변하고 있기 때문에 이와 같은 생성과정에서도 온도변화를 하고 있습니다.

그러면 이번에는 뜨거운 상태에서 식어 가는 방향으로 변화해 가기 때문에 표면이 굳어집니다. 이때에 筋系의 조직이 그 활동을 받아서 피부가 만들어져 갑니다. 이와 같이 낮과 밤의 변화가 반복되면서 우리들 인간의 몸은 형성되어 갑니다. 이와 같이 이것은 가장 간단한 이야기입니다만, 어디에도 쓰여 있지 않는 진리입니다. 아마도 아직 누구에게도 듣지 못했고, 읽은 적도 없으리라고 생각됩니다. 단지 아주 어려운 진리입니다. 이것은 우주의 천문을 푸는 『易經』을 공부하면 알 수 있는 문제입니다. 이해하지 못해도 노트에 적어 놓으면 아마도 백년 후의 자손이 "이것이야말로 진짜다"라고 발견할 것입니다.

5. 腎과 방광

방광과 腎은 壬癸와 같은 형제길항을 하면서 요의 배설을 담당한다.[6] 腎이 申子辰에 활동하는 데에 반해, 心과 함께는 寅午戌의 시각에서 활동하는데, 이와 같이 腎과 협동하면서 시간적으로 대비를 이루고 있다.

<방광과 氣의 작용>

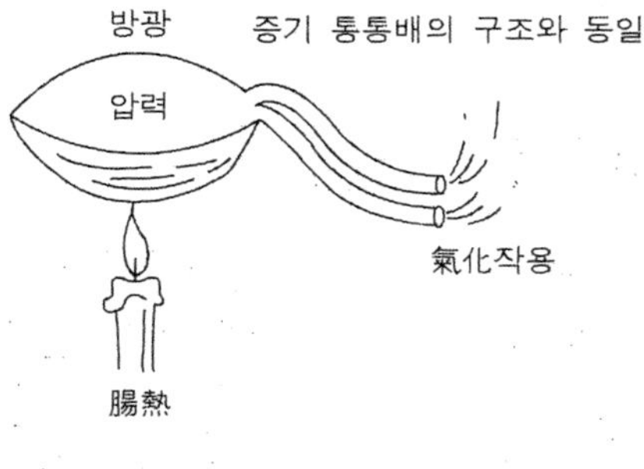

방광은 복강하부에 있으며, 三焦의 水液이 모이고, 腸熱에 의해서 氣化운동을 일으키며, 下焦의 활기를 만들고, 營氣순환과 衛氣순환에 도움을 주고 있다[7](下腹部까지 냉기가 미치면 소변이 자주 마려워지고, 따뜻해지면 오랫동안 참을 수 있으며, 심장순환에 부담을

6) <內經 本輸 第二> 腎合膀胱, 膀胱者, 津液之府也.
7) <內經 靈蘭秘典論篇 第八> 膀胱者, 州都之官, 津液藏焉, 氣化則能出矣.

주지 않는다).

≪방광의 증상≫
- 방광염
- 尿數(냉기가 방광으로 들어간 것), 소변백색
- 尿閉, 乏尿(열이 방광 안에 발생한 것)
- 失禁(수축불능)
- 尿道협착, 야뇨증 등

≪방광과 관련된 장기≫
- 腎: 방광(형제협력)
- 心: 방광(부부협력)

≪방광의 활동≫
- 체액과 혈액의 수분조절
- 氣化작용

(1) 수분조절의 종류와 원인

① 발열 시는 요가 줄어든다[8]: 혈액순환이 빨라지기 때문에 혈액을 보다 많이 필요로 하고, 방광 쪽으로 수분이 모이지 않는다. 또 괴어 있던 수분도 氣를 많이 필요로 하고 있기 때문에 증발하여 수분이 적어지고, 따라서 배뇨량이 적어지며 농도가 높아진다.

② 냉기에 의한 頻尿[9]: 혈액순환이 늦어지기 때문에 腎대사가 충

8) <東醫寶鑑 兩臟同一腑> ○ 小便淸利 脈沈遲 是冷氣 歸腎, 小便赤澁 脈沈數 是熱氣 歸命門.

9) <東醫寶鑑 兩臟同一腑> ○ 小便淸利 脈沈遲 是冷氣 歸腎, 小便赤澁 脈沈數 是熱氣 歸命門.

분히 이루어진 다음 방광에 보내지기 때문에 늦어진다. 몸 안에 수분이 많고 차가워지면 소변이 더욱 늘어나기 때문에 줄이려고 배뇨한다. 또 방광의 氣發이 적어지기 때문에 소변 양이 많아진다.

③ 낮 동안의 多尿: 밤에 비해서 심장활동이 활발하고, 혈액과 수분대사가 왕성해서 수분조절이 심해진다.

④ 야간의 減量: 낮에 비해서 혈액순환이 적고, 대사를 줄이고 있기 때문에 소변이 적다.

(2) 氣化작용

소장의 열기에 의해서 방광의 수분이 氣化한다. 이 氣는(寅午戌의 시각에) 하루의 활동을 쉽게 하기 위한 氣源이 된다. 낮 동안은 심장의 활동과 함께 길항하고 기화작용을 활발하게 한다.

야간은 심장과 함께 쉬고, 기화작용을 적게 한다.

혈액순환이 빠를 때는 氣의 순환도 빠르다. 氣의 필요량이 많아지고, 방광의 활동이 활발해진다. 혈액순환이 늦을 때는 氣의 작용도 적게 끝나고, 氣化量이 적으며 방광의 활동도 적은 상태로 끝난다.

〈강의〉 腎과 방광의 관계 및 작용

▶ 腎과 방광의 길항

腎과 방광은 형제관계이고, 水液대사를 하고 있으며, 壬癸입니다. 陽의 水와 陰의 水입니다. 이것으로부터도 水의 素質을 가지고 있다는 것을 알 수 있습니다. 壬은 水의 陽이고, 癸는 水의 陰이며 형제길항하면서 요의 배설을 담당하고 있습니다. 하루 중에는 저녁 무렵의 申의 시각부터 활동하기 시작하여 밤중의 子를 거쳐, 오전의 辰의 시각에서 활동을 종료하는 腎의 작용과 똑같이 길항하면서 심장과 함께 활동하고 있는 것이 방광입니다. 시간적으로 대비를 이루고 있습니다. 또한 방광은 몸 전체의 생리작용 중에서 水液이 모여드는 곳이고, 장의 작용에 의해서 기화운동을 일으키고 있습니다(p. 267 그림 참조).

방광 부근에 장이 있습니다만, 이 장의 연동운동은 상당히 활발하게 발열작용을 합니다. 즉 장은 熱源입니다. 그렇기 때문에 장이 약한 사람이 냉증인 것은 열원의 힘이 낮기 때문입니다. 장이라는 것은 부심장이라고도 하는 것처럼 심장과 형제관계에 있습니다.

방광과 腎은 같은 감각이라고 볼 수 있습니다. 심장의 활동은 발열하며, 이 열을 몸 안으로 보내는 힘을 가지고 있습니다. 腸도 발열원이기 때문에 심장과 같은 활동을 가지고 있습니다. 소장의 발열은 다른 장기보다 활발합니다. 소장 위에 올라서 있는 방광은 발열에 의해서 기화작용이 일어납니다. 그리고 이 氣는 몸 안으로 순환되기 때문에 냉증인 사람은 소변을 자주 보게 되지요. 기화작용이 적기 때문에 당연히 수분의 양도 많아지는 것입니다. 이것은 일상생활의 생리를 생각해 보면 잘 이해할 수 있을 것입니다.

그리고 이 氣는 下焦의 활기를 만들고 있습니다. 三焦라는 것은 복강속에서는 횡격막보다 위가 上焦, 배꼽을 중심으로 한 부분을 中焦, 배꼽에서 아래부분을 下焦라고 합니다.10) 다시 말해서 방광의 氣는 배꼽보다 아래에서 활기를 만들고 전신의 衛氣循環, 즉 榮衛의 氣를 순환시키고 있는 것입니다.

전신에 활기를 주어 심장의 순환을 돕는 활동을 하고 있기 때문에, 방광과 심장은 부부길항하고 있다고도 합니다. 활기가 없어지

10) <東醫寶鑑 三焦形象> ○ 三焦 指腔子而言 包含乎腸胃之總司也. 胸中肓膜之上 曰上焦 肓膜之下 臍之上 曰中焦 臍之下 曰下焦. 總名曰三焦.

면 몸이 수축되고, 몸도 氣도 가라앉아 버립니다만, 심장의 氣는 발열의 氣이고, 움직이려고 하는 氣이기 때문에 심장과 혈관이 움직이기 쉽도록 활기를 주고 있는 것이지요.

▶ 수분조절작용

신장과 방광은 형제관계에 있고, 심장과 방광은 부부길항관계에 있다는 것은 이미 지적했습니다만, 이 이유에 대한 설명은 앞으로 진행될 예정이므로 그때그때 조금씩 이해될 것입니다.

먼저 방광의 활동을 크게 봤을 경우, 체액의 수분조절입니다. 『素問』에도 있습니다만, 결국 섬(洲)처럼 되어 있어 물이 출입하는 곳이라고 설명하고 있습니다. 이것과 또 하나는 기화작용이며, 이것은 『素問』에 분명히 밝히고 있습니다.[11)]

수분조절의 종류와 경우에 따른 차이를 설명하겠습니다. 그 하나의 예로서 발열할 때 요의 양이 줄어드는 이유입니다. 발열하면 혈액순환이 빨라지고, 또 열을 받으면 모든 것은 동요합니다. 상태에 따라서 다릅니다만, 양방향순환으로 가는 것이지요. 발열하면 동맥의 작용이 활발해지고, 얼굴색은 빨갛게 됩니다. 이것은 심장의 활동에서 체온이 지나치지 않게 하기 위하여 체온을 식히는 작용을 하는데, 이때 동맥을 표피에 나타내게 하여 발열시킵니다. 이 때문에 피부의 색이 빨갛게 됩니다. 얼굴이 빨간 사람은 혈액순환이 빠르다는 것과 몸 안이 뜨겁기 때문이라는 것을 짐작할 수 있습니다. 반대로 혈색이 없이 흰 사람은 내장이 차가워져 있다는 것을 알 수 있습니다.

몸이 움직이고 있는 동안에는 정비할 수 없습니다. 신장은 낮 동안에는 그다지 활발하게 작용하지 못하고 있으며, 밤에 많이 활동합니다. 밤, 申子辰에 활동하면서 혈액을 청소하거나 몸안을 조

11) p. 267의 주 7) 참조.

정합니다. 낮 동안에도 누워서 쉬고 있으면 신장에 스위치가 들어가 심장은 쉬는 방향으로 가고 대신 신장이 활동하기 시작합니다. 몸이 약해져 있는 사람은 약 등을 먹는 것보다, 누워서 쉬는 편이 훨씬 효과적입니다. 다시 말해서 쉬고 있을 때는 腎이 열심히 활동해서 나쁜 곳을 중심으로 청소를 해주기 때문입니다.

여러분이 아무리 훌륭한 치료를 해주더라도 본인이 매우 피곤할 때는 절대적이라고 말할 정도로 낫지 않습니다. 낫기는 커녕, 생명의 위험조차 동반하는 경우도 있습니다. 앞으로는 상당히 몸이 약해져 있는 사람들이 많이 있을 것이기 때문에 이 진리를 알아 두지 않으면 큰일이 생기는 경우가 있습니다.

다음으로 냉기에 의한 頻尿입니다. 요의 양이 많아지고, 빈번하게 화장실에 가는 것은 발열과 반대로 차가워지면 體液대사가 느려지게 되고 삼투압이 높아져서 몸을 수축시키고 수분이 불필요하게 되지요. 이것이 방광에 모이게 되어 화장실에 자주 가고 싶어지지요. 이 경우, 요의 색은 백색이 됩니다.

또, 열이 있을 때의 요의 색은 진한 갈색으로 됩니다. 소변 색을 보는 것만으로 몸의 열 상태를 알 수 있습니다. 이것으로 頻尿와 減尿에 관해서는 대강 알 수 있을 것으로 생각합니다.

▶ 기화작용

다음은 기화조절입니다. 열이 있는 쪽이 기화력이 있으며, 열이 없을 때는 기화작용이 떨어집니다. 이렇게 되면 수분이 남게 된다고 생각할 수 있습니다. 방광자체의 기능에 관해서는 현대의학에서도 잘 알지 못하는 점이 있다고 생각합니다. 아직 방광뿐만이 아니고 인체 전반에 걸쳐 해명되지 않는 점이 많이 있습니다만….

낮과 밤을 비교하면 낮 동안이 밤보다 화장실에 가는 횟수가 많은 것이 보통입니다. 밤에 화장실에 가는 횟수가 많은 사람은 자율신경의 실조, 腎기능저하, 방광신경의 실조 중 어느 한쪽입니다. 또 냉증이나, 심장이 약한 사람, 장이 약한 사람도 밤에 화장실에 가는 횟수가 많은 것 같습니다.

방광은 낮 동안 심장과 함께 활동하고 있는 반면, 밤에는 그다지 작용하지 않습니다. 밤에는 쉬지 않으면 안 되는데도 불구하고 활동하고 있다는 것은 어딘가에 失調가 생겨 있다고 보아야만 할 것입니다. 방광은 신장과 형제, 심장과 부부길항이기 때문에 어딘가의 영향으로 그렇게 되었다고 생각할 수 있습니다. 이와 같이 여러 가지 관련이 있기 때문에 무엇을 보아도 알 수 있게 되지요. 눈으로 보는 곳, 귀로 듣는 곳, 전부 도움이 되고 있으며, 무엇 하나 쓸모 없는 것은 없습니다.

요의 색으로서는 갈색·황색·백색 등이 있습니다만, 정상적인 색은 엷은 황색입니다. 요와 변은 활동하고 있다는 증명이기 때문에 상당히 알기 쉽습니다. 그중에서도 가장 빨리 알 수 있는 것은 맥입니다. 동양의학에서는 맥이 대단히 중요한 역할을 하고 있습니다. 오장육부의 현재 상태를 알 수 있기 때문입니다. 나아가서 이것뿐만이 아니고, 여러 증상에 관해서 물어보는 것이 확실합니다.

또 자신의 상태에 따라서 소변 등은 여러 가지 연구를 할 수 있습니다. 특히 양과 색 등은 간단하게 알 수 있습니다. 또 운동이나 노동을 할 경우 수분을 많이 원합니다. 이것은 일과성으로 발열할 때와 마찬가지로 혈액과 氣가 필요해지기 때문입니다. 그러나 필요량보다도 많이 취하면 몸이 무거워집니다. 마라톤을 할 때, 선수는 거의 물을 마시지 않습니다. 몸이 약해져 있는 사람이 너무 많은 물을 마시는 것은 좋지 않습니다. 특히 냉증이 있는 사람은 뜨거운 차라할지라도 수분을 불필요하게 많이 마셔서는 안 됩니다. 뜨거운 차라도 체력 이상으로 들어가면 차게 되기 때문입니다.

물은 흡인작용을 가지고 있기 때문에 냉기를 끌어당깁니다. 살이 무르고 뚱뚱한 사람은 냉증에 잘 걸립니다. 몸이 약한 사람, 냉증인 사람은 수분을 많이 섭취하지 않는 편이 좋다고 생각합니다.

6. 腎과 耳(一)

▶ 耳와 腦와 腎의 관계

귀는 5감각기능의 하나로서, 청각·평형감각을 담당하고 있다. 옛사람은 腎의 外候를 귀로 보고, 腎의 뿌리에 대하여 모종(苗)이라고 했다. 귀는 腎과 중요한 역할을 하고 있다.[12]

<腎과 腦와 耳>

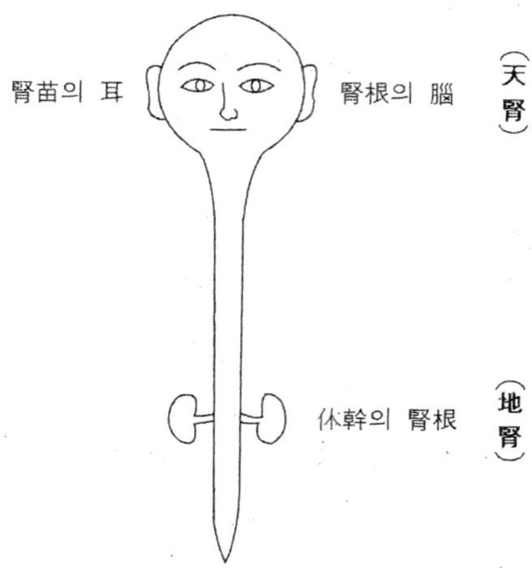

12) <內經 陰陽應象大論篇 第五> 北方生寒, 寒生水, 水生鹹, 鹹生腎, 腎生骨髓, 髓生肝, 腎主耳...在竅爲耳...

또 귀를 비롯한 五官은 뇌의 外候이기도 하고 특히 귀와 뇌의 기능과는 밀접한 관계를 가지고 있다. 相學에서도 귀가 도톰하고 크며, 활기가 있으면 총명의 소유자로서, 귀와 뇌의 관계를 지적하고 있다.

뇌는 전신을 가지고 구별할 경우 오장의 뿌리이고, 腎體 그 자체이며, 뇌수·척수는 腎根이고 그 줄기는 신장을 비롯한 오장이며, 지엽은 四肢이다. 이 腎根인 頭部의 중심측면 밖으로 표출되어 있는 것이 귀이다.

즉 귀는 뇌와 신장의 작용을 나타내는 것이고 귀와 뇌와 腎은 서로 비례하여 형태와 기능을 가지고 있다.13)

▶ 동·식물은 길항생존한다

식물이라는 것은 대지에 뿌리를 내리고 地氣를 보다 많이 흡수하고 있다. 동물과 비교해서 대지에 보다 가까운 존재이기 때문에 땅의 자식이라고도 한다. 물론 天氣도 필요하지만, 모친·대지에 보다 유사한 자식이라는 것이 식물이다. 그리고 우리들의 뿌리는 이 天空에 있고, 대기 중에 있다.

또한 이 대기는 天과 地의 활동을 하지만, 天의 氣가 주가 되고 있다. 따라서 우리들은 하늘의 자식이다는 것을 알 수 있다. 나아가서 이와 같이 天地에 만들어진 物象 중에서 地了와 天了처럼 음과 양으로 구분되어 다시 한 번 그것이 길항한다. 서로 힘을 내어 작용을 하고 서로 도움을 준다. 이러한 것으로도 우리들은 식물을 중심으로 한 생활을 영위해 가는 편이 균형이 잘 맞는 생활을 할 수 있다는 것을 알 수 있다.

13) <內經 陰陽應象大論篇 第五> 北方生寒, 寒生水, 水生鹹, 鹹生腎, 腎生骨髓, 髓生肝, 腎主耳...在竅爲耳...
<東醫寶鑑 精爲身本 > <又>曰 髓者 骨之充. 腦爲髓海.

<동식물의 길항생존도>

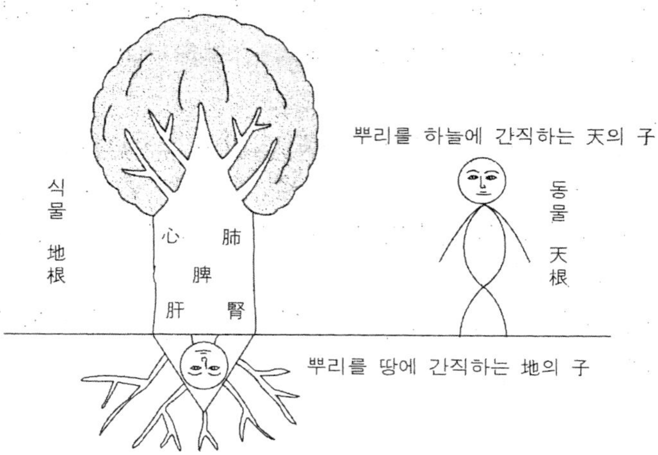

식사에 있어서도 지나치게 동물식을 많이 섭취하면 좋지 않다는 것은 이것으로부터도 짐작이 간다. 동물식은 우리들과 같은 계통이기 때문에 바로 同化할 수 있는 일면도 있지만, 이 때문에 장의 연동운동이 떨어진다든지, 그 밖에 좋지 않은 면이 포함되어 있다.

한편, 식물 중에는 5대영양소가 모두 포함되어 있으며, 식물과 우리는 완전길항하기 때문에 남자·陽이 여자·陰을 좋아하고, 여자가 남자를 좋아하는 것과 같이 자연스러운 흡인력으로 이루어지고 있다. 앞의 그림은 이것을 나타낸 것이다.

▶ 인체에 있어서 "根"과 "葉"

인체는 처음에 서술한 것처럼, 다섯 개의 官能은 모두 뇌 또는 오장의 苗·花·葉과 같은 관계를 가지고 있다. 또한 인간은 全機性이기 때문에 피부든지, 무엇이든지, 모든 것은 오장의 힘에 의해서 성립되어 있다. 초목으로 예를 들면 뿌리와 잎의 관련이다. 바깥쪽을 향하여 활동하고 있는 귀나 그 밖에 바깥쪽을 보면 그 안쪽의 뿌리인 臟의 상태를 알 수 있다.

내장의 어딘가에 이상이 발생하면 증상이 나타나는데, 그 증상이 밖에 나타난 것을 바깥측에서 보고 안쪽을 관찰하여 알게 되는 바로 그런 진단이 되는 것이다. 그렇기 때문에 진단을 훌륭하게 할 수 없는 사람은 치료도 할 수 없고, 환자에 대해서 지도도 할 수 없다. 진단을 잘못하면 치료도 실수를 하기 때문에 진단력이 없으면 아무것도 할 수 없다는 뜻이다.

〈강의〉 귀로 무엇을 보는가

全身的으로 보아 귀는 어떠한 부위를 차지하고 어떠한 활동을 하고 있는가 하면 먼저 五官能의 하나입니다. 그리고 청각을 담당하고 있습니다. 생리적으로는 평형각이고, 관계로서는 腎과 깊은 관련을 맺고 있습니다.

본문에서도 설명했듯이 이것을 腎苗라고 하고 있습니다. 腎苗라고 하는 것은 귀라고 하는 잎이 있으며, 그 뿌리에 腎의 활동이 있다는 것입니다. 腎기능의 활동이 뿌리가 되고 있고, 양쪽 귀는 그 잎이고 묘종(苗)인 것입니다. 苗·葉·根이라고 해도 물론 같은 것이기 때문에 귀는 신장의 밖에 나타나 있는 外候라고도 할 수 있습니다. 귀뿐만이 아니고 다섯 개의 관능은 전부, 뇌 또는 오장의 꽃이라든지, 묘종(苗)이 됩니다.

이와 같은 말초적 기능이라고 할까, 밖에 작용하고 있는 활동……, 이러한 사고방식으로 귀라고 하는 것을 다루고 있습니다. 그렇기 때문에 귀를 보면 그 사람의 신장 기능을 알 수 있습니다. 물론, 선천적인 힘과 후천적인 기능이라는 것도 알 수 있습니다.

다음으로 귀라는 것을 대체로 어떠한 식으로 보고 판단하고 있논가 하면 相學의 경우, 귀를 보고 총명성을 알 수 있습니다. 그 사람의 종합적인 능력도 있고, 뇌의 능력도 있습니다만, 아무튼 종합적인 뇌의 힘을 알 수 있습니다. 뇌의 힘과 일단 기능의 힘은 상관하기 때문에 그것을 종합한 능력을 알 수 있습니다.

예를 들면 귀가 크고, 두껍고 모양이 좋고, 혈색이 좋은 조건을 갖춘 사람은 총명하다고 합니다. 또 귀·뇌·신장의 세 개 모두는 상관하고 있습니다.

腎이라는 것은 생성의 부분에서 설명한 것과 같이 인체의 근본이 되기 때문에, 腎은 뿌리에 뿌리가 되고 있습니다. 인체에서 근본의 근본이 되면서 또 하나의 지엽을 뻗치고 있는 것과 같습니다.

腎을 중심으로 肝系統·心系統·肺系統 등이 가지가 되어 퍼져 있습니다. 腎은 腎이면서 또한 뿌리이기 때문에 다른 계통과 마찬가지로 하나의 가지가 되고 있습니다.

7. 腎과 耳(二)

▶ 귀의 종류

모든 사람의 얼굴이 다른 것처럼 귀에도 개인차가 있다.[14] 귀를 크게 분류하면 다음과 같다.

· 큰 귀: 腦力도 腎力도 크고 체력도 있으며 생각도 깊고 상식적이며 건강하다.

· 작은 귀: 뇌의 크기가 작고 腎力도 약하며 감정적이고 충동형, 무리해서는 안 되는 체질

· 두꺼운 귀: 크고 두꺼우면 뇌와 腎力도 강대하고 원만하며 물질

---

14) <東醫寶鑑 腎臟大小> ○ 黑色小理者 腎小 粗理者 腎大 耳高者 腎高 耳後陷者 腎下 耳堅者 腎堅 耳薄不堅者 腎脆 耳好前居牙車者 腎端正 耳偏高者 腎偏傾也.

적으로 풍부하고, 내장도 튼튼하다. 작고 두꺼운 사람은 얇은 사람보다 腎力이 있다.

· 얇은 귀: 뇌와 腎力이 약하고, 원기가 부족하며 끈기가 적고 장기도 약하다.

· 영양질의 귀: 垂珠가 큰 것으로 애정이 깊은 사람, 腎氣旺盛

· 筋骨質의 귀: 귀의 內郭이 발달되어 있는 것, 활동적이며 행동가 타입

· 心性質의 귀: 垂珠가 없고 天輪이 발달한 것, 이지적이고 우아한 면이 있지만 腎·膀胱系가 약하다.

▶ 혈색을 보는 방법

귀와 관련하여 혈색을 보는 것도 중요하기 때문에 다음과 같이 간단하나마 정리한다.

① 귀가 검고, 활기·윤기가 없으며 오므라진 듯한 것은 死兆

② 평상시 백색을 띠고 있는 것은 폐기능 저하를 나타낸다.

③ 적색 이외의 색으로 활기·윤기가 없는 것은 腎기능저하를 나타낸다.

④ 붉고 검은색을 띠는 것은 어혈이 逆上한 것

⑤ 暗蒙色은 일시적인 腎기능저하, 피로 등

〈강의〉 귀에는 여러 가지 종류가 있다

▶ 귀를 크게 분류하면

귀의 종류는 사람마다 다르다고 할 수 있지만, 크게 분류하면 큰 귀·작은 귀·두꺼운 귀·얇은 귀로 분류할 수 있다.

큰 귀·작은 귀라는 것은 그 사람의 머리 크기와 비교한 것입니다. 大佛이나, 관음상은 상당히 귀가 큽니다만, 그것은 총명을 의미하고 있습니다. 그럼 우리들에게 있어서는 어떠한 귀가 좋은가 하면 크고, 두껍고, 활기가 있고 형태가 바르며, 혈색이 좋은 이러한 모든 조건을 만족시키는 귀가 좋습니다.

그렇기 때문에 귀가 작아도 두껍고 형태가 바르며, 활기가 있고 혈색이 좋은 귀는 커도, 형태와 활기, 혈색이 나쁜 귀를 가진 사람보다도 뛰어나다고 할 수 있습니다. 그렇지만 귀의 크기·형태는 선천적인 것인데, 일반적으로 아버지의 귀를 닮는다고 합니다. 물론 드물게는 어머니의 귀를 닮은 사람도 있습니다.

크다고 하는 것은 생각도 크고, 포용성·원대성이 풍부하다고 생각해도 좋습니다. 얇은 귀는 그만큼 힘이 약하다고 보고, 반대로 두꺼운 귀는 하나의 힘이라고 볼 수 있습니다. 여기에서는 귀이기 때문에 腎의 힘이라고 보는 것이지요.

따라서 귀가 얇고 작고, 형태가 나쁘면 腎이 약합니다. 이러한 사람은 끈기가 없고, 가만이 앉아 있는 것도 싫어하는 사람입니다.

腎의 힘은 끈기의 힘·인내의 힘입니다. 가만히 아무 말 않고, 침착하게 있을 수 있는 사람은 腎의 힘이 크다는 증거입니다. 대체로 귀가 작은 사람은 가만히 있지를 못합니다. 그리고 상당히 奇行적인 행동을 하는 면이 있습니다. 이와 같이 우리들 동양의학자들은 외면에서 내면을 관찰하여 짐작하는 힘을 길러놓지 않으면 안 됩니다. 표면만을 "보는" 것으로는 안 됩니다. 정성을 들여서 "관찰"할 필요가 있습니다. 이와 같이 내면을 "관찰"하는 눈을 키우고 나서 비로소 진단할 수 있게 됩니다.

앞의 본문에서도 지적한 것처럼 귀가 두꺼운 사람은 비교적 물질적으로 풍족한 것 같습니다. 반대로 말하면 물질욕이 강하다고 할 수 있을 것 같습니다. 다시 말해서 욕심이 강하기 때문에 풍족하다고도 할 수 있습니다. 인간은 욕망과 운이라는 양면이 없으면 안 됩니다만, 여기에 활기와 혈색이 없으면 역시 소용이 없습니다. 활기·혈색은 현재상태를 나타내기 때문입니다. 그렇기 때문에 무엇을 보는 경우에도 활기·혈색을 잊어서는 안 됩니다. 인물을 보는 경우에도, 또한 직업을 보는 경우에도 마찬가지입니다.

예를 들면 귀가 큰 사람은 세일즈맨 같은 외향적인 일에는 별로 맞지 않습니다. 반대로 귀가 작은 사람은 사교적·외교적·운동적이라고 말하여지고, 활동적인 일이 적합합니다.

이상과 같이 각각 특징이 있기 때문에 그 특징을 살리는 것이 가장 좋습니다.

▶ 榮養質·筋骨質·心性質의 귀

다음으로 귀를 잘 보면 다음 그림과 같이 세 개로 분류할 수가 있습니다.

<귀의 종류>

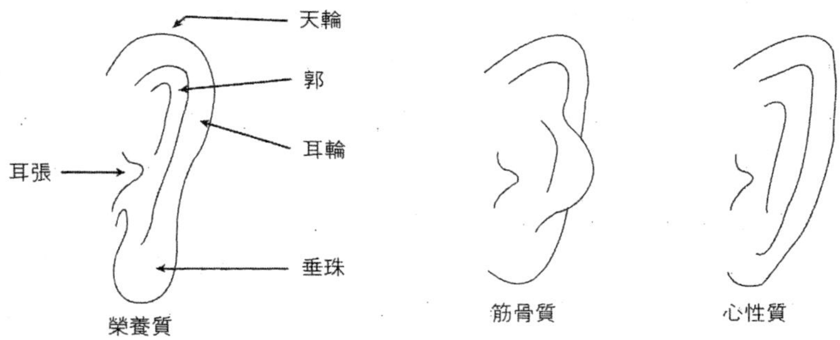

榮養質의 귀는 설명에도 나와 있는 것처럼, 垂珠(耳朶)가 커서 늘어져 있으며, 귀 전체가 살집이 두텁게 부풀어 있는 것을 말합니다. 그리고 垂珠가 큰 사람은 비교적 求引力이 강합니다. 물질에 관해서도, 정신면에 관해서도 자기 쪽으로 끌어당기려고 합니

다. 이러한 힘이 큽니다. 그렇기 때문에 가만히 정지해 있을 수 있습니다. 더욱 흥미로운 것은 전부 자기 쪽으로 끌어당기려고 하는 힘을 가지고 있습니다. 이와 같은 귀를 가지고 있는 어린이는 무엇이든지 자신의 방에 놓아두고 싶고, 아무리 쓸모 없는 것이라도 모아놓는 성질이 있습니다.

筋骨質의 귀는 귀의 內郭이 耳輪보다 밖으로 튀어나와 있습니다. 귀가 버섯 같은 모양을 하고 있고, 外輪·天輪이 자신의 머리 쪽으로 달라붙어 있어서 內郭이 밖으로 돌출되어 있습니다. 이와 같은 귀를 가진 사람은 고집이 세고, 대체로 억지가 강하며(고집불통), 적극성·공격성을 띠고 있습니다. 나아가서 이런 종류의 귀를 가진 사람은 타인이 무엇을 말해도 모르는 척하거나, 또 듣지 않는 면이 있으며, 자기 스스로가 척척 실행해 가는 타입입니다. 또한 약간 정도로는 병이 나지 않고, 섭생을 잘못 하더라도 아무렇지 않습니다. 이른바 갑자기 쓰러져 죽게 되는 타입입니다.

이것과는 반대로 耳輪이 앞으로 기울어져 있는 경우는 얌전한 성질을 가진 사람의 특징입니다. 신중하고, 소심·내향적인 면이 있으며, 스스로 물건에 부딪치기 전에 부딪치면 이 정도 아플텐데 …… 라고 생각하는 유형입니다. 이러한 성질을 가지고 있기 때문에 다른 사람이 말하는 것에 상당히 신경을 쓰고, 듣지 않는 것 같아도 잘 듣고 있습니다. 신중하기 때문에 조그마한 증상에도 신경써 큰 질환을 예방하는 타입입니다.

心性質의 귀는 天輪이 발달해 있는 귀를 말합니다. 이 귀를 가진 사람은 이성은 물론입니다만, 감정이 상당히 발달해 있고, 직감력이 좋은 사람이 많습니다. 마음의 美라고 할까, 우아하다는 이야기를 많이 듣습니다.

이와 같이 정신적인 면이 강하기 때문에 물질개념은 적은 것 같습니다. 그 대신에 다른 사람에게 마음의 상처를 입게 되면 울컥하는 유형입니다. 또, 다른 사람이 곤란하다고 하면 그 심정을 헤아려 주는 心情型이기도 합니다.

부하를 두는 입장에 있어서는 榮養質의 귀를 가진 사람은 여유를 가지고 자신의 부하를 능란하게 다루며, 느긋하게 있는 유형입니다. 筋骨質의 귀를 가진 사람은 자신이 선두에 서서 척척 일을 하거나, 개척하거나 하여 부하가 버티지 못하고 주저앉아 버리는, 사람을 다루는 것이 거칠다고 하는 유형입니다. 또 心性質의 귀를 가진 사람은 센스가 있는 일을 장기로 하고, 감동을 가지고 일을 하며, 사람을 쓰는 데는 좋아하고 싫어함이 있고, 자기 맘에 드는 사람을 쓰고, 마음에 들지 않는 사람을 쓰지 않는 유형입니다.

건강 면에서는 크고, 두꺼운 귀로, 流氣·혈색이 좋으면 건강상태는 양호합니다. 형태상에서는 心性質이 가장 腎의 힘이 약하고 또는 적다고 할 수 있습니다. 여성으로 이 귀를 가진 사람은 대체로 방광염 등의 腎계통의 병을 앓고 있습니다.

생리 때에는 귀의 자궁인 귓불이 살이 쪄서 두꺼워지거나, 약간의 혈색 변화가 나타납니다. 이와 같이 耳와 腎과 生殖器와는 상관관계가 있습니다.

〈강의〉 혈색에 나타나는 건강의 정도

相學에서 「귀가 검게 되면 십년이 지나 죽는다」라는 구절이 있습니다. 이 검은 속에 활기가 있으면 아직 腎의 힘이 있습니다만, 만약 활기가 없어져서 오그라드는 듯한 형태로 보이면 십 년까지 살 수 없습니다. 대개 腎의 힘이 몇 년 정도라는 것은 혈색·피부의 활기 등으로 봅니다. 아무튼 이상하게 검다는 것은 좋지 않습니다. 腎은 生命源이기 때문에 이것이 시들고 있는 것입니다.

그렇게까지 검지 않고, 暗蒙色으로 약간 그을린 듯한 검은색으로 되는 것은 피곤함으로써 변한 것입니다. 약간 피로가 계속되면

耳輪部에서 나타납니다. 이것은 일과성의 腎기능 저하이고, 반드시 腎이 손상되어 있습니다.

평상시에 백색을 띠고 있는 사람과 평상시가 아니라도 새하얀 사람은 폐기능이 저하되어 있습니다. 몸의 어디에 나타나더라도 백색은 일단 폐에 특징을 가지고 있다는 것을 의미하지요.

백색의 뒤에 핑크색이 있다든지, 활기가 있으면 肺旺體이고, 백색에 활기가 없으면 肺弱體입니다. 그리고 白은 金氣이기 때문에 金氣의 성격도 골고루 갖추고 있습니다.

8. 腎과 骨

腎精이 생성과정에서 고형화된 것이 뼈이고, 뼈는 腎으로 이루어져 있으며, 후천적으로도 腎과 同體가 되고 있다.[15)]

예를 들어 단것을 지나치게 먹어 腎기능이 저하하면 骨質이 약해져서 뼈가 약해진다.[16)] 요즘 어린이의 뼈가 약한 것도 과자와 주스 등을 지나치게 섭취하여 腎기능이 저하된 결과이다.

또 관절도 뼈구조의 일부분이 되기 때문에 腎과 깊은 관련을 가지고 있다. 관절염 등도 腎기능의 저하에서 오고 있다.

腎기능이 저하하면,

① 뼈가 약해져 골절하기 쉽다.

② 등뼈가 굽어지기 쉽다.

③ 椎間板 탈출이 되기 쉽다.

④ 관절이 아프다(요통을 비롯하여 기타 관절병).

⑤ 치아가 약해진다.

---

15) <內經 五藏生成篇 第十> 腎之合骨也,

16) <內經 五藏生成篇 第十> ...多食甘, 則骨痛而髮落, ...

⑥ 충치가 생긴다.
⑦ 잇몸(齒肉)이 내려 앉는다.
⑧ 칼슘분이 부족하고 쉽게 피곤해한다.

〈강의〉 뼈에 미치는 腎의 작용

腎과 뼈는 앞에서도 설명했습니다만, 腎의 생성기전에서 뼈와 腎은 하나라고 서술했습니다. 인체를 봐도 알 수 있습니다만, 먼저 뇌부터 척수의 신경, 그리고 중추신경은 다음의 그림처럼 되어 있습니다.

<腎과 뼈 · 치아>

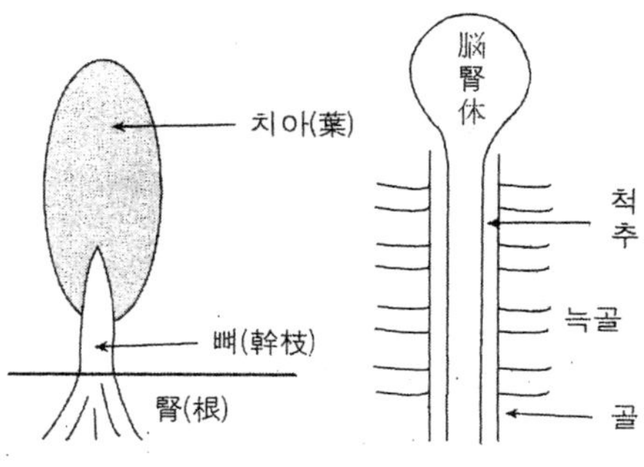

그 바깥쪽에 뼈가 있습니다. 그리고 늑골과 손발의 뼈가 있습니다. 인체 안의 腎體가 固化한 작용과 液化한 작용의 두 가지로 구분됩니다. 腎의 水性體(腎體)로서의 작용은 물과 얼음과 같이 氷化한 것이 뼈이고, 형태 그 자체는 액체가 됩니다.

뼈 부분과 液性 부분의 작용은 두 가지로 구분되어 있습니다. 뼈에 관계된 것은 전부 腎과 관계된 것이기 때문에 뼈를 비롯하여 치아 · 관절 등은 전부 腎의 기능입니다.

손톱은 筋腱이 硬化한 것이라고 보기 때문에 간계통으로 봅니다.[17]

먼저 腎과 骨과 齒입니다만, 腎이 뿌리이고 骨이 전체의 줄기 · 가지, 齒는 腎의 잎 또는 꽃이라고도 할 수 있습니다.[18]

충치라고 하는 것은 상식적으로는 치아의 에나멜질(質)이 벗겨져서 산화되고, 그것이 부식된 것이지요. 그렇기 때문에 잘 닦아야만 한다고 합니다만, 이것은 틀린 말은 아니지만 편파적인 견해입니다. 왜냐하면 이것은 하나의 外因에 불과하고, 반드시 內因이 있기 때문이지요. 이 內因은 腎기능저하이고, 뿌리의 腎이 약해졌기 때문에 뼈의 질도 약해지고, 치밀성이 없어집니다. 외견상 형태는 같더라도 조잡하고 취약한 骨質이 되는 것이지요.

치아는 뼈의 外候이기 때문에 먼저 치아를 보면 뼈의 상태를 알 수 있고,[19] 또 腎의 상태도 알 수 있습니다.

충치의 內因은 腎기능저하에 있습니다. 이런 사실에서 이를 닦아도 충치가 되는 이유를 이해할 수 있으리라고 생각합니다. 충치뿐만이 아니고, 뼈도 그러합니다. 기초는 腎이기 때문에 腎기능저하의 원인을 알지 못하면 안 됩니다. 최근 충치가 늘었다던지, 이가 아프다, 잇몸이 떴다던지 하는 사람은 腎기능을 떨어뜨리는 생활을 계속해 온 사람입니다.

연령 면에서는 자연의 상태이기 때문에 어쩔 수 없습니다만, 인공적 노화를 빠르게 하는 것은 腎기능저하가 중심입니다. 오늘날의 어린이는 骨質이 옛날 사람의 50세, 60세 정도의 노인처럼 약해져 있는 것 같습니다. 노인의 뼈는 단단하지만, 무리를 하면 쉽게 부러집니다. 이것은 노령에 의한 腎기능저하로 質이 약해져 있

17) <內經 六節臟象論篇 第九> 肝者, 罷極之本, 魂之居也; 其華在爪, 其充在筋.

18) <東醫寶鑑 年老無子> 女子 七歲 腎氣盛 齒更髮長 ...三七 腎氣平均 故眞牙生而長極.

19) <內經 五味論 第六十三> 齒者, 骨之所終也, ...

기 때문이지요.

예를 들어 관절이 아플 때 등은 바로 腎과 간의 변동이라고 보면 됩니다. 腎이 약해지면 당연히 자식인 간에도 파급된다는 것은 당연합니다. 어머니가 약해지면 가장 곤란한 것은 자식들이지요. 이 밖에는 선천적인 결점이 있는 곳이 가장 먼저 손상당합니다. 그렇기 때문에 腎기능이 저하되더라도 반드시 치아와 간에 영향을 미치지 않는 것은 선천적으로 결점이 가장 약한 곳에 나타나기 때문입니다. 그렇기 때문에 증상은 전부 다른 것입니다. 체질이 다르다는 것은 先天力이 다르다는 의미이고, 체질에 증상이 달라붙는 것입니다.

9. 腎과 唾[20]

唾는 顎下腺, 耳下腺, 舌下腺과 小唾液腺의 口腔液으로, 腎에 의해 만들어지고, 腎과 깊은 관계를 가지고 있다.

예를 들어 腎기능이 저하하면 침이 말라서 입이 타고, 구취가 나기 쉽다. 부부생활의 과도한 성생활이 있을 때 등, 구취가 쉽게 나는 것도 唾液이 마르고, 끊임없이 나오는 타액량이 적어지고, 발효된 체취가 강하게 밖으로 뿜어져 나오기 때문이다.

그리고 腎旺體인 유아들이 타액이 많고, 군침(涎)이 돌기 쉬운 것은 腎기능이 왕성하기 때문이다. 또한 노인은 肺旺腎衰體이기 때문에 타액이 적고, 떡 등이 목에 걸리기 쉽다. 다시 말해서 침은 腎의 건강여부를 나타내고, 腎에 의해 조절되고 있다.

20) <內經 宣明五氣篇 第二十三> 腎爲唾, 是謂 "五液".

〈강의〉 타액의 기능에 관해서

구강 안에는 끊임없이 타액이 흐르고 있습니다. 타액도 여러 가지 기능으로 구분되어 있는데 즉, 크게는 희석성 · 점착성 · 소화성으로 구별할 수 있습니다.

첫 번째 설명은 구강 내의 액체가 전부 신장과 깊은 관계를 가지고 있다는 것입니다. 입이 마르고, 목이 타고, 타액이 적은 것은 전부 腎기능의 저하와 연결되어 있습니다.

입이 마르거나 하면 구취가 나기 쉬워집니다. 腎기능이 저하되어 있으면 입안은 산뜻하지 않고, 입이나 목이 타게 됩니다.

腎기능저하가 된 원인이 오랫동안 계속되면, 일단 떨어진 기능은 다른 장기와 달라서 좀처럼 원래의 상태로 되기 힘듭니다. 이것만으로는 좀처럼 병이 나지는 않지만, 일단 손상을 입게 되면 원래대로 기능이 회복되지 않는다는 것을 알아두는 것이 중요합니다.

또, 몸의 윗부분에 있는 액체는 어느 정도 이상 순환되지 않으면 순조롭게 순환되지 않기 때문에 腎기능이 저하된 사람은 목이 마르는 경우가 많고, 구취가 나기 쉽습니다.

언제든지 촉촉해 있지 않으면 안 되는 눈이나 코 · 구강 · 인두 · 기관지 · 식도 등 管狀의 것, 혹은 穴狀의 것에 液이 적어지지 않도록 주의해야 합니다. 洗淨性이 적어지고, 밖으로부터의 음식 찌꺼기나, 안쪽으로부터의 발산물이 발효 · 부패하면 臭氣를 나타내게 됩니다.

유아에게 涎이 많은 것은 腎旺體이기 때문입니다. 콧물 · 눈물 · 타액 등 水性의 것이 많고, 소변 등도 많습니다.[21]

점점 나이가 들어감에 따라서 水性의 것이 적어집니다. 노인이

21) <東醫寶鑑 腎主液> <難經>曰 腎主五液 分化五臟 入肝爲淚 入心爲汗 入脾爲涎 入肺爲涕 自入爲唾.

되면 될수록 腎衰體가 되고, 메말라갑니다. 떡 등이 목에 걸리는 것은 으레 노인들입니다만, 이것은 타액이 적은 탓입니다. 떡이 걸렸을 때는 식초나 간장을 마시게 합니다. 식초를 마시게 하면 구강 내에 일제히 타액이 나와서 바깥쪽으로 이물질을 배출하려고 합니다.

10. 腎과 恐驚[22)]

水氣의 작용은 求引・凝結하여 몸을 지키는 활동을 하고, 腎力의 水氣의 힘이 적으면 腎氣의 생리범위를 좁혀서 응고태세를 강하게 하며 몸을 두껍게 하여 지킨다. 이것이 몸을 웅크려서 두려워하는 형태가 된다. 또 腎의 지키는 힘이 없기 때문에 바로 놀라고, 소심해진다.[23)] 대담한 것은 腎氣가 대단히 왕성하다는 것을 의미한다.

몸이 약한 모든 사람들이 조심성이 많은 것은 腎의 지키는 힘이 없기 때문이고, 전신의 힘을 사용하여 지키려고 한다.

五官에서 귀가 작고 얇은 사람은 소심하고 두려워하며 잘 놀라고, 귀가 두껍고 크고 활기가 있는 사람은 대담하며, 의연하게 있고, 사소한 일로는 두려움을 느끼지 않는다.

〈강의〉 두려움과 놀람은 腎力에 관계한다

水氣의 활동이란 求引・응고작용을 말합니다. 다시 말해 몸을 지키는 활동입니다. 腎의 힘이 적으면 그만큼 조심성있게 해야만

22) <東醫寶鑑 恐> ○ 腎在志爲恐.
23) <東醫寶鑑 腎病證> ○ 腎虛 則心懸如飢善恐.

합니다.

남자에 비해서 여자쪽이 신중한 것은 지키는 힘이 남자쪽보다 적기 때문입니다.

정신적인 면뿐만이 아니고 육체의 생리면에서도 마찬가지입니다. 몸이 건강한 사람은 아무렇지 않게 不攝生을 합니다만, 반대로 몸이 약한 사람은 수비력이 민감해집니다. 수비범위를 좁게 하고 뭉치지 않으면 안 됩니다.

腎기능이 활발해지면 수비범위가 넓어지고 커집니다만, 약한 사람은 심신 모두 신중해집니다. 따라서 두려워하는 성격이나, 잘 놀란다는 것은 腎力이 적다는 것을 의미합니다. 이런 경향은 정상적인 사람에게는 별로 나타나지 않습니다.

여러 성격의 사람이 있습니다만, 노이로제 등은 분명히 腎기능이 저하된 것입니다. 자신의 생각을 적극적으로 밖으로 드러내고 실제로 행동으로 옮길 수 없기 때문에 안쪽에 틀어박혀서, 그리고, 또한 힘이 없기 때문에…… 이 증상이 바로 노이로제입니다.

쉽게 두려워하는 사람, 쉽게 놀라는 사람은 선천적으로 腎의 힘이 약하든지, 또는 후천적으로 腎을 저하시키는 생활을 한 결과입니다.

11. 腎과 鹽[24)]

鹽味의 체내작용은 세포와 조직을 응집시키고, 전신을 단단하게 하려고 하는 작용이 있다. 만약, 체내에 염분이 부족하고 당분이 많아지면 삼투압을 잃어버려서 말랑말랑해진다. 반대로 지나치게 많으면 몸이 필요 이상으로 단단해져 버린다.

24) <內經 陰陽應象大論篇 第五> 北方生寒, 寒生水, 水生鹹, 鹹生腎...

김치 등을 봐도 알 수 있지만, 염분이 강하면 김치가 단단해지고, 반대로 약하면 덜 단단하다. 이것은 염기에 응집성이 있기 때문이고, 식초에 저린 음식의 外堅內柔와 약간 다르다.

인체에는 일정한 응결성이 필요하고, 軟·硬의 주요 조절은 염기로 이루어지고 있다. 특히 수분에 있어서 응집성의 有無가 중요하고, 腎과 水는 同體이며, 그 腎水의 동력원은 鹽味에 의해서 영향을 받고 있다.

이것을 옛사람들은 「鹽味는 腎을 부양하고, 심장을 고무시키며, 간장의 작용을 돕고, 혈액을 만들며, 혈액순환을 활발하게 하고, 체온을 유지시킴과 동시에 호르몬 분비를 하며, 생명의 원동력이 되고 있다」고 했다.

염기가 부족하면 무기력해지고, 전체적으로 감약해진다. 또 염기의 과잉은 腎을 손상하게 하고, 筋이 硬縮하여 관절이 아프며 피부가 수축하여 모공만 돌출하여 피부가 거칠어진다. 또한 혈관을 응축시키고 心氣를 눌러서 혈압이 높아진다.[25)]

腎이 약한데 염분을 지나치게 섭취하면 전신이 응결되어 생리작용을 방해한다. 또한 心이 약한데 염분을 지나치게 섭취하는 것은 혈압이 변동하고 순환에 악영향을 미친다.

〈강의〉 鹽味는 腎을 "榮養"한다

▶ 五味의 섭취량은

소금의 작용에 관해서 예로부터 鹽味는 신장을 영양하지만, 지나치면 腎을 상하게 한다고 했습니다. 또 酸味는 간장을 영양하지

25) <內經 生氣通天論篇 第三> 味過於鹹, 大骨氣勞, 短肌, 心氣抑.
<內經 五藏生成篇 第十> 是故多食鹹, 則脈凝泣而變色.

만 지나치면 간을 상하게 하고, 苦味는 심장을 영양하지만 지나치면 心을 상하게 하고, 辛味는 폐장을 영양하지만 지나치면 폐를 상하게 한다고 했습니다. 각각 좋아하는 것, 필요한 것을 과잉하게 되면 그것이 상하게 됩니다. 대체로 좋아하는 것은 지나치게 섭취하기 쉬우며, 그렇게 되면 해당하는 장기는 약하게 됩니다. 약해진 장기는 그만큼 더 필요성을 느끼게 되어 악순환이 되풀이됩니다.

五味의 섭취량은 각각 다릅니다만, 당질 이외는 극히 적은량으로도 충분합니다. 대체로 현대인은 甘味를 너무 많이 섭취하는 것 같습니다. 甘味는 모든 것에 포함되어 있고, 과일 등에도 과당이 풍부한데 이 과일을 많이 먹고 있는 사람을 자주 봅니다. 이에 비해서 鹽味는 옛날보다 적어지고 있습니다. 甘味를 소화시키는 데는 鹽味도 필요합니다. 왜냐하면 甘味와 길항하는 味는 水입니다. 甘味는 土系이고, 土系의 부인은 水性입니다. 甘味는 鹽味가 없으면 완전히 흡수되지 않습니다. 최근에는 鹽味의 섭취가 적고, 甘味와 酸味가 많아졌습니다만, 酸味가 많으면 肝剋脾가 되고, 脾가 상하게 됩니다.

즉, 五味는 오장을 영양하고, 나아가서는 오장을 파손시킵니다. 그렇기 때문에 五味 때문에 몸이 상하게 됩니다. 음식과 생활은 미묘하게 인체에 작용하기 때문에 때에 따라서 손상되기도 하나, 대부분의 병은 낫게 됩니다.

▶ 소금에는 단단히 조이는 기능이 있다

鹽味는 모든 腎기능에 영향을 줍니다. 소금의 활동은 단단히 죄서 줄어들게 만듭니다. 다시 말해 수축성, 응고성이 강합니다. 식초에 담근 음식은 표면만 단단하고 안쪽은 단단하지 않기 때문에 먹으면 쫄깃쫄깃합니다. 그러나 소금에 음식을 담그면 속까지 빈틈없이 단단해져 버립니다.

또 몸 안에서는 삼투압 작용을 하고 있습니다. 몸 안에 조이는 힘이 없으면 포동포동 뚱뚱해져 버립니다. 근육에도 조이는 힘이 있습니다. 몸안의 70%나 되는 수분이 단단해지려고 하는 힘이 없다면 쉬 뚱뚱해져 버립니다. 단단하게 조이려고 하는 삼투압이 있기 때문입니다. 이것은 염분으로 조절되고 있습니다.

살이 찌는 것은 肺와 腎의 기능이 약해서 肝·心·脾가 항진하고, 균형이 무너져 있기 때문입니다. 살이 빠지는 치료법으로서는 肺와 腎을 강화하면 좋다는 의미이지요. 水氣에도 응집성이 있습니다만, 염분은 더욱 강력하게 응집성을 가지고 있습니다. 염분을 지나치게 섭취해서 너무 단단하게 조이면 순환이 나빠지기 때문에 결국에는 水性대사를 하고 있는 腎기능이 약해집니다. 염분은 적당한 양이 필요합니다. 까칠까칠한 피부는 염분의 과잉에 의한 腎의 변동에 의한 것이지요.

혈압에도 관여합니다. 혈관이 세게 조여지면 당연히 혈압은 올라갑니다. 염분의 양은 사람마다 다르고, 腎기능의 강약에 따라서 달라집니다만, 신장이 그다지 튼튼하지 않는 사람은 불필요한 염분을 섭취하지 않도록 해야 합니다. 腎의 강약은 귀·혈색·골격·치아 등을 보아도 알 수 있습니다.

12. 腎과 黑色

인체 생리면에서의 흑색은 혈액이 응결해서 생명을 빼앗는 색이고, 피부상의 暗色은 血行이 순조롭지 못하는 것을 나타낸다. 활기가 없는 암흑색은 그 조직의 죽음을 의미한다. 腎의 수분대사 능력이 없어지고, 그 생명을 잃게 되면 검은색으로 바뀌게 된다.

옛사람은 「腎의 색을 黑으로 하고, 인체의 黑은 腎의 활동의 성쇠를 나타낸다」고 했다.

· 常色보다 거무스름해지면 腎의 변동을 나타낸다.
· 귀가 검고 활기가 없을 때는 10년을 조심하여야 한다.
· 腎斑의 흑점은 腎이 약해졌음을 나타낸다.
· 겨울의 추위를 만나면 피부가 거무스름해진다.
· 흑색이고 활기가 있는 것은 腎力이 왕성하고 활기가 없을 때는 腎力이 약하다.
· 일과성의 暗色은 피로를 나타낸다.

〈강의〉 腎과 흑색의 관계 및 작용

대체로 몸의 체표에 나타나는 색이라는 것은 크게 나누어서 다섯 가지 있습니다. 肝은 청색, 心은 적색, 脾는 황색, 肺는 백색, 腎은 흑색입니다. 어느 정도 검은빛이 있고, 활기가 있으며, 윤기가 있는 것은 腎이 활발하게 활동하고 있다는 증거입니다. 흑색은 腎으로부터 기능이 나오고 있다는 것을 뜻합니다.26)

▶ 인체에 나타나는 흑색이라는 것은

몸안에서 어떤 것이 활동해서 흑색으로 나타나는가 하면, 일단 정맥혈이 정체된 색으로서 볼 수 있습니다. 味와 비교하면 硬縮性의 味가 鹽味라는 점에서 몸 안의 순환이 너무 지나치게 빨라서도 안 됩니다. 그 사람에게 맞는 순환방법을 하지 않으면 안 되기 때

26) <內經 五藏生成篇 第十> 色味當五藏, 白當肺辛, 赤當心苦, 靑當肝酸, 黃當脾甘, 黑當腎鹹, 故白當皮, 赤當脈, 靑當筋, 黃當肉, 黑當骨.
<內經 經絡論篇 第五十七> 心赤, 肺白, 肝靑, 脾黃, 腎黑, 皆亦應其經脈之色也.

문에 어렵습니다.

몸 안에서 적외선과 자외선을 만나 검게 변하는 색이라면 그것은 白입니다. 白은 肺, 그 자식은 腎이기 때문에 림프액이 자외선과 적외선을 만나면 조금 검게 되는 것이 아닌가 하고 생각해 봅니다. 밖으로 드러나지 않으면 검게 되지 않습니다. 머리카락을 봐도 알 수 있듯이 자신의 몸 밖으로 나와야만 검게 변하는 것이지요. 赤毛는 腎에 心의 작용이 강하게 작용하고 있는 것이라고 생각됩니다. 건강체의 체내에는 흑색은 없다고 생각합니다. 검다는 것은 표피주변이 검은 것이라고 생각합니다. 일단 태양광선에 영향을 받고 있다고 생각하는 것이지요.

아무튼 腎系가 활동해서 黑系統의 색을 내고 있다고 합니다. 활기(생기)가 없는 것, 윤기가 없는 것은 좋지 않습니다.

혈색이 좋아도 활기가 없는 것은 중병에 걸린 사람으로, 위험이 동반됩니다. 혈색이란 일시적인 것이고, 활기는 중심에서 밖으로 활동하는 표시이기 때문에 아무리 심장만의 활동이 좋고 혈색이 좋아도, 다른 계통이 약해져서는 위험합니다.

요컨대, 외견의 형태와 혈색을 보는 것만으로 전체를 판단하는 것은 위험하고, 활기를 보지 못하면 본격적인 진단은 할 수 없습니다.

腎이 허하면 하복부와 허리주변이 연하게 검어집니다. 腎의 힘이 약해짐에 따라서 그 색이 진해지고, 범위도 차츰차츰 넓어집니다. 그것이 점점 위쪽으로 넓어져서 심장주변까지 가면 생명이 위험하게 됩니다.

안면에서 가장 보기 쉬운 곳은 귀나 목언저리 등입니다. 그 사람의 常色과 비교해 보면 알 수 있습니다만, 대개 常色은 귓전으로 판단합니다. 몸의 피부와 얼굴색과는 다릅니다만, 몸의 색에서 활기를 잘 알 수 있습니다. 다시 말해서 나쁜 곳은 반드시 거무스름해져서 나타납니다. 급성은 붉은 색을 띠고, 만성은 暗蒙色입니다. 나쁜 곳은 전체색의 常色과 다른 색을 띠고 있습니다. 하얗다든지, 새까만 곳을 손가락으로 눌러 만지면 딱딱하게 경직되어 있거나 허하여 탄력을 잃어버리기도 합니다. 치료에는 그 주변의 穴을 이용할 필요가 있습니다.

▶ 腎斑(검버섯)이 나오는 것은

腎斑은 노인에게 나타나는 것이 양호합니다. 노인이 되어도 젊은 사람처럼 윤기가 흐르고 있는 것은 오히려 위험합니다. 연령에 맞추어 가는 것이 자연이고, 좋은 것입니다. 노인이 되어도 머리카락은 검고, 腎斑도 나오지 않으면 주의할 필요가 있습니다. 이러한 사람은 건강하다고 해서 너무 무리를 해서는 안 됩니다. 또 젊은 사람의 腎斑은 腎이 저하되어 있다는 그 무엇보다도 가장 중요한 증거입니다. 검정사마귀도 腎斑의 일종입니다만, 어린이에게는 검은 사마귀는 없습니다. 나이를 먹고 생리기능의 변동에 의해서 점점 생겨납니다. 또 이들은 전부 체질이 만드는 것이기 때문에 그 사람의 기질도 함께 보여줍니다. 얼굴은 그 사람의 이력서이기 때문에 끝난 것은 전부 알 수 있으며, 검버섯과 검은 사마귀 등도 과거의 일을 나타내고 있습니다.

또 추위와 만나면 검게 됩니다만, 그것은 순환이 좋지 못함을 의미합니다. 흑인이 검은 것은 적외선·자외선의 영향에 의한 것이겠지만, 그 외에 다른 이유로서는 인종적으로 남방에서는 腎이 왕성하지 않으면 살아갈 수 없는 게 아닌가 하고 생각됩니다.

우리들의 腎은 이들보다 힘이 약하고, 황색인종이라는 점에서 脾旺體가 아닌가 하고 생각해 봅니다. 그것에 비해서 흑인은 腎旺體이기 때문에 대단히 정력적입니다. 머리카락이 곱슬거리는 것도 腎이 강하다는 것을 나타내고 있고, 정력적이라고 하지요.

13. 腎과 沈脈[27)]

洪・濇의 心肺의 맥은 寸口浮位의 天位에 있고, 脾・肺의 緩・弦은 가운데의 人位, 腎・命門의 沈脈은 地位에 있다.[28)] 沈은 寸口에서 橈骨의 깊은 곳에 가라앉아 있는 맥이다.

겨울과 밤은 일년, 하루에서는 저온일 때이고, 이때 혈관은 수축하며, 체온을 유지하기 위해서 표면에서 멀리 떨어져 骨位까지 가라앉는다.

즉, 沈脈은 보온의 자세에 있는 것을 나타낸다. 四時脈 이외의 沈脈은 몸에 냉기가 들어온 것을 나타낸다.

〈강의〉 脈診의 방법에 대해서

▶ 네 개의 맥

맥에 관해서는 몇 번이고 서술했습니다만, 알기 쉽게 설명하면 橈骨動脈의 그림(다음의 그림)과 같습니다.

위에 떠 있으면서 흐름이 심한 것을 洪脈이라고 하고, 한가운데에 있으면서 흐름이 심하면 弦脈, 훨씬 힘이 줄어들어 橈骨에 붙어 있는 것이 沈脈입니다. 濇脈은 비교적 위에 떠 있으면서 혈관 가운데가 힘이 없습니다. 안이 부드럽고 밖이 단단합니다.

洪脈과 濇脈의 차이는 洪은 흐름도 단단하다는 점입니다. 다시 말해 홍수와 같은 맥입니다.

---

27) <東醫寶鑑 四時脈> 肝弦 心洪 肺濇 腎沈 脾緩者 本藏脈也.

28) <東醫寶鑑 寸關尺所主> 脈有三部 卽寸關尺也. 一部有浮中沈 三診 是爲九候也. 上部法天 主胸 以上至頭之有疾 中部 法人主膈下至臍之上有疾 下部法地 主臍以下至足之有疾.

<맥의 종류>

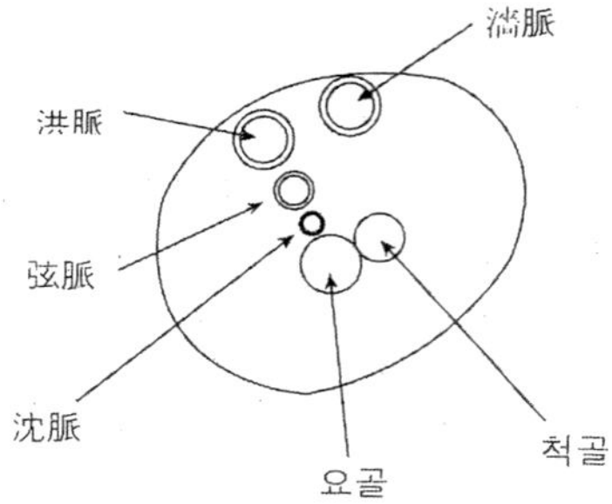

洪脈과 沈脈과는 火와 水의 차이와 같고, 겨울의 맥은 水 같은 맥으로 오그라들어 가라앉아 있습니다. 왜냐하면 추위를 타고, 춥기 때문에 몸을 움츠려서 방한작용을 하는 것입니다. 한편, 여름의 맥은 洪脈인데, 이것은 36.5° 의 항온을 유지하는 데에 여름의 열기를 발산할 목적으로 최대로 열어서 방열작용을 하기 때문입니다. 또 弦脈은 봄의 맥입니다. 추위로부터 점점 가열되기 때문에 움츠려 있던 것이 한가운데에서 밖을 향하여 부풀어오르고, 가라앉아 있던 것이 떠오르면서 넓어지는 모습이 되는 것입니다. 다시 말해서 달리기 시작하는 힘, 속력은 그다지 없어도 전체의 힘은 상당히 강하고, 가속도가 붙는 곳이라고 할 수 있습니다. 가열은 동원이기 때문에 열기가 있습니다. 또 내연력을 상당히 가지고 있으며, 맥이 가는 것에 비해서 힘이 있는 맥, 즉 활의 현이 팽팽히 당겨져 있는 것처럼 느껴지는 맥입니다. 이러한 점에서 弦脈이라고 합니다. 또한 중간에 맥이 있더라도 힘이 없는 맥이 있습니다.

▶ 四季脈에 순응하는 것이 건강체

정상 건강체인 사람의 맥은 춘하추동에 순응하고 있습니다. 外熱에 순응하고 있는 것이 건강체의 사계맥이고, 사계맥은 자연계의 온도에 맞춘 자신의 맥으로 나타내고 있습니다. 사계절을 따르고 있다는 것은 건강한 것이고, 자연의 사계 중 어딘가에서 위반하고 있는 사람은 건강하지 않다는 것입니다. 상태가 좋지 않기 때문에 자연을 따를 수 없습니다. 어쨌든 맥은 몸의 상태를 나타냅니다.

기본적으로 냉열의 사고방식으로 구분해 가면 알 수 있습니다.

沈脈[29]은 겨울이면 자연스럽습니다. 겨울이 아닌데도 沈脈인 경우는 겨울과 같은 몸의 상태, 즉 몸이 차가워져 있다는 것을 의미합니다. 이 냉기라는 것에도 여러 가지 조건이 있습니다. 심장의 활동이 약해서 발열할 수 없거나, 운반할 수 없게 되는 경우도 있고, 일과성으로 차가운 것을 마셔서 차가워지는 경우도 있습니다. 또 지킬 힘이 없어서 그렇게 되어 있는 경우 등 여러 가지있습니다만, 세세한 것은 고려하지 말고 크게 沈脈이란 무엇인가, 沈脈일 때는 어떻게 되어 있는가, 하는 정도만 알 수 있으면 모든 맥에 대해서 바로 알 수 있다고 생각합니다.

洪脈[30]이란 몸이 뜨거워져서 36.5°의 항온을 넘는 경우 체내를 차갑게 하려고 동맥이 피부의 표면에 접근해 있는 상태이므로 겉에서 만져보면 바로 알 수 있습니다. 맥은 빠르고 혈관 내의 流量이 두께에 비해서 많기 때문에 아주 강하게 느껴집니다. 또 濇脈[31]이란 자연계에서는 가을의 맥입니다. 가을은 여름의 더위에서 서늘한 기운이 가해집니다. 초목을 봐도 알 수 있듯이 한 그루 나무의 바깥측, 안측의 힘을 보면 다음 그림처럼 되어 있습니다.

29) 沈 <東醫寶鑑 二十七脈> ○ 陰脈也 輕手不見 重手乃得 曰沈沈若爛綿 尋之至骨 ○ 沈者陰氣厥逆 陽氣不舒之候.

30) 洪 <東醫寶鑑 二十七脈> ○ 陽脈也. 指下洪大有力如洪水波浪 卽鉤脈也. 極大滿指曰洪 卽大脈也. ○ 洪者榮衛大熱 血氣燔灼之候 又曰洪爲熱 爲脹.

31) 濇 <東醫寶鑑 二十七脈> ○ 陰脈也. 細而遲 往來難且散 或一止復來, 又曰往來澀滯 如雨沾沙 如輕刀刮竹狀 濇與澁同 ○ 濇者氣多血少之候 又曰 濇爲精竭血枯.

<봄과 가을의 작용>

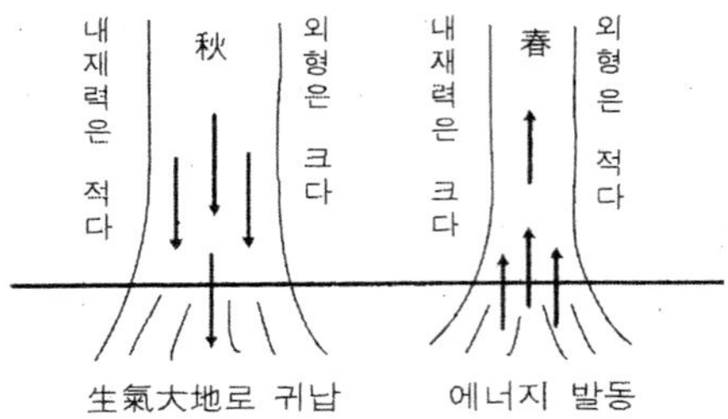

가을과 봄을 비교해 보면 밖에서 보는 모습에서 봄은 힘이 작고, 가을은 성대합니다. 반면에 안쪽의 힘은 봄은 크고, 가을은 축소되어 있습니다. 외부에 잎은 있어도, 안의 중심부의 힘은 뿌리쪽으로 歸納하고 있습니다. 인간으로 말하면 몸은 보통의 젊은 사람과 변함이 없어도 안은 노인의 몸이 되어 있는 것과 같습니다.

봄은 싹은 작아도 굉장한 에너지가 있습니다. 가을은 성인이 되어 밖에서 보면 젊은 사람과 크게 다를 게 없어도 속내용은 상당히 쇠약해져 있습니다. 다시 말해서 內衰해 있는 것으로 外剛內柔로 되어 있습니다. 반대로 봄은 外柔內剛이 됩니다. 밖은 나긋나긋 부드럽지만 안의 성장하는 힘은 대단히 강합니다. 어린이는 만일 높은 곳에서 떨어져도 죽는 경우는 없습니다만, 성인이라면 쉽게 죽는 것과 마찬가지입니다.

이것을 맥으로 표현해 보면 밖은 힘이 강하고 안에는 힘이 없고, 부드럽습니다. 濇脈이란 가을에는 이러한 맥입니다. 또 자연의 맥에서는 가을의 맥입니다. 자연 밖에서 이런 맥이었다면 지금까지 높았던 열이 떨어지기 시작했다는 증거입니다. 陽은 아직 활발하게 활동하고 있지만 陰의 뿌리쪽에 문제가 있는 것이지요.

젊은 사람에게는 젊은 사람의 濇脈이 있고, 노인은 노인의 濇脈이 있는 것처럼 사람마다 다른 濇脈이 있습니다. 이것은 각각 체질이 다르기 때문인데, 바로 이 점이 어렵습니다. 따라서 전부 암기하는 것이 아니고, 원리를 알아두면 무엇이든지 응용할 수 있습니다. 진리방정식을 이해해야만 합니다.

洪脈은 心旺의 맥입니다. 심장이 최고로 활동하도록 하는 조건은 열과 관계합니다. 즉 차갑게 식히는 것도 올리는 것도 열인데, 바로 심장의 활동입니다. 그렇기 때문에 火인 것입니다.

濇脈은 肺旺의 맥입니다. 연령적으로는 노인성의 맥입니다. 濇脈속에 사계맥이 있고, 어린이는 연령적으로는 弦脈입니다만, 이 속에 弦・洪・濇・沈의 사계맥이 있습니다.

요컨대 연령적인 맥에 관해서 처음에 설명했습니다만, 후반에 다룬 것은 사계맥입니다. 누구에게 사계맥이 뛰고 있는가 하는 것을 아는 것이 중요합니다.

<脈의 天人地>

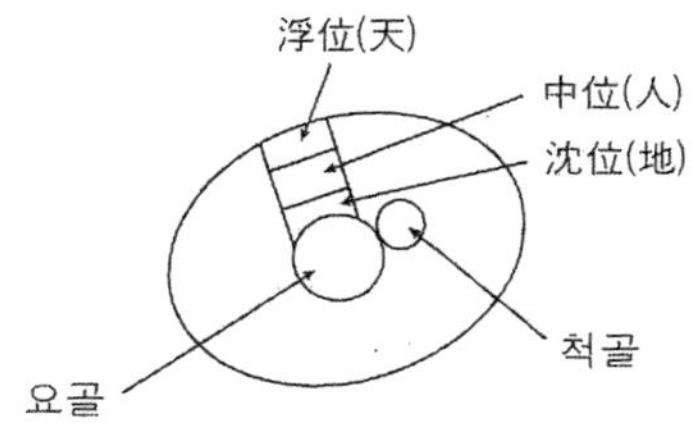

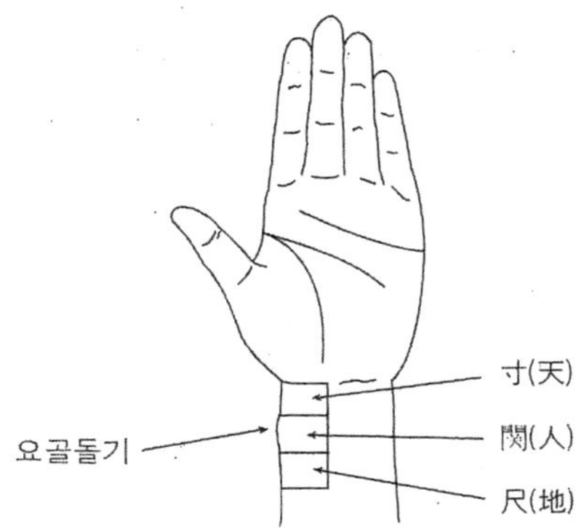

연령별·체질별·사계별의 자연의 맥 등을 아는 것, 그 차질(오차)이 그 사람의 病脈이 됩니다.

心肺의 맥은 寸口의 浮位입니다. 橈骨을 중심으로 해서 손가락을 위와 아래에 붙입니다. 橈骨의 조금 앞쪽의 우묵하게 들어가 있는 곳에 동맥이 달리고 있습니다. 그곳에 가볍게 대고서, 느껴지지 않으면 깊게 강하게 누릅니다. 깊게 누르지 않으면 만져지지 않는 사람은 沈脈이고, 살짝 만져서 느껴지는 사람은 浮位에 있는 것입니다. 깊이가 상중하로 되어 있습니다. 검지손가락이 닿아 있는 부분은 寸의 맥, 중지는 關의 맥, 약지부분이 尺의 맥입니다. 위치도 3단계 있고, 깊이에도 浮中沈의 3단계가 있기 때문에 전부 해서 九候의 맥이라고 합니다. 寸口는 上位에 있고, 天位에 있습니다. 浮는 깊이에서 天位입니다.

表	皮
天	浮位
人	中位
地	沈位

骨

이처럼 寸關尺에도 天人地가 있습니다.

다음은 緩[32]입니다만, 緩은 느슨하다, 조여 있는 몸에서 밖이 느슨해져 안에서부터 힘이 밖을 향하여 나오려고 한다. 즉, 땅이 갈라지고 발아하는 것과 같습니다. 그것이 緩의 글자의 의미입니다. 弦[33]은 활의 현처럼 팽팽히 당겨져 있는 것에서 봄의 맥이라고 생각해도 좋습니다. 이것은 浮中沈 중의 人位입니다.

---

32) 緩 <東醫寶鑑 二十七脈> ○ 陰脈也. 一息四至 往來和緩 少駃於遲 又曰擧按 大而慢 ○ 緩者 衛氣有餘 榮氣不足之候.

33) 弦 <東醫寶鑑 二十七脈> ○ 陽脈也 勁直以長如弦 又曰 擧之無有 按之如弓弦狀 ○ 弦者 氣血收斂 不舒之候, 又曰 弦脈爲勞 爲寒熱瘧 爲拘急痛偏 弦爲飮 ○ 最難調治者 弦脈也. 弦爲肝脈 肝木剋脾土 五臟俱傷故也.

腎과 命門의 맥은 沈位에 있고 尺位에 있습니다. 겨울과 밤은 일년, 하루에서는 저온이고, 몸이 움츠려들며, 혈관은 수축되어 항온을 유지하기 위해서 표피로부터 떨어져서 뼈까지 가라앉아 있습니다. 沈脈은 체내가 보온자세에 있다는 것을 의미합니다. 사계맥 이외의 沈脈은 체내가 차갑게 식어 있다는 것을 나타내고 있습니다.

▶ 맥의 진단방법

九候의 候라는 것은 조사하다, 접하다 등의 의미입니다. 아홉개의 보는 곳이 있다는 것이 九候입니다. 三部는 寸位·關位·尺位입니다. 이것을 三部九候의 맥이라고 합니다. 간단히 설명하면 얼굴에서부터 위의 맥, 관자놀이, 耳門, 人迎이 전신의 寸. 寸口, 神門, 合谷이 전신의 關. 太衝, 太谿, 衝陽이 전신의 尺이라는 전신 三部九候도 있습니다. 또 손목의 三部九候도 있습니다. 그렇기 때문에 복잡하고 까다로워집니다만, 전부 공통적으로 연결되어 있습니다. 全機性이고 하나의 논리이기 때문입니다.34)

이 밖에 맥의 힘, 속력, 압력의 강함·약함과 같은 것도 있습니다. 다음은 개인차가 있고, 연령, 어린이와 노인은 전혀 다릅니다. 어린이의 맥은 弦脈 또는 洪脈입니다. 노인은 澁脈 또는 沈脈입니다. 연령맥을 기본으로 해서 사계맥이 있는 것입니다. 좀더 세분하게 나누면 그 속에 체질맥이 있습니다.

분석해 보면 四季脈과 時脈과 年齡脈과 體質脈과 生理脈(입욕

34) <東醫寶鑑 人身九候脈> ○ 黃黃曰, 何謂三部? 岐伯曰, 有下部, 有中部, 有上部, 部各有三候. 三候者, 有天, 有地, 有人也. ○ 上部天, 兩額之動脈, 以候頭角之氣. 上部地, 兩頰之動脈, 以候口齒之氣, 上部人, 耳前之動脈. 以候耳目之氣. ○ 中部天, 手太陰也太淵穴, 以候肺. 中部地, 手陽明也合谷穴, 以候胸中之氣. 中部人, 手少陰也神門穴. 以候心 ○ 下部天, 足厥陰也太衝穴, 以候肝. 下部地, 足少陰也太谿穴, 以候腎. 下部人, 足太陰也衝陽穴. 以候脾胃之氣. 故下部之天以候肝, 地以候腎, 人以候脾胃之氣.

후·주행후·극도로 긴장될 때 등의 일과성 생리맥)을 종합해서 보는 것입니다. 四季脈과 時脈의 四時脈과 年齡脈은 대체로 다섯 개로 크게 구별하면 되고, 생리맥도 조금 안정되면 정상으로 돌아가므로 알기 쉽습니다만, 체질맥을 잡아내는 것은 대단히 어려운 문제입니다. 체질을 알기 위해서는 모든 방면에서 살펴가야만 합니다.

그런데 맥을 보는 위치는 여러 가지 있습니다만, 寸口의 맥이 가장 일반적으로 연구되고 있습니다. 몸 전체에서의 맥의 장소로서는 寸口는 手部이고, 人位의 맥입니다. 天位의 맥은 목보다 위에 있습니다만, 天位의 속에도 天人地, 人位 속에도 天人地, 地位의 맥에도 天人地의 맥이 각각 있습니다.

그중에서도 寸口의 맥이 가장 진단하기 쉽고, 또 선인들에 의해 많은 연구가 이루어졌습니다.

예를 들어 임신의 유무를 보는 경우는 尺脈이 가장 활발하게 뛰느냐에 달려 있습니다. 자궁은 腎의 계통으로, 혈액이 腎系의 자궁에 왕성하게 흐르기 때문입니다. 맥을 진단할 때의 위치, 힘의 세기 등에 주의해서 감각으로 잡아낼 수 있도록 연습을 쌓아갈 필요가 있습니다.

사계맥, 체질맥을 잘 이해하고 나서 질병을 진단합니다. 인간의 감각은 사용하면 할수록 민감해지기 때문에, 가능한 한 맥의 진단을 놓치지 않도록 노력해야만 합니다. 먼저 맥을 진단할 때는 그 사람의 상태와 望·聞·問診 등을 잘 관찰한 다음 어느 정도 짐작하고 나서 실제로 만져보는 것이 좋습니다. 그렇게 하면 맥을 진단하는 일이 상당히 즐거워집니다.

寸關尺, 이들 세 개가 전혀 다른 맥을 뛰고 있는 것은 아닙니다. 일관된 흐름 속에서 미묘하게 다릅니다. 그것을 체득하는 것이 중요합니다. 피부 위에서 혈관 속의 모습을 보는 것이기 때문에 분명히 어려운 일입니다만, 해 보면 자연스럽게 알 수 있게 됩니다.

14. 腎과 羽音[35]

羽音은 오행에서는 脣音이다.

오십음에서는 ㅁ·ㅂ·ㅃ·ㅍ이 여기에 속한다.

羽音은 腎기능을 높이고, 羽音을 지나치게 발성했을 때는 腎을 상하게 한다.

〈강의〉 羽音은 水系의 音

色體表는 진단학 또는 동양의학의 기초학으로서 중요하기 때문에, 색체표를 충분히 자신의 것으로 활용할 수 있도록 공부할 필요가 있습니다.

羽音은 腎에 관여하고 있습니다. 따라서 羽音이란 水音을 가리킵니다. 音은 원래 木氣가 이루어진 곳에서 움직인다, 발음한다, 발동한다, 발열한다 등의 작용인데, 이들은 전부 木氣작용입니다. 音을 觀音이라고 합니다만, 이것은 우리들이 알고 있는 音뿐만이 아닙니다. 音이란 原子作用, 생물을 생성하는 활동, 양방향순환의 활동이라고 할 수 있습니다.

또 觀音의 音이라는 것은 無에서 有를 만들어내는 有物化되어 가는 활동을 말합니다. 다시 말해서 지상의 것을 뚜렷하게 모습을 드러내는 작용이 音입니다.

현대교육의 지식으로는 상식적, 표면적인 것밖에 알지 못합니다. 이와 같은 깊은 것을 이해하기 위해서는 『易經』을 공부해야만

35) <東醫寶鑑 腎屬物類> ○ 腎在天爲寒 在地爲水 在卦爲坎 在體爲骨 在藏爲腎 在色爲黑 在音爲羽 在聲爲呻 在變動爲慄在竅爲耳 在味爲鹹 在志爲恐 其脈爲足少陰 其液爲唾 其榮爲髮 其臭爲腐 其數爲六 其穀爲豆 其畜爲彘 其蟲爲鱗 其果爲栗 其菜爲藿.

합니다. 경전에 쓰여 있는 의미는 넓고 깊습니다. 天文眞理를 풀이하는 열쇠를 아는 것이지요. 이러한 『易經』을 공부 할 수 있는 여러분은 대단히 행복하다고 할 수 있습니다.

무엇이든지 音이라고 한다면, 우리들이 알고 있는 音이라고만 생각해서는 안 됩니다. 이 세계는 音의 세계이고, 또한 원자의 세계이기도 합니다. "본다"라는 것은 표면을 보는 것이 아니고, 육안으로 보이지 않는 깊은 활동까지 보는 것입니다. 이러한 깊은 작용으로부터 배우고, 그것에 순응해 가는…… 그것이 觀音의 의미라고 생각합니다.

그리고 音이란 木氣작용이고, 觀音의 德은 仁이며 木氣의 德입니다. 봄의 활동, 측은지심(자애)의 활동입니다. 이와 같이 音 전체의 활동은 木氣의 작용입니다만, 이 중에서 木火土金水가 있습니다. 羽音은 木中의 水音입니다. 羽音은 저음입니다. ㅁ·ㅂ·ㅃ·ㅍ은 저음이 아니면 완전한 音이 되지 않습니다만, 腎기능이 가장 중심이 되어 발음하고 있습니다. 腎기능이 저하되어 있는 사람은 이 音에 의해서 고무되지만, 그러나 지나치면 오히려 상처를 입게 됩니다. 저음인 사람은 腎이 활발해서 腎旺유형의 일종이라는 것을 알 수 있습니다. 저음으로 목소리가 쉬어 있으면 피곤하고, 상습적인 것은 무언가에 의해서 腎기능이 방해받고 있다는 것을 의미합니다. 방해가 되는 근원이 肝, 心, 肺, 脾의 어느 쪽인가 하는 것은 다른 것을 보면 알 수 있습니다.

羽音은 입술을 벌린 상태에서 발음되는 脣音입니다. 저음이고, 입술소리이지요. 저음인 사람은 腎旺體입니다. 腎旺體인 사람은 총체적으로 얼굴이 둥굴고, 비교적 빨리 죽는다고 합니다. 왜냐하면 지나치게 사용하기 때문이고, 바로 그 영향이 腎으로 갑니다.

인간은 자신이 가장 자신 있는 것을 가장 많이 사용하고 싶어합니다. 그러나 자신 있는 것이 손상당하면 그것으로 끝나 버립니다. 腎은 생명력이기 때문에 가장 중요한 것이 표면에 나타나게 된다. 이것이 침해당하면 아무 것도 할 수 없게 됩니다. 이 때문에 腎旺體인 사람은 단명하기 쉽다고 하지요. 이것은 무리를 하면 바로 腎에 영향을 미치기 때문입니다.

腎旺體가 腎기능을 저하시키면 白翅·內翅이 됩니다. 자살적 행위라고 할 수 있습니다만, 肝旺體는 간에 의해서 억제를 당하고, 腎旺體는 腎에 의해서 억제를 당합니다.

15. 腎과 呻36)

呻이라는 것은 신음소리를 말한다. 呻吟(詩吟)등, 아랫배에서 소리를 내는 저음은 腎에 관련하고 있다. 고음으로 시원시원하고 분명한 소리가 肝氣의 木音이라하고, 저음은 腎氣에서 나오는 水音으로 腎과 깊은 관련을 맺고 있다.

音은 원래 木氣가 담당하는 것이며, 저음으로 신음하는 듯한 소리의 呻은 木中의 水音이 된다.

〈강의〉 목소리의 진단은 "聞診"의 하나

詩를 읊는 소리는 신음하는 것이라고 봅니다. 고음으로 노래를 부르고 있는 것을 신음한다고는 하지 않지요. 신음하는 것은 저음입니다. 詩吟은 아랫배에 힘을 넣고 소리를 내기 때문에 腎기능을 높이게 됩니다. 腎旺인 사람은 저음의 위협적인 목소리로 이야기

36) <東醫寶鑑 腎屬物類> ○ 腎在天爲寒 在地爲水 在卦爲坎 在體爲骨 在藏爲腎 在色爲黑 在音爲羽 在聲爲呻 在變動爲慄在竅爲耳 在味爲鹹 在志爲恐 其脈爲足少陰 其液爲唾 其榮爲髮 其臭爲腐 其數爲六 其穀爲豆 其畜爲彘 其蟲爲鱗 其果爲栗 其菜爲藿.

를 합니다. 목소리의 진단은 聞診의 일부이기 때문에 자료로도 이용할 수 있습니다.

16. 腎과 겨울

겨울은 남극회로의 태양이고, 일년 중에서는 가장 추우며, 지상에서는 초목이 마르고, 땅속에 생기를 내장시키고 있다. 인체에서도 맥을 체내에 가라앉히고, 피부를 단단하게 하여 겨울을 넘길 태세를 갖추게 되며, 몸안에서는 腎氣를 왕성하게 해서 봄을 향해서 활동할 준비를 정비하고 있다. 겨울은 인체 내에 榮氣를 단단하게 하고, 腎을 중심으로 內政을 하며, 각 조직의 원동력을 축적하고 있다.

겨울은 腎이 왕성하지만, 겨울에 腎을 혹사하면 腎은 깊이 손상된다.

〈강의〉 腎은 겨울의 氣에 좌우된다

▶ 腎이 왕성하게 활동하는 겨울

겨울과 腎과는 어떠한 관계에 있는가 하는 것입니다만, 腎의 활동은 몸 전체에서 보면 가장 깊은 곳, 가라앉은 곳, 작용이 깊은 곳에 있다고 할 수 있습니다.

폐는 비교적 표면에 활동하고 있습니다. 다음이 심장, 이어서 간장, 즉 근육·신경의 활동이 있고, 전체의 기본적인 존재로서 脾가 있습니다. 그리고 腎이 가장 깊은 곳에 있는 것으로 되어 있습니다.

<사계의 작용>

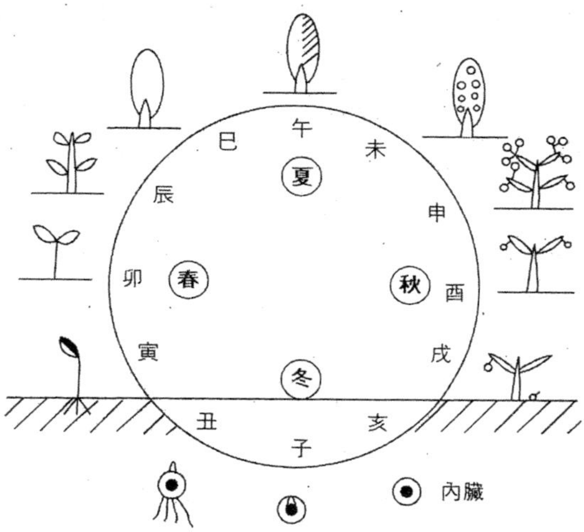

맥이 가라앉아 있다는 것은 맥이 가장 깊은 곳에 있다는 의미입니다. 몸 속의 깊은 곳에서 활동하고 있다는 것을 뜻하지요. 沈脈과 腎과는 상관관계에 있습니다.

沈脈이 되기 위해서는 추위가 필요한데, 겨울이 되면 가장 腎系에 혈액이 많이 가게 됩니다. 그리고 이때 신장의 활동이 가장 왕성하고, 활발해집니다. 겨울은 腎旺이 되지요.

따라서 겨울은 심한 운동이나 과중한 노동을 피하는 편이 좋습니다. 가능한 한 활동하는 시간을 적게 하고, 움직임을 적게 하는 것이 중요합니다. 이것이 겨울에 임하는 자세입니다. 동물은 겨울잠을 잡니다만, 인간도 겨울잠을 자면 더 오래 살 수 있다고 생각합니다. 인간은 인간답게 동적인 동면, 즉 밤에 달리거나 해서는 안 되고, 겨울에도 운동을 심하게 해서는 안 됩니다. 겨울의 자연은 낮, 즉 운동하는 시간이 짧고, 밤은 깁니다. 쉬는 시간을 길게 가지도록 되어 있습니다. 밤에는 빨리 자고 쉬도록 되어 있습니다만, 자연에 반항하지 않고 생활하는 것은 대단히 어려운 일입니

다.[37]

휴식은 腎旺이고, 지나치게 움직이면 腎衄입니다. 우리들은 생명의 腎을 줄이면서 생활하고 있기 때문에 어쩔 수가 없습니다만, 줄이는 방법을 얼마나 능숙하게 하느냐 하는 것이 중요하지요. 자신의 체질, 체력, 사계에 맞는 활동을 하는 것이 현명하게 살아가는 방법이라고 할 수 있습니다.

겨울의 자연계는 응결하고, 밖은 無가 되며, 내재하고 있습니다. 봄과 여름은 양방향순환이고 밖으로 陽氣가 發奮하는 시기입니다만, 亥子丑의 겨울은 지상은 空無하고 내재하고 있습니다. 내재라는 것은 쉬면서 內燃하는 것을 말합니다. 그렇기 때문에 겨울과 腎은 상관관계에 있다고 할 수 있습니다.

겨울에 腎力이 키워져 왕성해지고, 하루 중에서는 밤에 왕성해집니다.

▶ 겨울에는 求心作用이 있다

腎과 겨울에 대한 사고방식은 상당히 중요합니다. 춘하추동과 오장과는 깊은 관련을 가지고 있습니다. 이것은 자연의 활동에 인간의 기능이 순응하여서 활동하고 있기 때문에 자연에 의해서 활동이 조정되고 있다고도 할 수 있습니다. 四時에 맞추어 臟腑를 중심으로 한 조직이 살아 숨쉬고 있는 것이지요. 四時라는 것은 사계, 또는 24시, 하루의 윤회를 합해서 생각해도 좋습니다. 이것이 4대 변화입니다만, 이 기본에 土性이 있기 때문에 전부합하여 5대 변화라고 합니다. 그중에서 腎系는 겨울에 좌우됩니다. 겨울은 인체 內가 추위 때문에 몸이 긴장되어 수렴하고, 한가운데에 힘이 모아지며, 구심작용을 하면서 내연력을 키웁니다.

37) <內經 四氣調神大論篇 第二> 冬三月, 此謂閉藏, 水冰地坼, 無擾乎陽, 早臥晚起, 必待日光, 使志若伏若匿, 若有私意, 若已有得, 去寒就溫, 無泄皮膚使氣亟奪, 此冬氣之應, 養藏之道也. 逆之則傷腎, 春爲痿厥, 奉生者少.

여름은 힘이 밖을 향해서 발산되는 원심작용을 합니다. 양방향순환은 안에 모여진 에너지가 폭발하는 작용을 합니다.

또 점점 추워지면 구심성이 강해집니다. 그러면 힘은 한가운데를 향해서 부지런히 활동하기 때문에 腎이 작용하여 힘을 키웁니다. 이 蓄力은 다음에 오는 양방향순환의 힘이 됩니다. 하루 중에서 보면 밤에는 온도가 낮아지고, 구심성이 되어서 휴식을 취합니다. 腎이 활동해서 蓄力하고 다음날 아침, 밖을 향해서 발동합니다. 이것이 양방향순환입니다. 다시 말해서 구심성과 원심성의 작용이지요.

겨울과 腎의 활동은 이것으로 알 수 있을 것입니다. 예를 들면 운수가 꽉막혀 있을 때는 무엇을 해도 잘 되지 않습니다. 이러한 때는 가만히 內政을 유지하는 것이 좋지요. 꽉 막혀 있을 때에 억지로 움직이지 말고 내적인 힘을 비축함으로써 內運氣가 돌아왔을 때 이 힘을 밖으로 향해 발휘하는 것이 생활의 지혜입니다.

공부는 구심성입니다. 공부를 완전히 求心했다면 이번에는 활용의 遠心입니다. 그러나 원심속에 구심, 구심속에 원심처럼 언제나 음양이 겹친다는 것을 염두에 두어야만 합니다. 이 복잡함을 항상 염두에 두면 사람을 진찰하더라도 표면만이 아니고, 중심의 활동까지 알 수 있게 됩니다.

겨울이나 밤에 腎을 혹사하면 自剋입니다. 밖에서 일어나는 피해를 본인 자신만이라도 견실하면 어느 정도 피할 수 있습니다만, 자신으로부터 발생하는 피해로 허물어지는 것은 치명적입니다. 겨울이나 밤의 水氣가 왕성할 때에 腎水를 剋하는 內傷은 자살적 행위입니다. 예를 들면 밤에 차가운 음료수, 맥주, 주스 등으로 손상되는 것이 가장 무섭습니다. 土剋水도 두렵습니다만, 水剋水쪽이 한층 더 무섭습니다.

腎은 깊은 곳에 활동이 있기 때문에 약간의 기능저하로는 표면에 잘 나타나지 않습니다. 그리고 심하게 약해져 있지 않으면 알아

차리기 힘듭니다. 그러나 일단 腎系를 剋傷하면 낫기 힘들고, 다른 계통이 회복되더라도 腎系는 잘 복원되지 않는 경우가 많습니다.

17. 腎과 北

北方位는 일년 중에서는 겨울, 하루 중에서는 밤의 대기가 활발하게 활동하는 방위이다. 이 겨울, 밤의 氣는 냉기가 심하고, 체표를 움츠리게 하며 內燃의 활동을 만든다.

北의 適氣는 腎을 왕성하게 하고, 北의 剋氣는 腎을 상하게 한다.

주거하는 곳의 북쪽에 하천, 바다 등의 물과 현관이 북쪽, 북쪽의 한가운데에 화장실, 목욕탕 등이 있으면 腎을 상하게 하고 적어도 5년 이내에 腎계통의 병에 걸린다고 한다.

〈강의〉 北의 활동과 家相

▶ 방위와 五氣의 활동

방위에 관한 문제입니다만, 北의 작용은 신장과 관계있고, 따라서 신장에 영향을 미치고 있습니다.

방위라는 것은 무엇인가 하면 우리들은 방위에 좌우되고, 방위에 영향을 받아서 생활하고 죽어간다고 할 수 있습니다. 대기의 활동, 춘하추동의 작용과 방위와는 동일한 기능입니다.

五氣의 작용은 활동하는 시간과 장소와 분야, 또 명칭이 다를 뿐이고, 진리의 기능은 모두 하나입니다. 이렇기 때문에 北이라고 하면 춥다고 하는 것처럼 모두 같이 생각하여야만 합니다.

<방위의 작용>

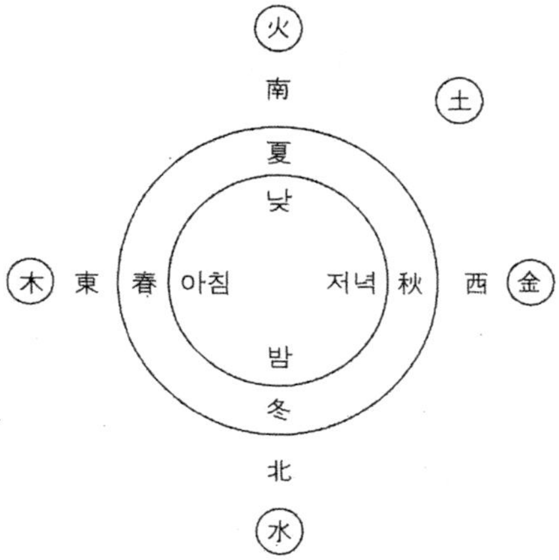

각 방위의 활동의 차이는 태양의 순환, 북극에서 남극으로 흐르는 磁氣, 바람의 방향 등에서 전부 다릅니다.

北은 풍향을 받습니다. 북쪽 면에는 여름, 아침저녁 태양이 약간 비치지만, 낮에는 비치지 않습니다. 겨울의 북쪽은 24시간 내내 비치지 않고, 남쪽은 이것과 정반대입니다. 다시 말해서 남쪽은 24시간 내내 태양이 비칩니다. 그러나 여름의 태양은 75°의 경사로 회전하기 때문에 남향 집 안에는 陽光은 들어오지 않습니다. 그러나 태양열에 의해서 공기가 뜨거워지고, 여름은 남쪽에서 풍압을 받아서 夏氣가 이 방향에서 流動해 옵니다.

겨울은 당연히 태양이 우리들로부터 멀리 떨어져 있어 작은 태양이 됩니다. 이것에 따라서 온도도 낮아지고, 해도 짧아집니다. 이때의 북측의 작용은 태양이 작다는 것이지요. 가장 추운 곳은 태양이 거의 비치지 않는 곳입니다. 겨울의 북쪽에는 태양이 전혀 비치지 않습니다. 陰氣가 상당히 왕성하고 추위가 심하지요. 이것은 겨울입니다. 그렇기 때문에 겨울과 북은 활동은 하나입니다. 그리고 水性도 陰氣 왕성하여 求引性을 가지고, 차가운 것이 본래의 기능입니다.

<사계의 태양 위치>

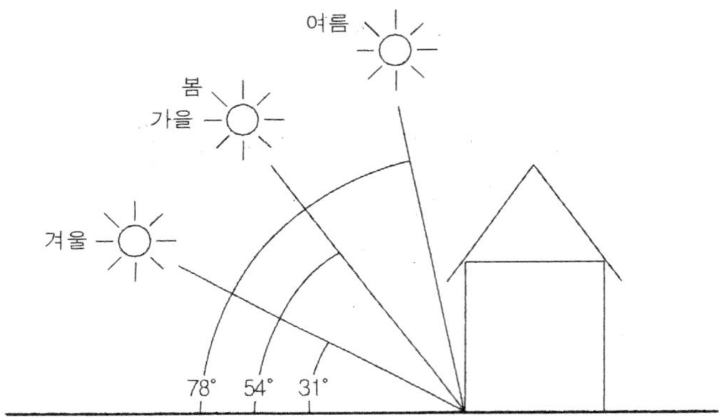

<사계의 태양 출몰 위치>

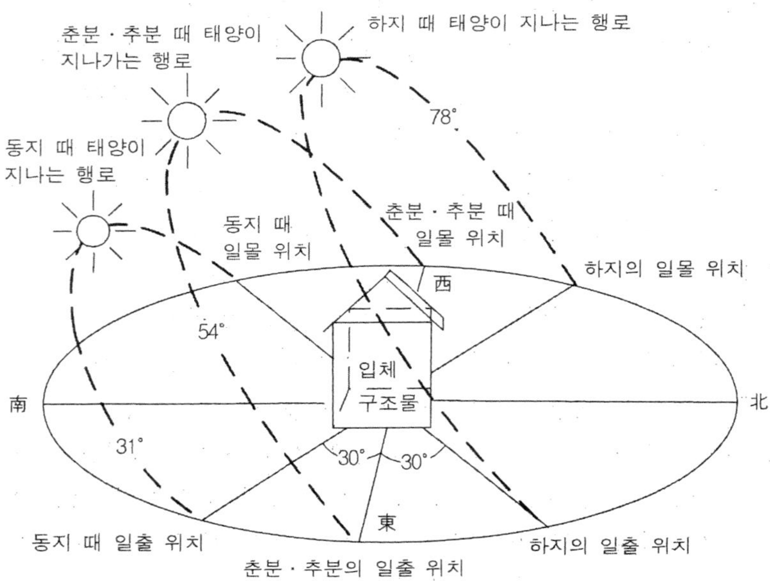

水의 본래의 기능은 냉기입니다. 겨울은 북쪽 방향에서 활발하게 작용하고, 냉각시키며, 北旺 즉, 冬旺이 됩니다. 추위에 대해서 구심작용이 인체에 생기고, 腎系가 왕성하게 활동하는 결과가 되며, 腎系와 北과는 깊은 관계를 가지고 있습니다.

봄이 되면 적도 위를 태양이 지나가기 때문에 남향의 집에서는 태양이 많이 들어옵니다. 이 경우, 일본에서는 대개 동쪽의 정중앙선에서 태양이 뜨고, 54°의 경사로 회전하면서, 서쪽의 정중앙선으로 집니다.

동쪽방향이라도 춘하추동에서는 태양이 뜨는 위치가 전부 다릅니다. 그렇기 때문에 자칫하면 태양이 떠오르는 방향을 정확하게 파악할 수 없는 경우도 있습니다.

춘분, 추분은 54°의 경사로 태양이 돌기 때문에 집안에서도 태양이 들어옵니다. 그런데 여름이 되면 태양이 우리들에게 가까워지고, 북쪽에서 뜹니다. 대체로 78°의 각도로 뜨기 때문에 완전한 남향의 집에서는 여름은 전혀 태양이 비치지 않습니다. 동쪽 면과 서쪽 면에는 태양은 비칩니다만, 남쪽 면에는 들어오지 않습니다. 여름의 아침은 북측에 태양이 비칩니다.

북측도 여름에는 남쪽 측면의 활동이 됩니다. 그러나 남쪽 측에서 풍압이 가해지고 있기 때문에 아무래도 여름의 상징적인 활동은 역시 남쪽 면이 주체적으로 활동하고 있는 것이지요.

자연의 활동은 상당히 복잡하고 어렵습니다. 머릿속에서 그것을 논리정연하게 정리해 놓지 않으면 좀처럼 이해하기 힘듭니다.

현대의 교육은 일면교육, 평면교육이 많기 때문에 이러한 자연의 복잡한 활동을 생각한다는 것은 힘듭니다만, 훈련하면 누구라도 이해할 수 있습니다. 윤회와 시간적 경과와의 짝을 잘 맞추면 됩니다. 잘 모를 때는 그러한 것이라고 믿는 것 이외에 별다른 방법이 없습니다.

北方位는 겨울의 활동을 합니다. 하루 중에서는 밤의 대기가 활발하게 작용하는 방위입니다. 겨울과 북쪽, 밤과 북쪽은 같은 작용을 하고, 상관성을 가지고 있습니다. 요약하면 밤, 겨울, 북쪽은 水性의 水氣 기능입니다. 오행부호는 모든 기능의 전체부호입니다만, 이것이 水性입니다.

대체로 北이라는 이치, 腎과의 관계를 알 수 있으리라고 생각합니다. 구체적으로 말하면 북쪽의 適氣는 腎을 왕성하게 하고, 즉 자신의 몸에 유익하게 되어 활동하는 작용은 腎을 왕성하게 합니다.

받아들이는 측과 바깥 측과의 상관이 適比例하고 있는 경우가 適氣입니다. 사실은 추위를 만나면 腎이 작용하는 것이지만 몸이 약해서 방위력이 없을 때, 추위를 만나면 반대로 腎이 항진하여 약해져 버립니다. 완전 健康體에게는 북쪽의 氣, 겨울의 氣는 腎을 왕성하게 합니다. 그러나 腎에게 방어할 힘이 없을 때는 겨울의 氣, 북쪽의 氣는 반대로 腎기능을 저하시킵니다.

냉기도 이와 마찬가지입니다. 자신의 몸이 완전하게 추위를 막을 수 없을 때는 감기에 걸리거나 합니다. 이것은 몸을 피로하게 하거나 섭생을 잘 못하여 腎과 폐의 활동을 저하시켰기 때문에 막을 수 없는 것이지요. 內傷해 있으면 막을 수 없는 것입니다.

겨울의 추위도 해가 되는 사람과 유익한 사람이 있습니다.

九星에서는 선을 쌓고 있는 사람을 祐氣保有者, 악을 쌓고 있는 사람을 剋氣保有者라고 합니다. 이것과 마찬가지로 섭생을 해서 체력을 충분히 쌓은 사람은 祐氣保有者이고, 不攝生하여 병이 나기 직전까지 체력이 떨어진 사람은 剋氣保有者입니다. 전자의 祐氣保有者는 적당한 한기를 만나는 것은 괜찮습니다만, 剋氣保有者는 약간의 寒冷이라도 몸에 냉기를 불러들여 발병하게 됩니다.

이것은 받아들이는 측에도 건강여부의 內因이 있고, 외부의 심한 寒冷과 박테리아 등의 外因도 있기 때문에, 반드시 양쪽을 같이 고려하여야 합니다.

▶ 家相으로 보는 방위

북쪽 방향에 화장실·목욕탕 등을 둡니다만, 북의 정중앙선 상에 물과 관계있는 구조물이나 출입구 등이 있으면 집안에 북쪽의 氣가 들어옵니다. 북면의 창문은 높이 세우고 작게 만드는 것이 家相의 원칙입니다. 이것은 상당히 과학적입니다. 겨울에는 북쪽에서 풍압이 가해집니다만, 냉기는 아래에서 들어옵니다. 창문을 높이 세우면 냉기를 방비할 수 있지요.

여름은 남쪽에서 풍압이 가해집니다. 냉기는 밑에서 들어오고 열기는 위로 나갑니다. 빠져 나가는 바람은 작은 창문으로 충분합니다만, 강력한 힘으로 열기가 위로 빠져나가기 때문에 기류가 심하게 일어나서 서늘해집니다.

만약 현관 등의 출입구가 있으면 아래까지 입구를 막고 있기 때문에 아래쪽으로부터 냉기가 들어옵니다. 이렇게 되면 겨울에 아무리 따뜻하게 해도 소용없습니다. 따뜻하게 하면 할수록 산소가 부족하게 되고 머리가 이상해져 버립니다.

북쪽 면에 입구가 나있는 집은 즉, 차가워지는 조건을 갖춘 집이라고 할 수 있으며, 이것은 매일매일 찬 과일을 먹고 있는 것과 같고, 몸 안에 냉기가 들어옵니다.

학자에게는 북쪽 현관이 좋다고 합니다. 즉 머리가 냉담해져 있으면 사물을 생각하는 데에 좋다는 것이지요. 춥더라도 견딜 수만 있다면 좋겠지요. 따라서 보통은 북쪽 현관은 좋지 않다고 합니다.

현관이나 문은 사회를 대하는 집안의 얼굴입니다. 북향집의 사람은 침울하고 음험한 얼굴이 됩니다. 체력이 있는 튼튼한 사람이라면 끈기와 인내력이 강해집니다만, 힘이 없는 경우는 북쪽의 煞氣에 침해당하게 됩니다. 家相은 대개 5년 정도 지나면 나타납니다만, 運氣가 약해져 있는 사람에게는 바로 나타나기도 하지요.

運氣가 왕성한 사람은 그다지 영향을 받지 않습니다만, 運氣라는 것은 일정하게 움직이는 것이 아니고, 盛衰가 있기 때문에 언제든지 왕성하다고 할 수 없습니다. 왕성할 때에는 그 기세에 맡기나, 제멋대로 굴면 衰運이 되었을 때, 한쪽으로 치우쳤던 不攝生과 兇氣保有의 빚이 전부 한꺼번에 되돌아오는 결과가 됩니다. 북쪽의 방위는 추위를 막지 않으면 안 됩니다. 화장질, 목욕탕 등 水性은 水 + 水, 즉 水過剩이 되어 兇氣가 됩니다.

또 북쪽의 방위는 몸에 좋지 않습니다. 이것은 자연의 논리에 들어맞습니다. 북쪽의 나쁜 家相에 살면 腎이 모르는 사이에 상하게 됩니다.

집은 우리들을 지키는 母體입니다. 母體의 영향은 자식에게 상당히 많은 영향을 끼치게 됩니다. 모체가 吉이면 자식에게 吉의 영향을 미칩니다. 집이 母라면 여기에 사는 우리들은 子에 해당하지요. 우리들이 자고 있을 때에 집은 많은 작용을 합니다. 家相은 존중해야만 합니다. 북면은 수호의 방위이기 때문에 될 수 있는 한 두꺼운 벽, 높은 담, 큰 나무 등으로 바람을 막을 수 있는 것, 玄武의 수호를 강화하는 편이 좋습니다.

18. 腎과 壬癸 · 亥子[38]

壬은 陽의 水, 癸는 陰의 水이고, 水行의 음양을 나타내는 부호이다.

이 十干은 天氣의 활동을 나타내고, 十二支는 달의 영향을 나타내는 부호라고 한다. 亥는 陰水, 子는 陽水이고, 어느 쪽도 水계통의 작용을 나타내고 있다.

38) <東醫寶鑑 腎主時日> ○ 腎主冬足少陰太陽主治其日壬癸.

<十干·十二支와 氣>

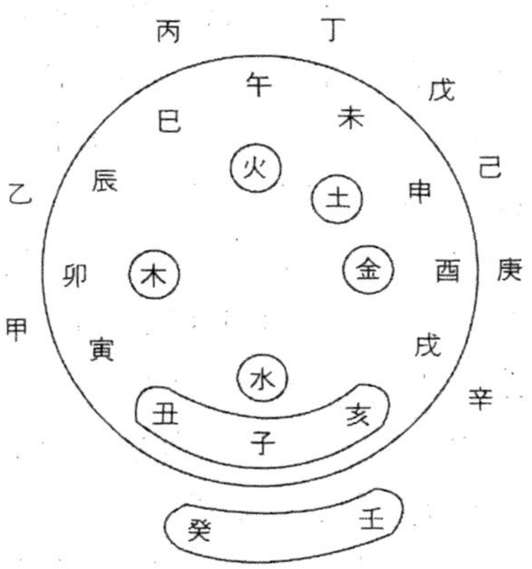

六十甲子의 편성에서는 陽干과 陽支, 陰干과 陰支가 편성되고, 天氣의 열 종류, 地氣의 열두 종류가 길항하여 60쌍의 활동이 이루어지고, 年·月·日·亥의 부호 또는 활동으로서 사용되고 있다.

이 水行끼리의 편성에서는 壬子, 癸亥가 된다.

壬子의 의미는 사람의 정에 작용하는 경우, 인정에 두텁고, 인자한 마음을 가지며, 지혜가 있다. 나쁘게는 정에 빠지고, 색정에 고민하며, 나쁜 간계를 꾸민다.

癸亥는 壬子의 큰 바다의 물에 비교되어, 급경사를 흐르는 폭포처럼 급한 성질이 있고, 情과 知가 전자에 비해서 편견이 심하고, 과격한 면이 있다. 愛憎急激한 성질이다.

〈강의〉 天地의 활동과 오장의 길항

水의 兄과 水의 妹의 관계는 즉 陽과 陰입니다. 十二支에서 亥와 子는 水氣이고, 丑은 土氣를 포함한 水입니다. 그러므로 丑은

土와 水와 三合의 金氣를 포함한 세 가지가 들어가 있습니다. 土를 중심으로 金과 水가 들어가 있는 것이지요.

壬은 陽의 水, 癸는 陰의 水이고, 이 十干은 天氣의 활동을 나타내고 있습니다. 旬이란 10일간씩을 말합니다. 한해에는 月의 단위와 10日1旬의 日의 단위가 있습니다.

어쨌든 태양의 순환과 달의 순환이 짝을 지은 가운데 지구의 생물은 생성되어 있다고 해도 과언이 아닙니다. 달의 순환은 어려워서 잘 이해되지 않습니다만, 水를 발생하고, 潮의 干滿에 관계하고 있습니다. 태양계의 활동과 달의 활동의 交流度의 힘의 관계를 이해한다는 것은 대단히 어려운 일입니다. 그러나 우리 인간은 양쪽의 활동으로 성립되어 있다는 것만은 틀림이 없는 것 같습니다.

다시 말해서 달은 어머니 같은 존재로서 지구의 주위를 빙글빙글 돌면서 우리를 지켜 주고 있습니다. 한편, 태양은 아버지 같은 존재로서 우리들에게는 멀리 떨어져 밖에서 태양광선을 보내 주고 있습니다. 이와 같이 우리들에게 달은 어머니, 태양은 아버지라고 봐도 될 것 같습니다. 그러한 관계에서 성립되어 있는 것이 인체이지요.

▶ 十干과 十二支의 관계

옛날 사람들은 어떤 식으로 이 대자연을 이해했는지 알 수 없습니다만, 하나의 天의 활동을 10일 10일의 범주에서 旬의 단위로 만들고, 이 旬의 단위는 10일이 3회하여 30일을 한 달, 1달의 단위는 12하여 1년으로 하였습니다. 이것은 다만 머릿속에서 생각해낸 것이 아니고, 경험과 천체의 활동을 보고 추측한 것이라고 생각합니다.

旬의 10日, 月의 12의 근본은 二과 五입니다.

기초정수의 2와 3과 5로 모든 숫자는 이루어지고 있습니다. 물론 1이라는 太極은 2와 3과 5의 출발입니다. 1이 분화되어 2와 3과 5가 됩니다. 2와 3이 짝을 이루어 5가 생겨납니다.

十干, 十二支는 줄기와 가지의 관계를 이루고 있으며, 한 쌍으로 되어 있습니다. 한쪽은 열 개, 다른 한쪽은 열두 개로 되어 있습니다만, 이것은 數와 같은 부호입니다. 사실 옛날에는 숫자로서 사용되어졌습니다.

• 十　干: 甲乙丙丁戊己庚辛壬癸甲乙
• 十二支: 子丑寅卯辰巳午未申酉戌亥

甲子, 乙丑과 같이 짝을 맺으면 두 개가 남습니다. 甲이 戌과 짝을 맺고, 乙과 亥라는 식으로 되풀이되고 되풀이되면서 陽과 陽, 陰과 陰이 짝을 맺고, 최후의 癸와 亥가 빈틈없이 짝을 맺을 때까지 60년이 걸립니다. 十干과 十二支가 전부 다른 종류로 짝이 이루어져 있는 것이 60쌍이 있습니다. 이것을 六十甲子라고 합니다.

지금은 환갑이라는 식으로 사용되고 있습니다만, 육십 세에 환갑축하를 하는데 그것을 한 형태의 一元으로 의미를 부여하기 때문입니다. 一元이 60년, 60년이 세 번 겹치면 180년이 되는데, 이것을 커다란 一元이라고 합니다.

최초는 上元, 다음을 中元, 최후를 下元이라고 합니다. 일개월에서는 상순, 중순, 하순이라고 하지요. 일 년을 三元으로 나누면 7월 무렵이 中元이 됩니다. 그것은 지금도 유지되고 있지요. 元이라는 것은 하나의 基礎體이기 때문에 세 개의 基礎體로 하나를 이루는 것이지요,

모든 것은 二와 三과 五로 성립되어 있기 때문에, 二와 三과 五의 견해를 알고 있으면 무엇이든지 이해할 수 있습니다.

陰陽, 五行, 三才觀입니다. 사물을 보는 방법은 이것에 의해서 만들어져 있습니다. 인체도 二와 三과 五로 성립되어 있다는 것은 이미 설명한 그대로 입니다.

十干이 여섯 번 회전하면 정확히 육십이 됩니다. 三元三元으로

나뉘어져 있습니다만, 易도 三元三元으로 나뉘어져 있습니다.

十干과 十二支가 陰과 陽입니다. 다시 말해서 十干 그 자체가 전부 陽, 十二支 그 자체가 전부 陰입니다. 그 중의 陽中의 陽, 陽中의 陰, 陰中의 陽, 陰中의 陰으로 되어 있습니다. 맨 처음에 오는 것이 陽으로, 甲과 子입니다. 다시 말해서 陽의 十干과 陽의 十二支가 짝을 맺고 있습니다. 十干은 陽은 陽끼리, 陰은 陰끼리 반드시 짝을 이루고 陽과 陰이 짝을 이루는 경우는 절대로 없습니다.

壬의 의미는 당연히 水의 의미입니다. 壬, 癸 또는 亥年, 子年의 星을 가지고 있는 사람은 좋으나 나쁘나 신장과 깊은 관계를 가지고 있습니다. 천문학적으로 생성될 때에 水氣의 힘을 강하게 받아 성립되어 있다고 볼 수도 있습니다. 좋다든지, 나쁘다든지, 반드시 어느 한쪽으로 치우쳐 있기 때문에 예를 들면, 다른 장기보다도 腎이 강하게 생겼다든지, 다른 장기보다 약하게 생겼다든지 하는 변화가 있습니다.

성질은 여러 가지가 섞여 있기는 합니다만, 일부분의 성질로서 壬, 癸, 亥, 子의 사람은 水와 관계하고 있기 때문에 水의 성격인 애정·지혜·단결성·잠입성 등을 가지고 있습니다. 단, 陽의 水와 陰의 水는 차이가 있습니다. 다시 말해서 陽의 水는 큰 바다처럼 대범한 면이 있고, 생각이 크며, 박애적인 면을 가진 사람이 많습니다. 癸쪽은 하나에 한정되어 있어 좋아하고 싫어하는 것이 확실하고, 좁지만 깊은 맛이 있으며, 水行의 사람에게 원망을 사면 끝까지 풀어지지 않습니다. 지혜가 있기 때문에 이 지혜를 나쁜 쪽으로 사용하면 그렇게 됩니다. 지혜와 정(情愛)을 어떻게 사용하는가에 따라서 여러 가지로 나누어집니다.

▶ 오장과의 관계는

신장과의 관계는 신장도 水의 활동을 갖고 있습니다. 壬, 癸라는 것은 하나의 천지 활동의 부호입니다만, 신장과 어떤 식으로 관련을 맺고 있는가 하면 역시 壬, 癸, 亥, 子의 年이나 月이나 日이 왔을 때는 腎이 旺氣합니다. 이때에 腎에 힘이 없으면 腎기능은 더 저하되고, 힘이 있는 경우는 腎의 힘이 활발해져서 이 계통은 매우 활발하게 움직입니다. 自然體이기 때문에 자연작용에서는 이렇게 되는 것입니다.

심장이 약한 사람이라던가, 旺相의 死에 해당하는 계통의 증상을 갖고 있는 사람은 相剋現象을 일으킵니다. 旺相死囚休를 적용시키면 알 수 있습니다. 水旺일 때 五系는 어떻게 되는가 하면 囚와 死에 해당하는 때는 좋지 않습니다.

腎은 旺氣하는 것입니다만, 이때에 힘이 없으면 旺이 담당하는 일이 너무 많아서 몹시 지치게 되고, 상당한 부담을 짊어지게 되며 따라서 腎의 기능이 저하되고, 腎계통이 발병하게 됩니다. 간장의 경우는 腎系가 자신을 지켜주기 때문에 괜찮습니다.

<五臟의 旺相死囚休>

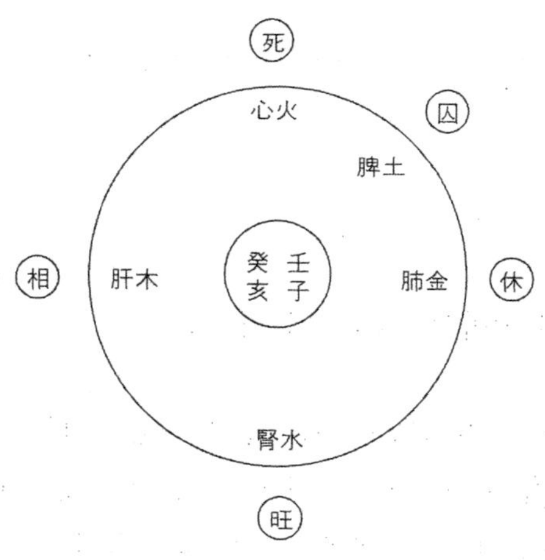

相剋이 되는 心은 가장 좋지 않습니다. 힘이 있으면 아직 괜찮

습니다만, 힘이 없으면 영향을 심하게 받게 됩니다.

자신이 壬, 癸, 亥, 子의 年月日에 태어난 사람은 腎기능이 왕성할 때에 태어났기 때문에, 선천성으로는 腎旺이라고 할 수 있습니다. 그리고 水性의 성질을 가지고 있습니다. 생년월일에 의해서 그 사람의 체질·성질·운세·命力을 전부 알 수 있습니다. 자세히 보면 인간의 얼굴은 전부 다릅니다만, 왜 다른가 하면 작용이 다르기 때문입니다. 다시 말해 근본인 자연계의 작용이 다르기 때문이지요. 시시각각 변화하는 자연계의 활동에 의해서 우리들이 만들어져 있기 때문입니다. 아버지·어머니·선조나, 환경·교육 모두가 다르기 때문입니다. 완전히 똑같은 것은 없습니다.

이것은 같은 부모에게서 태어난 형제자매의 경우에도 같다고 말할 수 있습니다. 타인과 비교하면 형제자매는 닮았습니다만, 이 사이에는 시간의 차이인 우주의 작용이 있습니다. 자연의 활동이 다르기 때문에 형제자매라고 해도 전부 다른 것입니다. 이것을 보더라도 우리 인간들은 자연의 활동이 중심이 되고 있다는 것을 잘 알 수 있습니다. 十干·十二支는 바로 자연활동의 부호에 지나지 않습니다.

19. 腎과 坎

坎은 易卦의 水行이고, 삼라만상의 모든 水의 기능을 나타내는 易 부호이다.

하늘에 있어서는 비·눈·서리 등의 水氣를 나타내고, 지상에 있어서는 흐르는 물·강·하천·바다 등의 水類를 나타내며, 인체에 있어서는 신장계통과 그 활동을 나타내고 있다.

〈강의〉 易의 활용에 대해서

坎은 水의 부호입니다. 흙을 부수면서 흘러가는 모습이고, 물이 지상에 흘러들어가는 모습입니다만, 오행작용으로 말하면 水의 작용입니다.

水의 활동은 하늘에 있어서는 비・눈, 그 밖의 모든 수질, 또 지상에 있어서는 강・바다, 흐르는 것이 중심이기 때문에 호수와 물이 괸 것은 兌라고 합니다. 兌는 澤입니다. 흐르는 모습은 水의 활동입니다만, 얼음은 坎이 변한 것으로 兌가 됩니다.

十干・十二支는 자연계의 흘러가는 작용을 甲, 乙, 丙…… 이라는 부호를 붙여서 나타낸 것입니다만, 易이란 것은 이 기능이 활동하고 있는 상태, 흐름의 상태, 모든 상태를 꿰뚫어 보는 것입니다. 十干・十二支는 不動의 의미를 가집니다만, 易은 부동의 의미를 가지면서 모든 곳으로 유추해 가는 작용을 가지고 있습니다. 모든 사고방식은 뻗어나가는 구조로 되어 있다는 것을 의미합니다.

예를 들면, 현미경은 현미경으로 보는 것밖에 보이지 않습니다만, 易은 현미경・쌍안경・천체망원경, 인간의 눈처럼 자유자재로 활동할 수 있습니다. 여기에 어려움이 있는 것입니다. 인간에게 자유자재성이 없으면 마찬가지로 단조롭게 보일 뿐입니다. 아주 넓은 시야를 가지고, 깊은 곳을 보지 못하는 사람이면 易을 종횡무진 마음대로 사용할 수 없습니다.

인체의 치료에 뜻을 둔 여러분은 대우주 및 소우주를 아는 사람들이기 때문에 시야를 넓혀야만 합니다. 마지못해 억지로 공부해서는 이 분야에서 성공할지 의심스럽습니다. 이 진리를 못 본 체하고 그냥 넘기려고 하는 사람은 인체의 치료, 즉 소우주 제패따위는 생각할 수도 없습니다.

20. 腎과 一·六

腎은 水行, 生數 一, 成數 六은 水系의 수이다.

天이 제일 먼저 水를 만들어 냈다고 하여 水에는 一의 부호가 붙어 있다. 인체도 부모가 합쳐져서 먼저 水氣인 腎精을 발하고, 腎體의 시초를 이룬다. 天도 사람도 모두 동일한 기구이고, 腎과 生數 一, 成數 一의 六도 같다.

〈강의〉"天一水를 낳는다"

· 生數: 一 二 三 四 五
水 火 木 金 土
· 成數: 六 七 八 九 十

六이란 것은 五라고 하는 一巡을 마치고 다음의 一이 되는 숫자, 즉 五와 一이 됩니다. 그렇기 때문에 六은 成數의 一이 되는 것입니다.

一에서 五는 基礎數입니다. 數라는 것은 부호이기 때문에 모든 물체는 一에서 五의 구조적 활동이며, 이것은 원자가 변한 것뿐입니다. 六으로 변한 것은 生水의 一, 그렇기 때문에 一과 六은 水의 활동입니다. 一과 六의 차이는 가장 먼저 생긴 一과 두 번째 생긴 一이라는 것입니다.

왜 水를 一로 하는가 하면 고전에 天一水를 만든다고 쓰여 있듯이 자연계에서 생물을 만들어 내는 근본은 水입니다. 水가 있기 때문에 모든 것은 생기는 것입니다. 만들어 가는 활동의 순서에서 水가 一인 것입니다. 다른 별에 생물이 없는 것은 水가 없기 때문이라는 것은 누구든지 알고 있지요.

인체의 오장의 생성순서도 腎이 첫 번째로 만들어져 있습니다. 부모로부터 腎精體를 받고, 腎精體에 고동이 생겨 심장이 생기고, 그 다음에 간장의 근육신경체가 생기고, 이어서 폐의 산소흡입 기관이 만들어져 모체를 통해서 호흡을 하게 되고, 그리고 나서 脾 전체, 즉 육체가 만들어진다…… 이것이 최종 결론입니다.

21. 腎과 寒

寒氣는 겨울을 만들고, 밤을 만들며, 腎氣를 만들고 있다. 인체는 추위를 만나면 몸을 움츠리고 내연성을 강하게 하며, 腎의 활동을 활발하게 만든다. 여름의 지하수는 차지만, 겨울의 지하수는 따뜻하다. 이것은 열냉의 拮抗表裏現象이고, 온도는 열만으로 이루어져 있는 것이 아니고, 열기와 냉기의 협력교합으로 이루어져 있다. 한쪽의 온도가 내려가면 또 다른 한쪽은 이것에 비하면 올라가게 된다.

外氣가 내려가면 내려갈수록 지키려고 하는 내연이 강하게 활동하고, 腎의 힘이 왕성해진다. 그러나 지키는 힘이 없으면 죽음으로의 전환점으로 바뀐다.

〈강의〉 腎과 寒의 관계 및 활동

腎과 추위와의 관계입니다만, 한기는 겨울을 만들고, 腎氣를 만들고 있습니다. 인체는 추위를 만나면 무의식중에 몸을 움츠리는데, 그만큼 보온강화체제를 취한다고 할 수 있습니다.

▶ 熱과 冷은 길항한다

양방향순환이란 것은 가열작용입니다. 이 가열작용을 木氣라고 부르고 있습니다. 작은 씨앗에 열이 가해져 무럭무럭 성장해가는 것을 伸長作用이라고 합니다. 이것은 양방향순환作用이고, 가열작용이라고 합니다.

양방향순환 作用은 중심에서 밖을 향해서 활동하고 있습니다(아래의 그림 참조). 이것을 遠心性이라고 하지요. 따뜻해지면 몸은 팽창됩니다만, 이것은 몸 안에서 바깥 측을 향해서 원심성이 작용하기 때문입니다.

음방향순환은 반대로 팽창되었던 것이 寒를 향해서 求心性으로 작용합니다. 중심을 향해서 그 힘이 수축되고, 깊은 곳에 모여서 그곳에서 부지런히 영위활동을 합니다.

<양방향순환 · 음방향순환의 작용>

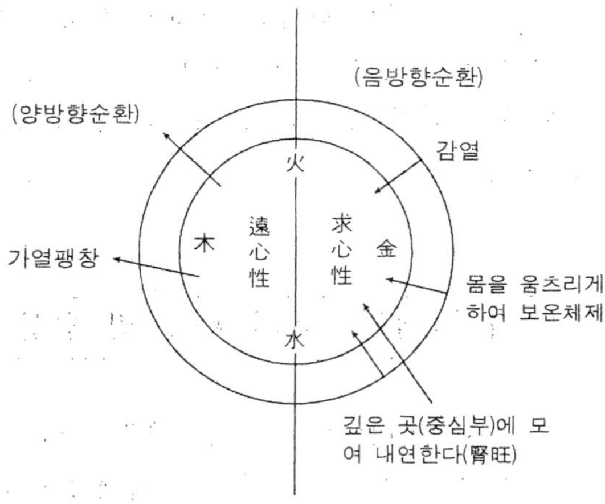

腎이 가장 중심이 되는 장기이고, 深部臟器로서 그 전체를 지배하는 근원적인 힘이 됩니다. 그렇기 때문에 腎旺이 되는 것입니

다. 중심이 가장 강한 상태라는 것은 腎이 왕성하게 되어 있다는 것을 의미합니다.

움직인 상태에서는 腎이 중심이 되어 100% 활동할 수 없습니다. 靜體에서 비로소 腎은 旺體가 될 수 있습니다. 즉 활동이 구심적으로 작용하기 때문입니다. 그렇기 때문에 추위가 강하면 강할수록 腎의 힘, 내연성이 강해진다는 것이지요.

자연계에서는 겨울의 추위가 강하면 강할수록 그 다음의 봄에 좋은 싹이 나옵니다. 따뜻한 겨울의 경우에는 결코 좋은 싹이 나오지 않습니다.

<寒氣의 작용>

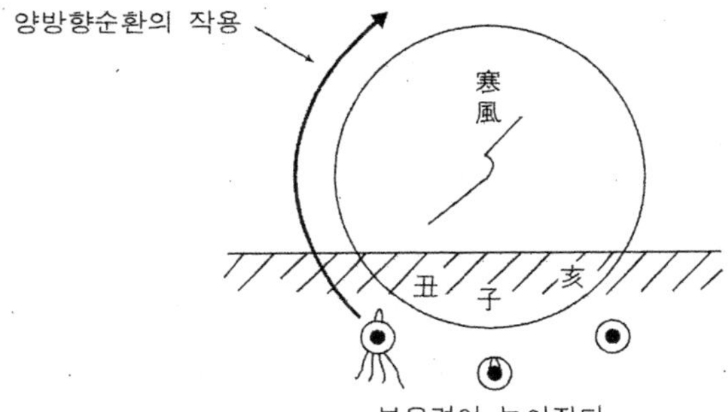

이 원리는 밖의 추위가 강하면 강할수록 안쪽의 보온력이 높아지기 때문입니다. 지하수에서도 알 수 있습니다만, 겨울의 지하수는 따뜻하고, 여름의 지하수는 차갑게 느껴집니다.

熱과 冷은 길항하고 있습니다. 추워졌다는 것, 즉 추위가 늘었다는 것은 더위가 줄었다는 것을 말합니다. 양면을 생각해야만 합니다. 이것이 동양의학적인 사고방식입니다.

더워지면 차가움이 줄어든다고 생각하는 것을 잊어버리는 경향이 있습니다만, 인체의 경우에서도, 天文의 경우에서도 반드시 냉열은 길항하고 있다는 것을 잊어서는 안 됩니다.

그렇기 때문에 겨울이 추우면 추울수록 보온력이 높아지고, 튼튼한 核이 생기며, 튼튼한 싹이 나오고, 다음 봄이 되면 튼튼한 모종이 나오는 것이지요.

겨울이 추운 해는 그 다음의 여름에 천둥이 많습니다.

왜냐하면 초목이 왕성하게 생성하고, 산소를 활발하게 내보내기 때문입니다. 이 산소는 뭉게뭉게 올라갑니다만, 산소가 많은 공기가 상공에 올라가서 전기를 발생하고, 그리고 천둥이 발생합니다.

木이라는 것은 易으로 말하면 震이고 雷라고 합니다. 木氣의 작용은 震이고, 이 天의 작용은 雷입니다. 인간의 심장으로 말하면 분노이고 생리작용에서는 動力입니다.

산소성의 대기가 쑥쑥 위로 올라가는 모습을 청룡이라고 합니다.

양방향순환의 활동을 易부호로 나타내면 乾爲天이라는 卦가 됩니다.

初爻에 관계된 말은 「潛龍勿用」, 요컨대 사람을 비유하여 말하면 용처럼 육지에도 바다에도 천공에도 작용할 수 있는 유능한 인물이지만, 아직 어려서 대지의 모태 안에 숨어 있다는 뜻이다.

아무리 우수한 재능을 가진 자라도 유소년기에 사회에 진출하기는 너무 이릅니다. 사회에 나오기 전에 충분히 힘을 기를 필요가 있다는 것과 사회는 아직 이 사람을 이용해서는 안 된다는 사고방식입니다. 그래서 潛龍은 이용하지 말라고 하는 것입니다. 이 사고방식은 천지의 활동과 똑같습니다.

二爻는 十二支에서는 寅의 시점에 해당하기 때문에 지상에 나오는 형태이고, 사회에 모습을 나타냅니다. 그렇기 때문에 이곳에 해당하는 經辭는 용이 밭(田)에 나타난다고 합니다. 田이란 사회를 의미합니다. 즉 스무 살이 되어 성인이 사회에 나오는 것과 같은 것입니다.

이러한 자연의 구조를 알면 인체에 관한 것, 사회에 관한 것, 정치에 관한 것도 잘 알 수 있습니다. 어떠한 것을 하든지 자연의 섭리를 따라하는 것이 가장 좋습니다. 그렇기 때문에 易의 관한 것을 제왕의 學이라고 하는 것입니다.

여러분들도 제왕의 學을 하고 있는 것입니다.

▶ 사계와 몸의 냉기

마지막으로 정리하면 外氣가 내려가면 내려갈수록 내연성이 강해지고, 구심의 힘도 강해집니다.

<陽의 작용>

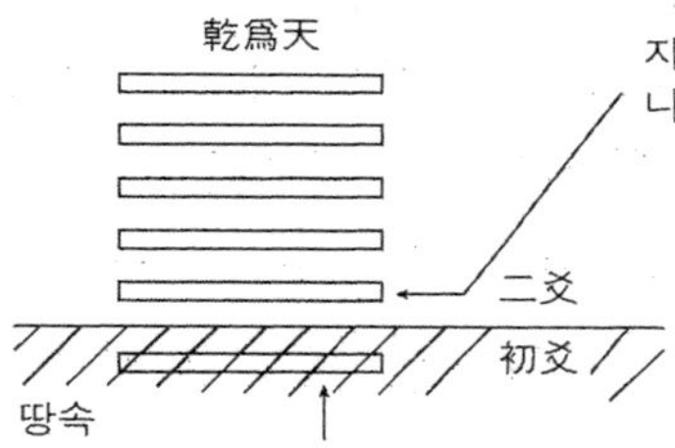

여름에 차가워지거나, 차가운 것을 마시는 것은 여름의 더위도 공허해진 체내 중심부를 냉기가 직접 공격하는 것과 같습니다. 그리고 점점 추워져서 음방향순환기의 방향으로 향할 때, 여름・냉기의 직접 공격을 받은 중심부의 힘이 약하기 때문에 근육수축을 완전히 할 수 없게 됩니다. 그렇기 때문에 몸은 약해져서 쉽게 감기에 걸리게 되고 몸은 나른해진 상태가 됩니다. 가을에 이 상태가 되는 사람은 여름에 몸을 차갑게 한 사람이라고 할 수 있습니다. 겨울에 차가운 것을 섭취하는 것도 물론 안 됩니다. 그렇지만 36.5°의 항온을 넘은 사람은 조금은 괜찮습니다만, 차가운 것을 마시면 춥다고 느끼거나 하는 상태에서는 찬음료・음식을 당연히

삼가해야 합니다. 스스로는 아주 좋다고 느끼더라도, 몸안은 차가워져 있는 경우가 종종 있습니다. 어디에서 알아내는가 하면 그 사람의 전체의 건강상태를 보는 것 외에 다른 방법은 없습니다. 노동과 운동을 활발하게 하는 사람은 약간은 관계없습니다만, 극히 보통의, 그다지 몸을 움직이지 않는 사람은 차갑게 하는 것은 피해야만 합니다.

22. 腎과 水氣

氣學에서는 一白水星이고, 天人地의 水性의 활동을 나타내는 부호이다. 一白水星의 祐氣를 가지는 사람은 腎氣가 강하고 자연치유력이 왕성해서 병을 앓더라도 쉽게 낫는다고 하고, 剋氣를 가진 사람은 병든 몸이며, 腎氣가 약해서 끊임없이 병에 시달린다.

또 腎을 손상하는 생활을 아무렇지 않게 하는 면이 있다.

〈강의〉 병은 자신이 만든다

氣學에서는 一白水星이 水性으로서 알려져 있습니다. 작용면에서는 水의 성질입니다. 水의 성질을 十干·十二支처럼 사용하면 좋습니다. 대개 水의 星인 사람으로 祐氣를 가지고 있는 사람은 腎氣가 강합니다. 腎氣가 강한 사람은 자연치유력이 상당히 강합니다. 一白이고 祐氣를 가지고 있는 사람은 병을 앓아도 치료가 빠릅니다.

반대로 剋氣를 가진 사람(水旺體이면서 전체적인 활동이 저하되어 있는 사람)은 腎力이 없어 전체에 힘이 돌지 않기 때문에 병든 몸입니다.

이러한 사람들은 腎에 상처입히는 생활을 즐기고 있습니다. 병은 대부분 자신이 만드는 경우가 많습니다. 타인의 책임이 아니라 자기책임인 것이지요.

23. 水氣의 생성

고전에서는 水氣를 다음과 같이 정리하고 있다.[39]

天에 있어서는 寒이 이루어진다.

地에 있어서는 水가 이루어진다.

體에 있어서는 骨이 이루어진다.

臟에 있어서는 腎이 이루어진다.

色에 있어서는 黑이 이루어진다.

音에 있어서는 羽가 이루어진다.

聲에 있어서는 呻이 이루어진다.

竅에 있어서는 耳가 이루어진다.

味에 있어서는 鹹이 이루어진다.

志에 있어서는 恐이 이루어진다.

變動에 있어서는 慄이 이루어진다.

북쪽방향은 추위를 낳는다.

寒은 水를 낳는다.

水는 寒을 낳는다.

寒은 腎을 낳는다.

39) <東醫寶鑑 腎屬物類> ○ 腎在天爲寒 在地爲水 在卦爲坎 在體爲骨 在臟爲腎 在色爲黑 在音爲羽 在聲爲呻 在變動爲慄在竅爲耳 在味爲鹹 在志爲恐 其脈爲足少陰 其液爲唾 其榮爲髮 其臭爲腐 其數爲六 其穀爲豆 其畜爲彘 其蟲爲鱗 其果爲栗 其菜爲藿.

腎은 骨髓를 낳는다.
髓는 肝을 낳는다.
腎은 耳를 담당한다.
腎은 液을 담당한다.
腎氣는 黑色을 만들어 낸다.
腎氣는 唾液을 만들어 낸다.

腎은 水를 모방하고, 겨울에 왕성하며, 맥은 沈, 外候는 귀, 骨을 부양하고, 志를 저장한다. 발의 少陰은 腎經이면서 膀胱經과 합한다. 방광은 腑이면서 表를 담당하고, 발의 태양의 經이 되고, 腎은 臟이면서 裏를 담당한다고 설명하고 있다.[40]

〈강의〉 水氣의 구성과 활동

▶ 모든 것은 하나의 섭리로 이루어진다.

"用"이라는 것에 관해서 설명해 봅시다.

사람을 두고 말하면 기본은 몸에 있고, 하나의 몸이 모든 활동을 하고 있습니다. 그 활동이 用입니다. 여러분에게는 아침의 얼굴, 점심때의 얼굴, 저녁때의 얼굴, 밤의 얼굴이 있는데, 전부 활동하는 면이 다릅니다. 식사를 한다, 사물을 생각한다, 이야기한다, 무엇을 만든다 등 활동은 여러 가지 있습니다만, 이것은 전부 동일한 한사람이 합니다. 이와 동일한 사고방식을 가지는 것이 좋습니다. 자연의 움직임은 하나의 이치라고 합니다만, 하나의 이론으로 모두 정리할 수 있습니다.

40) <東醫寶鑑 十二經血氣多少> 足陽明 太陰 爲表裏, 足少陽 厥陰 爲表裏, 足太陽 少陰 爲表裏, 手陽明 太陰 爲表裏, 手少陽心主 爲表裏, 手太陽 少陰爲表裏也.

이것은 어떠한 이치인가 하면 하나의 전체를 太極이라고 하고, 그 안에 陰과 陽이 있습니다. 이 음양이라는 것은 다른 활동을 하는 두 개가 아니고 하나의 짝을 이룬 작용입니다. 바로, 하나인 것입니다. 그러한 一理가 모든 것을 만들고 있습니다.

우리들이 생존하고 있는, 초목이 생육하고 있는, 그러한 것이 전부 하나의 이론에서 성립되어 있다는 것은 이미 이전부터 설명했습니다만, 이것을 진리라고 말하여야 하겠지요.

우주의 동식물을 비롯한 삼라만상을 만들어 내고 있는 것이 用입니다. 이 用 안의 방향은 전부 다릅니다. 근본은 하나더라도 활동하는 면이 전부 다른 것입니다.

▶ 水氣의 활동

먼저 진리인 一理라는 것, 이 하나의 활동에서 하늘에서 활동하는 水氣는 寒이 됩니다. 그리고 지상에서는 水로서의 작용으로 활동하고 있습니다.

인체에서 水性의 활동은 어떠한가 하면, 骨, 그리고 臟에서는 腎, 體色의 경우는 黑입니다. 音은 羽音, 聲은 신음하다, 즉 저음입니다. 그리고 竅이란 바깥 측에 나타나 있는 구멍, 腎에 관련되는 것은 귀입니다. 그리고 자연계의 五季에 의해 만들어진 식물을 크게 구별하면 다섯 개의 종류가 있습니다만, 이 가운데 水氣의 활동은 짠것을 가장 중심으로 해서 만들고 있습니다. 짠것은 신장에 깊은 관련을 가지고 있고, 적당한 양이라면 신장을 영양하고, 양이 지나치면 腎을 손상시킨다고 설명하고 있습니다. 신장병일 때는 염기가 있는 것을 피하게 합니다만, 아주 적은 양은 필요합니다. 이러한 사실은 실제로 바로 알 수 있습니다.

다음으로 志입니다만, 여기에서는 사람의 마음(心)의 상태라고 생각해도 좋을 것 같습니다. 무서워한다든지, 남에게 감사한다든지, 몸이 긴장된다든지 하는 식으로 사고방식을 풀어헤쳐도 좋습니다. 떨리는 것도 마찬가지입니다. 腎기능이 100인 것이 80, 60, 50으로 내려온 경우는 두려움이 심해집니다. 즉 몸도 마음도 극도로 긴장되고, 작은 일에도 흠칫흠칫 놀라게 됩니다. 요컨대 자신의 몸을 지키는 힘이 적어지기 때문에 지키는 진지를 계속해서 줄여가게 됩니다. 이 때문에 공포심만 높아지는 것입니다.

이 다음은 北方이 寒을 만드는 것에 대한 설명입니다. 天의 북방의 자연의 활동은 춥기 때문에 寒을 만들어 냅니다. 그리고 寒은 水를 만들고, 水는 또 寒을 만듭니다. 水라는 것은 냉기를 만듭니다. 水의 생명은 냉기이기 때문에 水는 차가움을 가지고 있고, 또 냉기를 자신 쪽으로 求引합니다.

그렇기 때문에 따뜻한 차라고 생각해서 수분을 계속해서 섭취한 나머지 정해진 적당량을 넘으면 처음에는 그 사람의 체온에 동조합니다만, 바로 차가운 것으로 변합니다. 예를 들면 차의 온도가 60°라고 가정해 보겠습니다. 胃안에 들어가 36.5°의 체온으로 평균을 유지합니다만, 이때 100의 양이 필요한 경우에 200의 양을 마셨다고 하면 100의 적량에서 체온은 36.5°를 유지하려고 하고, 나머지 100은 마이너스 방향으로 작용하며, 냉기를 바깥 측으로부터 끌어당기게 됩니다. 양방향순환기에 마신 경우는 발산합니다만, 음방향순환의 경우는 냉기로 되돌아오기 때문에 곤란해집니다. 그렇기 때문에 水는 냉기를 낳고, 寒을 만들어 낸다는 것을 알아 두십시오.

추위는 腎을 만들어 냅니다만, 추위에는 몸을 긴장시키고 수비태세를 갖추게 됩니다. 자신의 힘으로 지킬 수 있는 진지를 확보하고 나머지 힘으로 외적과 싸울 수 있는 태세를 취하게 됩니다. 몸을 움츠리고, 긴장시킨다는 것은 지키는 태세, 음방향순환의 활동이고 求心性입니다. 초목 등의 경우는 생기를 뿌리 쪽으로 내장시킵니다. 그리고 양방향순환기는 밖을 향해서 발산합니다. 음방향순환은 반대로 밖으로부터 안으로 되돌아옵니다. 이것은 밖의 추위로부터 몸을 지키기 위해서입니다. 또 추위가 자신의 몸을 수축시키는 작용도 해줍니다.

지구상은 온도에 한계가 있어 올라가면 반드시 내려오게 되어 있기 때문에 추위가 몸을 지켜줍니다. 腎은 생명의 근원이기 때문에 추위가 몸을 긴장시켜서 생명의 근원을 부양하는 힘을 만들어 줍니다. 그렇기 때문에 추위가 腎을 만드는 것이지요.

인간의 활동도 그러합니다. 지나치게 일만 계속해서는 너무 지쳐서 쓰러져 버립니다. 휴식을 취하기 때문에 또 일도 할 수 있는 것이지요. 일하고 쉬는 것입니다. 陰과 陽으로 반복 하고 있는 것입니다. 우리들의 몸도 모든 것이 음양의 반복으로 이루어지고 있습니다. 추위는 腎을 만들고, 그리고 腎은 골수를 만드는데, 腎은 몸의 중심원이기 때문에 髓입니다. 髓는 또 肝을 만듭니다. 이것은 약간 어렵습니다만, 髓는 신경분포가 되어 있어서 이것이 근육을 좌우하고 있습니다. 근육은 간장과 관련을 맺고 있으며 水生木의 관계에서 腎生肝의 작용을 하고 있습니다. 간장과 오장 전부를 다루게 되면 대강 짐작하시겠습니다만, 이것은 이렇게 되어 있다라고 논리정연하게 말할 수 없는 문제도 많이 있습니다.

이러한 설명은 전부 다루고 나서 하는 편이 좋을 것 같습니다. 일단 들을 수 있는 귀를 갖지 못하면 이야기를 해도 무슨 말인지 이해하지 못하리라고 생각합니다. 腎은 귀를 담당하고, 腎은 液을 관리하고 있습니다. 腎氣는 흑색을 낳고, 여기에서는 타액으로서 있습니다만, 모든 液을 만듭니다. 腎은 水를 담당하고 겨울에 旺하며, 맥은 沈입니다. 나중에 經絡에 관해서는 다른 곳에서 다루기 때문에 여기에서는 이 정도로 해 두겠습니다.

24. 腎계통의 病理(一)

<사계의 병리>

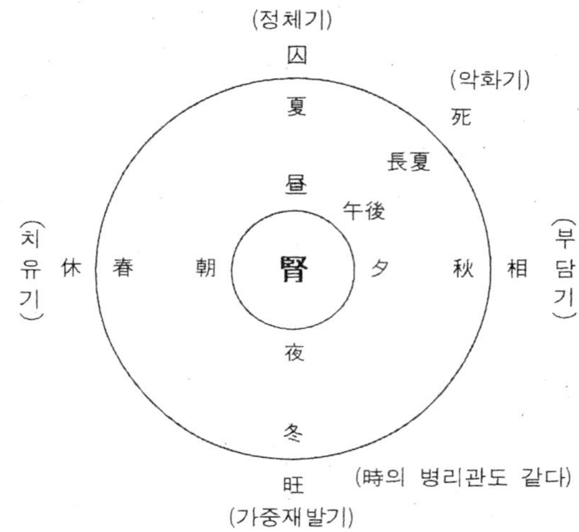

<日의 병리>

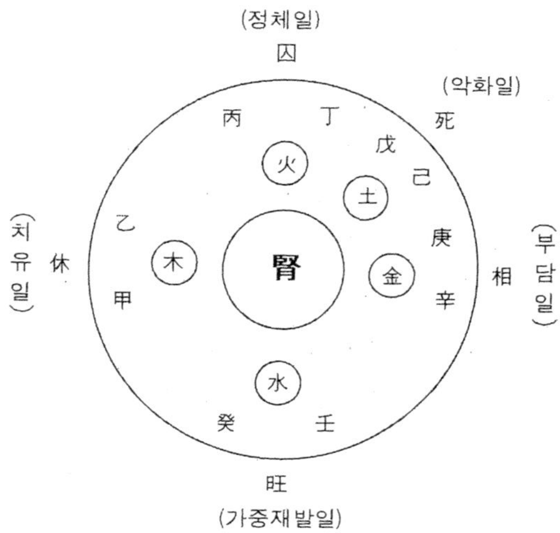

≪사계의 병리≫

腎病에 있으면 봄에 치유되기 쉽고, 봄에 낫지 않으면 長夏에 정도가 심해 진다. 長夏에 사라지지 않으면 가을을 기다려서 겨울에 재발하는 성질이 있다고 고전에서 설명하고 있다.41)

병이 腎에 발증하는 경우는 下腹과 腰背가 아프고, 정강이(脛)에 虛痛이 있다.42)

≪日의 病理≫

甲乙日 = 治(休)

丙丁日 = 停(囚)

戊己日 = 惡(死)

庚辛日 = 負(相)

壬癸日 = 再(旺)

日에 있어서 낫는 것은 甲乙의 날이고, 甲乙에 낫지 않으면 戊己에 심해지고, 戊己에 죽지 않으면 庚辛을 기다려서 壬癸에 다시 일어난다.43)

〈강의〉 腎계통의 病理에 관해서

腎系의 病理觀입니다. 이것은 西澤道允 선생님의『동양의학 개

---

41) <東醫寶鑑 腎病間甚> ○ 病在腎 愈在於春 春不愈 甚於長夏 長夏不死 持於秋 起於冬 ○ 腎病者 愈在甲乙 甲乙不愈 甚於戊己 戊己不死 持於庚辛 起於壬癸 ○ 腎病者 夜半慧 四季甚 下晡靜.

42) <藏氣法時論篇 第二十二> 腎病者, 腹大脛腫, 喘欬身重, 寢汗出憎風. 虛則胸中痛, 大腹小腹痛, 淸厥意不樂

<東醫寶鑑 腎病證> ○ 邪在腎則病骨痛 陰痺, 陰痺者 按之而不得 腹脹 腰痛大便難 肩背頸項痛 時眩.

43) <東醫寶鑑 腎病間甚> ○ 病在腎 愈在於春 春不愈 甚於長夏 長夏不死 持於秋 起於冬 ○ 腎病者 愈在甲乙 甲乙不愈 甚於戊己 戊己不死 持於庚辛 起於壬癸 ○ 腎病者 夜半慧 四季甚 下晡靜.

론』에도 실려 있기 때문에 그것을 읽으면 알 수 있겠습니다만, 일단 설명을 해 보겠습니다.

▶ 四季의 病理

병이 腎에 있을 경우, 춘하추동을 木火土金水로 바꿔보면 좋습니다. 요컨대, 봄 또는 아침부터 살펴보겠습니다. 봄 또는 아침이 되어 낫지 않으면 여름에 심해집니다. 그리고 長夏에 죽지 않으면 가을을 기다려서 겨울에 다시 일어나는 성질이 있습니다. 이것은 旺相死囚休의 원리입니다.[44]

병이 腎에 발증하는 경우는 일반 증상으로서 하복부에 문제가 일어나는 것과 腰背痛의 虛痛이 항상 있습니다. 虛痛이란 것은 웬지 모르게 힘이 빠진 느낌이고 통증이라고 해도 단순한 통증만이 아니고, 싸늘해져 온다든지, 찬바람이 빠져 나가듯 정강이가 차가워서 어쩔 수가 없다든지, 즉 腎虛의 증상입니다. 요컨대, 아랫배가 땅긴다, 아랫배가 불거져 나온다, 정강이 주변이 정상이 아니다, 등의 증상이 일어나면 전부 腎에 관계하고 있습니다.

腎기능이 저하되기 시작하면 냉기가 들어오기 쉽고, 이 냉기는 정강이로부터 들어옵니다.

또 腎이 겨울이 된 경우, 어떻게 되는가 하면 旺이 됩니다. 다시 말해서 당번이 돌아온 것이지요. 당번임에도 불구하고, 신장에 병이 발생한 것입니다. 병이란, 말하자면 기능이 떨어져 있다는 것을 의미합니다. 기능이 떨어져 있을 때에 당번이 돌아왔다는 것이지요. 당연히 과중부담이 됩니다. 부담이 될 뿐만 아니고, 부담을 지게 되면 또한 병은 재발합니다. 물론 腎계통의 것, 또는 腎계통을 통해서입니다. 몸이 약해져 있으면 더욱 약하게 하는 활동이

44) <東醫寶鑑 腎病間甚> ○ 病在腎 愈在於春 春不愈 甚於長夏 長夏不死 持於秋 起於冬 ○ 腎病者 愈在甲乙 甲乙不愈 甚於戊己 戊己不死 持於庚辛 起於壬癸 ○ 腎病者 夜半慧 四季甚 下晡靜.

가해지는 것으로 이것이 가중재발입니다. 그리고 나서 봄이 되면 腎의 자식인 간장이 활동하는 순번이 됩니다. 간장 또는 木氣가 선두에 서서 활동하고, 자신을 부양해 줍니다. 자신이 별로 활동하지 않아도 좋을 시기, 요컨대 휴식을 할 때입니다. 그렇기 때문에 쉬면서 편안하게 휴양할 수 있습니다. 신장은 봄에 휴양할 수 있습니다.

臟病에 걸리면 낫는 데에 춘하추동이 걸린다는 말이 있습니다만, 이것은 봄이 오지 않으면 신장은 낫지 않는다는 것을 뜻합니다. 그렇기 때문에 신장이 약한 사람은 봄에는 치유하는 힘이 증가하기 때문에 치유를 계속하는 것도 하나의 방법입니다. 또 봄 같은 陽氣가 신장에 좋다는 것도 있어 轉地療法 등도 春季 같은 조건을 고려하면 좋습니다. 여러 가지 사고를 활용해서 확대해 가는 것이지요.

또 여름이 되면 囚의 몸이 됩니다. 腎은 추울 때에 활발하게 활동하고, 旺합니다. 추위에 旺하는 데에 여름이 되면 오히려 뜨거워지기 시작하므로 자신의 몸은 마음대로 활동할 수 없게 됩니다. 그렇기 때문에 囚의 포로의 몸이 되는 것입니다. 이렇게 되면 腎의 활동은 정체됩니다. 물론 좋지 않은 섭생을 하면 더 악화됩니다. 섭생을 잘하고 있어도 정체는 하게 됩니다. 다음으로 土用이 오는데, 이 시기는 여름의 더위 속에 약간 서늘함이 들어오는 변화기입니다. 腎이 가장 싫어하는 土剋水가 됩니다.

몸이 약해져 있는 사람에게는 변화기가 상당히 참기 힘듭니다. 변화시킨다, 상태가 변한다는 것은 생명체에 있어서 좋은 의미에서는 성장합니다만, 나쁜 의미에서는 악화·죽음의 방향으로 간다는 것을 의미합니다. 그렇기 때문에 死의 부호가 붙는 것입니다. 신장이 약한 사람은 7월 말이나 8월은 좋지 않습니다.

다음으로 가을도 부담이 되는 시기입니다. 왜냐하면 가을은 겨울의 앞이기 때문입니다. 腎은 겨울에는 임금이어서 旺합니다만,

가을은 그 준비하는 시기입니다. 힘을 안쪽에서 활동하도록 만드는 것이지요. 겨울의 싹은 가을에 생깁니다. 안쪽에서 힘이 작지만 계속해서 활발하게 활동하지 않으면 안 됩니다. 책임도 점점 무거워지기 때문에 부담이 되는 시기입니다. 지금까지 설명이 旺相死囚休에 대한 복습이 되어 버렸습니다만, 다른 장기도 전부 이와 같습니다. 五季와 24時의 설명이기 때문에 중심이 되는 臟과 旺의 위치를 고치면 다른 계통도 바로 알 수 있습니다.

▶ 日의 病理

다음은 日의 病理입니다만, 이것은 十干의 甲의 日, 乙의 日, 丙의 日…… 을 말합니다. 달력을 보면 매일 매일의 十干을 바로 알 수 있습니다. 신장이 약한 사람은 壬·癸의 날은 가중재발하고, 甲·乙의 날은 치유력이 활동하고, 丙·丁의 날은 정체합니다. 또, 戊·己의 날에는 악화하고, 庚·辛의 날은 부담이 되는 것을 뜻합니다.[45] 믿을 수 없으면 실제로 시험해 보면 알 수 있습니다. 자신이 만약 신장이 튼튼하지 않으면 오늘은 무슨 날인가 달력을 보고서 조사해 보십시오.

이것을 완전히 볼 수 있게 되면, 누구나 할 수 있는 것이 아닌 자기만의 특기가 됩니다.

45) <東醫寶鑑 腎病間甚> ○ 病在腎 愈在於春 春不愈 甚於長夏 長夏不死 持於秋 起於冬 ○ 腎病者 愈在甲乙 甲乙不愈 甚於戊己 戊己不死 持於庚辛 起於壬癸 ○ 腎病者 夜半慧 四季甚 下晡靜.

25. 腎계통의 病理(二)

≪腎氣가 實한 때의 증상≫[46]

· 腎氣가 왕성할 때는 志가 남아돌고 있다고 한다.
· 배가 땅긴다.
· 설사를 한다.
· 몸이 부어오르고 喘咳를 한다(거칠고 힘든 호흡으로 기침이 나온다).
· 땀이 나고 추위를 쉽게 느끼고, 약간의 틈새 바람이라도 잘 느낀다.
· 얼굴색이 거무스름해진다.
· 소변이 황색

이들은 腎의 實邪로서 瀉하는 것이 좋지만, 약간이라도 虛가 있을 때에는 補하는 편이 좋다. 腎은 生命源이기 때문에 함부로 瀉를 해서는 안된다.

≪腎氣가 虛할 때의 증상≫

· 腰背에 냉기와 疼痛을 느낀다.
· 가슴 안에 통증을 느낀다.
· 귀가 울리고, 듣는 것이 나빠진다.
· 윗몸이 내려앉고 피가 잘 난다.
· 발이 붓고 통증을 일으킨다.
· 공포심이 심해진다.

이들은 腎이 허한 경우의 증상으로 補法을 가하는 것이다.

---

46) <東醫寶鑑 腎病虛實> ○ 腎氣虛 則厥. 實則脹. ○ 腎實 則腹大脛腫 喘咳身重 寢汗出憎風 虛則胸中痛 大腹小腹痛 淸厥意不樂 ○ 腎虛 則心懸如飢善恐(入門).

≪신장에 병이 들어간 증상≫

· 배가 불룩해진다.
· 몸에 부종이 생긴다.
· 거칠고 힘들게 기침이 나온다.
· 땀이 나서 한기를 쉽게 느끼고, 틈새 바람조차 싫어한다.
· 가슴속의 통증을 일으킨다.

이들은 實邪, 虛邪의 증상이 한층 악화된 것이다.

≪腎계통에 病邪가 들어간 증상≫

· 끈기의 감퇴
· 귀울림
· 얼굴이 화끈 달아 오름(上實下虛).
· 현기증
· 털이 빠짐(머리카락이 빠진다).
· 코피
· 눈동자에 汚点
· 눈의 응시력이 없어진다(텔레비전 등을 보면 바로 피곤해져서 볼 수 없다).
· 눈앞이 어른거려서 잘 볼 수 없다(동공散大).
· 咽과 입술이 말라서 물을 먹고 싶어 한다.
· 얼굴색이 나쁘고 윤기가 없어진다.
· 귀에 거무스럼한 빛을 띤다.
· 피부가 까칠하다.
· 혀가 紅滑이면서 마른다.
· 양 볼이 빨갛고, 안면이 달아오르며 술에 취한 것처럼 몸이 나른해지고 움직임이 둔해진다.
· 손, 발이 차가운데도 달아오른다.
· 사지가 나른하고 통증이 있다.

- 사지가 쉽게 차가워진다.
- 손가락 끝이 저린다.
- 首, 肩背부분에 추위를 느낀다.
- 추위에 민감하고 한기를 두려워한다.
- 더위에도 약하다.
- 乳下, 臍部에 動悸가 심하다.
- 쉽게 놀란다.
- 가슴이 두근거린다.
- 잠자는 것이 힘들다, 편안하게 자기 힘들다.
- 사소한 일에 신경이 쓰인다.
- 뱃속에서 소리가 난다.
- 아랫배에 힘이 없고, 물렁물렁한다.
- 허리에 힘이 들어가지 않는다.
- 아랫배가 단단하며 힘이 들어가지 않는다. 또는 땅겨서 아프다.
- 어깨, 등이 심하게 아프다.
- 氣의 뻐근함이 가슴으로 上衝하여 가슴이 메인다.
- 胸肋, 脇腹이 허해서 부종을 만든다.
- 물이 胃에 고여 잘 흡수되지 않는다.
- 딸꾹질이 잘 난다.
- 음식 맛을 잘 느끼지 못한다.
- 음식을 먹으면 바로 배가 부르고, 시간이 지나야만 내려간다.
- 걸으면 바로 피곤해진다.
- 빨리 걸으면 숨이 찬다.
- 성기의 귀두가 서늘하고, 소변이 잦으면서 잘 나오지 않는다.
- 소변의 색이 淸白, 赤濁하다,
- 夢精
- 성욕은 있으나 정력이 없다.
- *夕夜*에 寒熱이 왕래하며 自汗, 盜汗이 난다.

· 목이 쉰다.
· 咽에 가래가 꽉 낀다.
· 일어서 있으면 쉽게 피곤해지고, 눕고 싶어한다.

26. 腎계통의 治病觀

腎水가 虛할 때는 相火가 旺하고, 腎의 天氣를 점점 약하게 만들며, 肺金을 剋하고, 肝木은 脾土를 剋하는 등, 五臟이 서로 剋하여 생명이 끊어진다.

생명력을 보다 잘 다스리기 위해서는 腎力을 잘 보유하고, 相火의 妄動을 막는 것이라고 고전에서는 설명하고 있다.

腎病은 燥熱과 추위를 싫어하고, 溫淸을 좋아한다. 腎은 일정한 온도 속에 있는 것을 좋아하고, 온도의 過·不及을 싫어한다.

〈강의〉 腎계통의 병의 원인과 치료법

마지막으로 治病觀에 관해서 서술하겠습니다.

▶ 길항의 균형이 무너지면

腎水가 虛할 때는 相火가 旺하여 腎의 원기를 점점 약하게 만듭니다. 君火라는 것은 앞에서도 설명한 것처럼 36.5°의 항온, 相火라는 것은 장기내부에서 발하는 열입니다.

<심계의 항진>

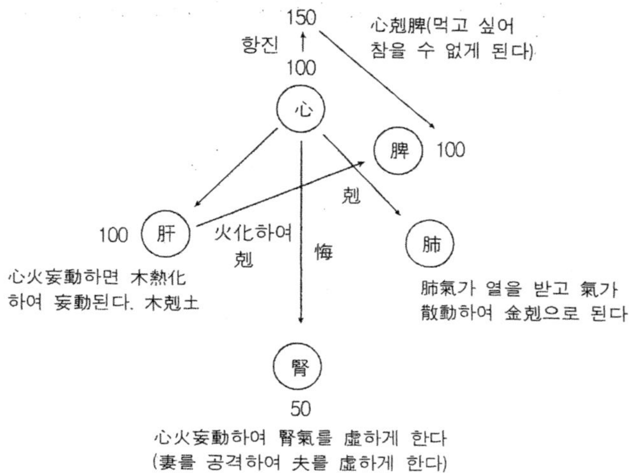

腎의 원기를 약하게 한다는 것은 心剋腎의 문제에 관한 설명입니다. 腎과 心은 부부관계로 腎은 남편이고, 心은 부인입니다. 남편의 힘이 떨어지면 부인의 힘이 강해집니다.

이것은 남편의 수입이 줄면 부인이 밖으로 일하러 나가는 것과 같은 것입니다. 그렇지 않으면 이 관계의 생활은 성립하지 않습니다. 그러나 전체가 이 병에 친숙해지면 괜찮습니다만, 일시적으로는 길항의 균형이 무너집니다. 그것을 이곳에서 설명하고 있습니다. 相火가 旺하고, 腎의 원기를 점점 약하게 하면 肺金을 剋합니다. 100의 힘이었던 것이 갑자기 150으로 항진하기 때문에 肺쪽으로 火剋金의 문제가 일어납니다.

肝木이 脾土를 剋한다는 것은 肝木도 心이 일시적으로 항진하면 木氣의 過火作用으로 木도 일과성으로 항진해서 힘을 늘리게 되고, 따라서 脾土를 剋하는 결과가 됩니다.

한 장기의 책임만이 아니고, 전체에 영향을 미쳐서 전체 기능이 저하되는 것입니다.

생명력을 보다 잘 살리기 위해서 腎力을 잘 保有한다는 것은 腎이 가장 중요하다는 것을 의미합니다. 그리고 相火의 망동을 막는다는 것이지요.

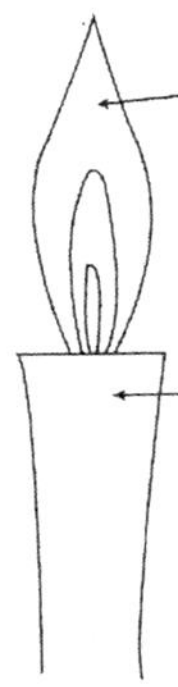

이 관계를 촛불에 비유하면 위의 그림과 같습니다.

이 초가 일정하게 단단함을 유지하고 있으면 타오르는 불도 일정합니다만, 초의 힘이 내려가 부드럽게 되면 불은 크게 타오릅니다. 그렇게 되면 초는 순식간에 줄어듭니다. 다시 말해서 초의 생명력이 갑자기 줄어드는 것이지요. 물론 전체의 균형도 무너지게 됩니다.

초는 생명원이기 때문에 능숙하게 사용해야만 합니다. 정말로 필요한 불 이외에, 낭비를 하거나 하면 한순간에 없어져 버립니다.

일반 생활에서 이러한 조건을 만드는 것은 단맛이 지나치고, 과식, 밤늦도록 잠을 안자고 깨어 있고, 차가운 음식물…… 등이 초를 더욱 작게 만듭니다. 그렇기 때문에 어느 養生訓에서는 과식을 금하고 있습니다. 과식은 아무래도 당질과잉이 됩니다. 음식의 영양은 당질분이 대부분이기 때문입니다. 예로부터 배의 80% 정도 먹으면 병이 없다고 했습니다. 자신의 소화력보다도 많이 먹는 것은 소화력을 지나치게 사용하고 있다는 것을 의미합니다.

모든 것에는 한계가 있는 것이고, 이 한계를 넘으면 피로하며, 이것을 또 넘으면 환자가 됩니다. 어디가 한계인가 하는, 이 한계를 유지하는 것이 가장 어렵습니다.

▶ 상대에게 맞춘 치료가 중요

보통 건강체인 사람은 그다지 신경질에 주의하지 않아도 괜찮습니다만, 病體인 사람은 약간의 실수에도 바로 심한 영향을 일으킵니다.

자칫하면 사람은 자기 자신을 중심으로 자기의 척도로 모든 것을 측정합니다만, 사실은 이것은 좋은 일이 아닙니다.

상대방을 보고, 상대의 스케일을 빨리 판단하여 상대방의 스케일로 헤아리지 않으면 안 됩니다.

정치가나 경제인이나, 높은 관리 등은 생명력이 다르다고 합니다만, 지위가 높은 사람은 보통 사람과는 스케일이 다릅니다.

본인을 만나보면 그것을 잘 알 수 있습니다. 이러한 사람들은 여러 가지 것을 결정하기 때문에 모두에게 통용되는 것만을 결정할 수는 없습니다.

인간의 얼굴이 각각 다른 것처럼 여러 가지 종류가 있고, 이 속에는 특대의 사람도 있기 때문에 이러한 사람은 다소 나쁜 일을 하더라도 運力이 강하기 때문에 아무렇지 않습니다. 건강의 정도에 있어서도 똑같은 말을 할 수 있습니다. 中庸, 過, 不及은 모든 것에 있습니다.

우리들은 의료를 중심으로 생각해야 하기 때문에 체력적으로도 아래에 있는 사람의 위치에서 생각하지 않으면 안 됩니다. 인간은 어쨌든 자신의 척도만으로 생각하고 싶어합니다만, 무엇을 생각할 것인지, 궁극적 목적을 어디에 둘 것인지를 분명하게 정해야만 합니다.

이상으로 腎力에 대해서 설명했습니다만, 腎病은 燥熱과 추위를 싫어하고, 溫淸을 좋아합니다. 溫淸이란 인체의 항온을 편안하게 유지할 수 있는 온도조건을 말합니다.

편집위원 후기

이것으로 편집을 마칩니다만, 선생님이 계획하고 계신 저작은 우리들이 담당했던 양의 수십 배에 이를 것으로 생각됩니다. 속간인 『임상심리편』과 『병인편』은 이미 원고도 끝마치시고, 작년 가을부터는 강의도 시작되었으며, 우리들에 이어서 후배들이 편집작업을 하고 있습니다. 내용도 응용 가능한 것으로 바뀌었기 때문에 여러 방면에 걸쳐 도움이 될 것이며, 아울러 선생님의 진의도 많은 사람에게 이해되지 않을까 확신하고 있습니다.

선생님의 방에 들어가면 바로 눈길이 닿는 곳에 墨字로 「동양의학중추이론의 확립」이라고 쓰인 액자가 걸려 있습니다. 이것은 선생님이 목표로 하고 계시는 것이 단적으로 표현되어 있다는 인상과 동시에 선생님의 무언가 거대한 기백이 느껴집니다만, 오늘날의 鍼灸界에 이런 것이 가장 결여되어 있는 것이 아닐까 생각합니다.

어떤 사람이 "鍼灸는 번성하고, 鍼灸師는 사라진다"라고 했습니다만, 鍼灸師가 진정한 자기를 확립하는 길은 "중추이론"을 몸에 익히는 것 이외에는 없을 것이라고 생각됩니다. 서양의학이, 또는 서양의학에 기초를 두는 鍼灸가 진단과 치료의 획일화·균일화의 방향으로 향하는 것에 비해서, 참된 동양의학의 좋은 점은 시술자와 환자의 개성·체질·치료하는 계절과 시간, 병의 추이와 같은 다양한 조건 속에 즉 무한한 부분에 대응해 갈 수 있다는 점에 있다고 생각합니다. 그러나 이 응용의 무한성도 중주기초이론의 충분한 이해가 있은 후에 가능하게 되겠지요. 이것만이라도 있으면 鍼과 灸를 사용하지 않아도, 조언으로 혹은 음식으로도 치료가 가능하게 될 것입니다.

올 봄에, 우리들은 학교를 떠납니다만, 다른 학교에서는 배울 수 없는 훌륭한 이론을 재학중에 배운 것에 진심으로 감사드리고 있습니다.

끝으로 편집회의를 할 때마다 직접 만드신 차와 과자로 우리들을 격려해 주셨던 선생님의 사모님께 이 자리를 빌려서 감사의 말씀을 드립니다.

1980年 初春

岡部 紀子
後藤 惠康
海老原 譲治
福田 惠美子

참고문헌

1. 저 자

『당뇨병: 치료와 식사요법』, 本田信義監修, 新星出版社, 1977.

『신장병-치료와 식사요법』, 新城之介監修, 新星出版社, 1977.

『해부학 · 생리학』, 日野原重明著, 醫學書院, 1969.

『호흡기병의 올바른 지식』, 千葉保之著, 東洋經濟新報社, 1976.

2. 역 자

『생리학』, 성호경 외, 의학문화사, 1992.

『해리슨내과학』, 해리슨내과학 편찬위원회 편, 정담, 1997.

지은이 소개

고바야시 산고(小林三剛)

1931년 태생. 본명은 敏夫. 나가노(長野)縣 출신. 동양침구전문학교 졸업.
加藤大岳師에게 易經을 배우고, 도쿄(東京)易占학교를 창설하여 운명학 전반을 지도·양성.
이어서 동양의학에 대한 연구를 계속하면서동양의학 원론연구회 회장을 역임.
또한 치바(千葉)시에서 간토(관동)침구전문학교를 경영하면서 침구사 양성에 힘씀.
미국 캘리포니아주 골든 스테이트대학 철학박사.
저서: 『현대 역점술』 전3권(自然社), 『점 백과』(日東書院), 『운·불운·개운』(講談社),
『家相學입문』(永岡書店), 『병을 치료하는 비법 100』(나쓰메사). 이외에 40여 권이 있음.

옮긴이 소개

조기호(曺基湖) 경희대학교 한의학과 졸업
경희의료원 한방병원 수련의과정 수료
경희대학교 대학원 한의학 석사, 박사학위 취득
일본 토야마(富山)의약과대학 의학부 화한진료학 교실
객원연구원(한국학술진흥재단 교수 해외파견)
현재 경희의료원 한방병원 연구부장
경희의료원 한방병원 2내과학교실 과장
경희대학교 교수
저서: 『한방처방의 동서의학적 해석방법론』, 『동의심계내과학』(공저),
『동서의학진료 가이드북』
역서: 『서양의학자의 한방진료학』(공역), 『한방진료의 레슨』(공역),
『우주와 인체의 생성원리』(공역), 『간장 · 심장』(공역), 『비장 · 폐장 · 신장』(공역)

김형규(金亨奎) 경희대학교 한의학과 졸업
경희대학교 대학원 석사, 박사학위 취득
대한한방내과학회 이사 역임
현재 형상의학회 지도교수
世奉한의원(부산) 원장
역서: 『우주와 인체의 생성원리』(공역), 『간장 · 심장』(공역), 『비장 · 폐장 · 신장』(공역)

곽 영(郭 煐) 경희대학교 한의학과 졸업
경희대학교 대학원 석사, 박사학위 취득
대한 한방 내과학회 부회장 역임
대한 중풍학회 감사 역임
현재 仁壽한의원(의왕시) 원장
역서: 『우주와 인체의 생성원리』(공역), 『간장 · 심장』(공역), 『비장 · 폐장 · 신장』(공역)

동양의학 강좌 제3권

비장 · 폐장 · 신장

-『동의보감』으로 배우는 脾 . 肺 . 腎 계통의 기능과 상관-　　값 17,000원

2004년 3월 10일 1판 1쇄
2013년 4월 30일 2판 1쇄
2021년 2월 10일 2판 3쇄

저 자	고바야시 산고(小林三剛)
옮 긴 이	조기호 · 김형규 · 곽영
발 행 인	임 동 규
발 행 처	**집 문 당**
주 소	03134 서울특별시 종로구 돈화문로 82
등 록	1971. 3. 23. 제2012-000069호
영 업 부	+82-1811-7567
전자우편	sale@jipmoon.com
홈페이지	www.jipmoon.com

ISBN 978-89-303-1594-4
978-89-303-1595-1 (전3권)